全国中医药行业高等职业教育"十二五"规划教材

微生物学与免疫学

（供中药学、药品质量与安全、药学专业用）

主　编　刘文辉（山东中医药高等专科学校）
副主编　张丹丹（黑龙江中医药大学佳木斯学院）
　　　　张晓红（郑州市卫生学校）
　　　　冯学华（山东省青岛卫生学校）
　　　　齐　贺（辽宁医药职业学院）

U0307699

中国中医药出版社
·北 京·

图书在版编目（CIP）数据

微生物学与免疫学/刘文辉主编.—北京：中国中医药出版社，2015.12（2020.8重印）

全国中医药行业高等职业教育"十二五"规划教材

ISBN 978 - 7 - 5132 - 2526 - 7

Ⅰ.①微…　Ⅱ.①刘…　Ⅲ.①医学微生物学 - 高等职业教育 - 教材
②医学 - 免疫学 - 高等职业教育 - 教材　Ⅳ.①R37 ②R392

中国版本图书馆 CIP 数据核字（2015）第 112478 号

中 国 中 医 药 出 版 社 出 版

北京经济技术开发区科创十三街31号院二区8号楼

邮政编码　100176

传真　010 64405750

保定市西城胶印有限公司印刷

各地新华书店经销

*

开本 787×1092　1/16　印张 20.75　字数 460 千字

2015 年 12 月第 1 版　2020 年 8 月第 4 次印刷

书　号　ISBN 978 - 7 - 5132 - 2526 - 7

*

定价　49.00 元

网址　www.cptcm.com

全国中医药职业教育教学指导委员会

全国中医药行业高等职业教育"十二五"规划教材
《微生物学与免疫学》编委会

前　言

中医药职业教育是我国现代职业教育体系的重要组成部分，肩负着培养中医药多样化人才、传承中医药技术技能、促进中医药就业创业的重要职责。教育要发展，教材是根本，在人才培养上具有举足轻重的作用。为贯彻落实习近平总书记关于加快发展现代职业教育的重要指示精神和《国家中长期教育改革和发展规划纲要（2010—2020年）》，国家中医药管理局教材办公室、全国中医药职业教育教学指导委员会紧密结合中医药职业教育特点，充分发挥中医药高等职业教育的引领作用，满足中医药事业发展对于高素质技术技能中医药人才的需求，突出中医药高等职业教育的特色，组织完成了"全国中医药行业高等职业教育'十二五'规划教材"建设工作。

作为全国唯一的中医药行业高等职业教育规划教材，本版教材按照"政府指导、学会主办、院校联办、出版社协办"的运作机制，于2013年启动了教材建设工作。通过广泛调研、全国范围遴选主编，又先后经过主编会议、编委会议、定稿会议等研究论证，在千余位编者的共同努力下，历时一年半时间，完成了84种规划教材的编写工作。

"全国中医药行业高等职业教育'十二五'规划教材"，由70余所开展中医药高等职业教育的院校及相关医院、医药企业等单位联合编写，中国中医药出版社出版，供高等职业教育院校中医学、针灸推拿、中医骨伤、临床医学、护理、药学、中药学、药品质量与安全、药品生产技术、中草药栽培与加工、中药生产与加工、药品经营与管理、药品服务与管理、中医康复技术、中医养生保健、康复治疗技术、医学美容技术等17个专业使用。

本套教材具有以下特点：

1. 坚持以学生为中心，强调以就业为导向、以能力为本位、以岗位需求为标准的原则，按照高素质技术技能人才的培养目标进行编写，体现"工学结合""知行合一"的人才培养模式。

2. 注重体现中医药高等职业教育的特点，以教育部新的教学指导意见为纲领，注重针对性、适用性及实用性，贴近学生、贴近岗位、贴近社会，符合中医药高等职业教育教学实际。

3. 注重强化质量意识、精品意识，从教材内容结构、知识点、规范化、标准化、编写技巧、语言文字等方面加以改革，具备"精品教材"特质。

4. 注重教材内容与教学大纲的统一，教材内容涵盖资格考试全部内容及所有考试要求的知识点，满足学生获得"双证书"及相关工作岗位需求，有利于促进学生就业。

5. 注重创新教材呈现形式，版式设计新颖、活泼，图文并茂，配有网络教学大纲指导教与学（相关内容可在中国中医药出版社网站www.cptcm.com下载），符合职业院校学生认知规律及特点，以利于增强学生的学习兴趣。

在"全国中医药行业高等职业教育'十二五'规划教材"的组织编写过程中，得到了国家中医药管理局的精心指导，全国高等中医药职业教育院校的大力支持，相关专家和各门教材主编、副主编及参编人员的辛勤努力，保证了教材质量，在此表示诚挚的谢意！

我们衷心希望本套规划教材能在相关课程的教学中发挥积极的作用，通过教学实践的检验不断改进和完善。敬请各教学单位、教学人员及广大学生多提宝贵意见，以便再版时予以修正，提升教材质量。

国家中医药管理局教材办公室

全国中医药职业教育教学指导委员会

中国中医药出版社

2015 年 5 月

编写说明

　　本教材是"全国中医药行业高等职业教育'十二五'规划教材"之一，是由全国中医药行业职业教育教学指导委员会、国家中医药管理局教材办公室统一规划、宏观指导，中国中医药出版社具体组织，全国中医药高等职业教育院校联合编写出版的供中医药高等职业教育中药学、药品质量与安全、药学专业教学使用的中医药行业规划教材。

　　本套教材以服务人才培养为目标，坚持以育人为本，充分发挥教材在提高人才培养质量中的基础性作用，充分体现最新的教育教学改革和教材改革成果，以提高教材质量为核心，深化教材改革，全面推进素质教育，实施精品战略，强化质量意识，让职业教育为国家和社会源源不断地创造"人才红利"。

　　教材是体现教学内容和教学方法的知识载体，也是深化教学改革，全面推进素质教育，培养创新人才的重要保证。为了适应中药学教育的快速发展，适应中药学人才创新能力和实践能力的培养要求，2014年5月中国中医药出版社组织相关专家在北京召开了全国中医药职业教育院校中药学专业规划教材主编会议。根据教材的主要使用对象是药学、中药学及相关专业学生，牢固确立职业教育在国家人才培养体系中的重要位置，本教材以学生为中心，力求以职业教育专业设置与产业需求、课程内容与职业标准、教学过程与生产过程"三对接"为宗旨，"崇尚一技之长"，提升人才培养质量，做到学以致用，突出思想性、科学性、实用性、启发性、教学适用性。编写时树立质量意识、精品意识，从教材内容结构、知识点、规范化、标准化、编写技巧、语言文字等方面加以改革，从整体上提高教材质量，密切结合中药学专业的培养目标，编写出有创新性与实用性的精品教材，逐步与国际一流教材接轨，旨在为学生打开一扇窗，培养学生开拓性学习与思维的精神。

　　本教材在章节安排、突出重点、解析难点、内容编排及取舍等方面做了一些变革。在编排形式方面，教材分为微生物学、免疫学、人体寄生虫学概要及微生物在药学中的应用四部分。

　　微生物学与免疫学是生命科学的前沿学科，又是紧密联系实际的交叉型应用学科，其理论和实验技术的发展迅猛，成绩斐然。为了追踪国际先进水平和我国医药学近年来的研究成果，并强调理论与药学应用相结合的原则，教材在微生物学与免疫学的新理论、新技术，特别是渗透到中药学中的应用等方面做了一些尝试，适当配用插图，力求做到文图配合，易于理解。在编写形式方面，各章前后分别增添"导学要点"与"复习思考题"，文中加入相关知识点的拓展内容，重点讲述新进展及与该知识点有关的横向层面理论与实践，以便让学生更加深入理解该知识点或课堂授课内容。

本版教材是在参考国内外相关教材和文献，并结合编者多年的教学实践修订而成的。尽管我们全体编者为教材的修订工作不遗余力，但限于学识水平和编写能力，新版教材仍然存在不妥或错误之处，恳请使用本教材的广大师生和读者提出宝贵的意见和建议，以利于今后再版时进一步修订和完善。

《微生物学与免疫学》编委会
2015 年 10 月

目　录

第一篇　微生物学

第二篇 免疫学

第一篇　微　生　物　学

第一章　微生物学概述

导学要点

1. 微生物的概念、分类。
2. 医学微生物学研究的内容。
3. 微生物与人类的关系。

第一节　微生物的概念和种类

微生物是存在于自然界中体积微小、结构简单、肉眼看不到的微小生物的总称。必须借助显微镜（光学显微镜或电子显微镜）放大几百倍、几千倍，甚至数万倍才能观察到。其具有分布广泛、种类繁多、繁殖迅速、容易变异等特点。

按照微生物分化、结构和组成的不同，可分为三大类。

1. 非细胞型微生物　不具备完整的细胞结构，缺乏新陈代谢的酶系统，只能在活细胞内增殖，只含有一种核酸类型 DNA 或 RNA。如病毒等。

2. 原核细胞型微生物　细胞核为原始核，分化程度低，无核膜、核仁和染色体，缺乏完整的细胞器。这类微生物包括细菌、放线菌、衣原体、立克次体、支原体和螺旋体。

3. 真核细胞型微生物 细胞核分化程度高，有核膜、核仁和染色体，胞质内有完整细胞器如核糖体、内质网、高尔基体等。如真菌等。

第二节 微生物与人类的关系

自然界中绝大多数微生物对人和动物、植物是有益的，甚至是必需的。自然界中物质的循环需要微生物发挥不可替代的作用，如土壤中的微生物能将动植物腐败转变为无机小分子物质，供植物生长需要。

微生物与人类生活、生产密切相关。在农业方面，利用微生物生产菌肥、微生物杀虫剂、植物生长激素等；在工业方面，如医药、食品、皮革、纺织、石油、化工、冶金等行业都有赖微生物发挥作用，可利用微生物生产抗生素、维生素、氨基酸等；在生命科学方面，利用微生物作为研究对象或模式生物，探索基因表达与调控的奥秘，利用微生物制备限制性核酸内切酶等工具酶和载体系统，可定向创建工程菌，生产人类需要的生物制剂，如胰岛素、干扰素等；生活中利用微生物发酵制作食品，才使我们的生活丰富多彩。

极少数微生物可引起人和动、植物疾病，这些具有致病性的微生物被称为病原微生物或致病微生物。如引起肝炎、艾滋病、狂犬病的病毒，引起霍乱、伤寒、痢疾、结核病的细菌等。有些微生物，正常情况下不致病，只在一定情况下引起疾病，称为条件致病微生物。如普通大肠埃希菌离开肠道进入泌尿道或腹腔中就可引起感染。有些微生物可引起粮食、中药等霉变、腐烂，如黄曲霉菌。

第三节 微生物学和医学微生物学

微生物学是生命科学中的一门重要学科，是生物学的分支，主要研究微生物的种类、分布、基本结构、代谢、生长繁殖、遗传变异以及与人类、动植物、自然界等相互关系的一门学科。随着研究的深入，微生物学又形成了许多分支，如按照研究层面的不同分为微生物遗传学、微生物生理学、微生物生态学、微生物基因组学等；按照研究对象的不同分为细菌学、病毒学、真菌学；按研究领域的不同分为工业微生物学、农业微生物学、食品微生物学、医学微生物学等。

医学微生物学是微生物学的一个分支，是基础医学中的一门重要学科，是研究病原微生物的生物学性状、致病性与免疫性、微生物学检查、防治措施等的一门学科。学习医学微生物学就是要掌握本学科的基本理论、基础知识和基本技能，为学习其他基础医学、临床医学及预防医学课程奠定基础，以消灭和控制感染性疾病和免疫性疾病等。

第四节 医学微生物学发展简史

医学微生物学是人类在与传染病斗争过程中逐步发展起来的，经历了漫长的历史过程，大致可分为五个时期。

一、史前时期（直观应用时期，约 8000 年前～1676）

由于条件有限，人们未观察到微生物，但已将微生物知识应用于工农业生产、生活和疾病防治中。我国春秋战国时期，利用微生物分解有机物质，沤粪积肥；公元 2 世纪的《神农本草经》记载利用僵蚕治病；公元 6 世纪北魏（386～534）贾思勰的《齐民要术》一书中，详细记载了利用谷物制曲、酿酒、制酱、造醋、腌菜；11 世纪时，北宋末年刘真人就有肺痨由虫引起之说。意大利人 Fracastoro（1483～1553）认为传染病的传播有直接、间接和通过空气等数种途径。奥地利人 Plenciz（1705～1786）主张传染病的病因是活的物体，每种传染病由独特的活物体所引起。18 世纪我国的师道南在《天愚集》中描述了当时鼠疫猖獗流行的凄惨景况，同时也正确地指出了鼠疫的流行环节。明代李时珍的《本草纲目》中指出，对病人的衣服蒸洗过再穿就不会感染到疾病，表明已有关于消毒的记载。大量古书表明，我国在明代隆庆年间（1567～1572），人痘苗已经被广泛使用，并先后传至俄国、朝鲜、日本、土耳其、英国等国家。

二、初创时期（形态学发展时期，1676～1861）

1676 年荷兰人 Antony Van Leeuwenhoek（1632～1723）使用自制的、能放大 266 倍的原始显微镜发现了许多肉眼看不见的微小生物，并科学地描述了微生物的形态及它们的繁茂性，为微生物的存在提供了科学依据。19 世纪 60 年代，法国科学家 Louis Pasteur（1822～1895）首先用实验证明有机物质发酵和腐败是由微生物引起，而酒类变质是因污染了杂菌所致，为防止酒类发酵成醋创用的加温处理法，就是至今仍沿用于酒类和牛奶的巴氏消毒法。英国外科医生 Joseph Lister（1827～1912）创用石炭酸喷洒手术室和煮沸手术用具，以防止术后感染，为防腐、消毒以及无菌操作奠定基础。

三、奠基时期（生理学发展时期，1861～1897）

在 19 世纪 60 年代初，巴斯德研究了酒变酸的微生物原理，探索了蚕病、牛羊炭疽病、鸡霍乱和人狂犬病等传染病的病因、有机质腐败和酿酒失败的起因，否定了生命起源的"自然发生说"，建立了巴氏消毒法等一系列微生物学实验技术。柯赫在继巴斯德之后，改进了固体培养基的配方，发明了倾皿法进行纯种分离，建立了细菌细胞的染色技术，显微摄影技术和悬滴培养法，寻找并确证了炭疽病、结核病和霍乱病等一系列严重传染疾病的病原体等，所有这些成果奠定了微生物学成为一门科学的基础，他们是微生物学的奠基人。在这一时期，英国学者布赫纳（E. Buchner）在 1897 年研究了磨碎酵母菌的发酵作用，把酵母菌的生命活动和酶化学相联系，推动了微生物生理学的发展。同时，其他学者也为微生物学的发展奠定了基础，如俄国学者伊万诺夫斯基（Ivanovski）首先发现了烟草花叶病毒（tobacco mosaic virus，TMV），扩大了微生物的类群范围。

四、发展时期（生物化学水平，1897~1953）

20 世纪以来，生物化学和生物物理学向微生物学渗透，再加上电子显微镜的发明和同位素示踪原子的应用，推动了微生物学向生物化学阶段的发展。1910 年德国化学家 Paul Ehrlich 合成砷凡纳明来治疗梅毒，开创了用化学药物治疗微生物所致疾病的时代。20 世纪初至 40 年代末微生物学开始进入了酶学和生物化学研究时期，1929 年英国细菌学家 Fleming 发现青霉素；1940 年 H. W. Florey 将青霉素提纯并应用于临床；此后人们又合成多种的抗生素和化学合成抗菌药物，并证明很多中药有抗菌作用。由于抗菌药物的应用，使很多由微生物感染引起的疾病得以控制。许多酶、辅酶、抗生素以及许多生物化学反应和生物遗传学都是在这一时期发现并创立的，并在 40 年代末形成了一门研究微生物基本生命活动规律的综合学科——普通微生物学。50 年代初，随着电镜技术和其他高科技的出现，对微生物的研究进入到分子生物学的水平。

五、成熟时期（分子水平，1953~至今）

1953 年华特生（J. D. Watson）和克里克（F. H. Crick）发现了细菌基因体脱氧核糖核酸长链的双螺旋构造。1961 年加古勃（F. Jacab）和莫诺德（J. Monod）提出了操纵子学说，指出了基因表达的调节机制和其局部变化与基因突变之间的关系，阐明了遗传信息的传递与表达的关系。

自 1973 年以来，新发现的病原微生物已有 30 多种。其中主要的有军团菌，幽门螺杆菌，霍乱弧菌 O_{139} 血清群，大肠埃希菌 O_{157}：H_7 血清型，肺炎衣原体，伯氏疏螺旋体，人类免疫缺陷病毒，人类疱疹病毒 6、7、8 型，丙、丁、戊、己、庚型肝炎病毒，轮状病毒，汉坦病毒，亚病毒（subvirus）和朊粒（prion）等。

人们利用分子生物学等一些先进技术，对病原微生物的致病机制的研究深入到了分子和基因水平，同时进一步明确了宿主体内微生态平衡的重要性。分子生物学技术在微生物分类、新种类鉴定和流行病学中的应用尤为重要。在临床微生物学检验中，快速诊断方法发展较快。免疫荧光、放射核素和酶（ELISA）三大标记技术中，以 ELISA 快速测定微生物抗原技术较为普遍。放射核素标记因有辐射危害，已逐渐为地高辛、光敏生物素等非放射性物质标记所替代。细菌检验中的微量化和自动化，也是微生物学诊断中的发展方向。

疫苗的发展经历了灭活疫苗、减毒活疫苗、亚单位疫苗、基因工程疫苗。1993 年 Ulmer 等开创的核酸疫苗被誉为疫苗学的新纪元，具有广阔的发展前景，其种类趋于多联疫苗、黏膜疫苗、缓释疫苗等多样化。随着病原菌多重耐药株的出现，给治疗带来很大困难，对老药的不断修饰改造和新抗菌药物的研制，仍不能逆转耐药性这一根本问题。近年来，应用生物工程生产了大批量的干扰素、IL-2 等细胞因子，在治疗某些病毒性疾病中取得一定效果。

虽然医学微生物学领域的研究已取得了巨大成就，但是人们仍然面临感染性疾病的威胁，因此感染性疾病的病原学研究、致病机制研究、抗感染免疫的分子机制研究、临床快速诊断技术的开发、新型疫苗的研究、抗感染药物研发等方面还任重而道远。

复习思考题

1. 比较原核细胞型、真核细胞型和非细胞型微生物的结构差异。
2. 说明微生物和医学微生物的关系，医学微生物学的研究内容及学习目的。
3. 举例说明微生物与人类的关系。

第二章　细菌的形态与结构

导学要点

1. 细菌的形态、基本结构与特殊结构。
2. 革兰阳性菌与革兰阴性菌细胞壁的区别及革兰染色的意义。
3. 细菌的形态学检查法。

细菌（bacterium）是一类具有细胞壁的单细胞型原核生物，在一定条件下，其形态结构相对稳定。了解细菌的形态与结构，对研究细菌的致病性和免疫性，以及鉴别细菌、诊断和防治细菌性感染等方面均有重要意义。

第一节　细菌的大小与形态

一、细菌的大小

细菌形体微小，以微米（μm）为测量单位。不同种类的细菌大小不一，同一种细菌的大小也会因菌龄和生长环境的不同而有所差异。

二、细菌的形态

细菌的基本形态主要包括球菌、杆菌和螺形菌三大类（图 2 - 1）。

（一）球菌

球菌（coccus）单个呈圆球形或近似球形，分裂后可形成不同的排列方式，对球菌的鉴别有重要意义。

1. 双球菌（diplococcus）　在一个平面上分裂，分裂后两个菌体成对排列，如肺炎链球菌。

2. 链球菌（streptococcus）　在一个平面上分裂，分裂后多个菌体相连成链状，如乙型溶血性链球菌。

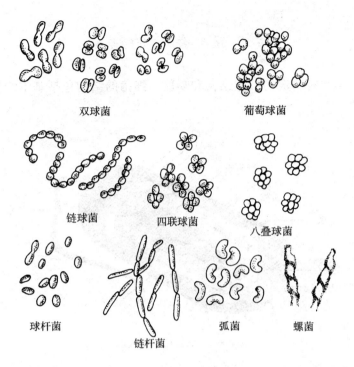

双球菌　　　　　葡萄球菌

链球菌　　　四联球菌　　八叠球菌

球杆菌　　　　弧菌　　　螺菌

链杆菌

图 2-1　细菌的基本形态

3. 葡萄球菌（staphylococcus）　在多个不规则平面上分裂，分裂后菌体无规则地堆积在一起似葡萄串状，如金黄色葡萄球菌。

4. 四联球菌（tetrads）　在两个互相垂直的平面上分裂，分裂后四个菌体粘连在一起，如四联微球菌。

5. 八叠球菌（sarcina）　在三个互相垂直的平面上分裂，分裂后八个菌体粘连成包裹状立方体，如藤黄八叠球菌。

（二）杆菌

杆菌（bacillus）呈杆状或球杆状，各种杆菌的大小、长短、粗细很不一致。多数杆菌形态呈直杆状，两端钝圆，散在分布，如大肠埃希菌；少数呈链状排列，称为链杆菌，如炭疽芽胞杆菌；有的末端膨大呈棒状，称为棒状杆菌，如白喉棒状杆菌；有的呈分枝生长趋势，称为分枝杆菌，如结核分枝杆菌；有的菌体短小，近似椭圆形，称为球杆菌，如百日咳鲍特菌。

（三）螺形菌

螺形菌（spiral bacterium）菌体弯曲，按其弯曲程度可分为三类。

1. 弧菌（vibrio）　菌体只有一个弯曲，呈弧状或逗点状，如霍乱弧菌。

2. 弯曲菌（campylobacter）及螺杆菌（helicobacter pylori）　菌体细长弯曲柔软，可弯曲呈 S 形或海鸥状，菌长与弧菌相似，如幽门螺杆菌、空肠弯曲菌等。

3. 螺菌（spirillum）　菌体有多个弯曲，如鼠咬热螺菌。

第二节 细菌的结构

细菌虽小，但具有一定的细胞结构和功能。细菌的结构包括基本结构和特殊结构（图2-2）。

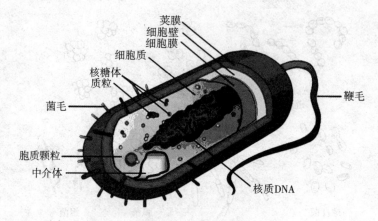

图2-2 细菌结构模式图

一、细菌的基本结构

细菌的基本结构是维持细菌正常生命活动所必须具有的结构，是所有细菌都具有的，包括细胞壁、细胞膜、细胞质和核质等。

（一）细胞壁

细胞壁（cell wall）位于细菌细胞最外面，是一层膜状结构，坚韧而有弹性，占细胞干重的10%~25%。其组成较复杂，并随细菌的不同而异。根据革兰染色性的不同，细菌可分为两大类，即革兰阳性（G⁺）菌和革兰阴性（G⁻）菌。两类细菌的细胞壁都含有肽聚糖（为原核细胞所特有），但各自又有特殊成分。

1. 肽聚糖（peptidoglycan） 又称黏肽，是细胞壁的主要组分。肽聚糖是由N-乙酰葡糖胺和N-乙酰胞壁酸通过β-1,4糖苷键连接形成的聚糖骨架，各种细菌细胞壁的聚糖骨架均相同。在N-乙酰胞壁酸分子上连接四肽侧链，G⁺菌和G⁻菌在四肽侧链的组成及其连接方式上是不同的（图2-3）。

（1）G⁺菌的肽聚糖 由聚糖骨架、四肽侧链、五肽桥三部分构成。如金黄色葡萄球菌，在N-乙酰胞壁酸分子上连接四肽侧链，四肽侧链再由五肽桥连接。G⁺菌细胞壁肽聚糖经这样的三级链接，构成了交叉的、机械强度相当大的三维立体结构，坚固而致密。

（2）G⁻菌的肽聚糖 仅由聚糖骨架和四肽侧链两部分构成。如大肠埃希菌，在四肽侧链中，第三位氨基酸是二氨基庚二酸（DAP），DAP直接与相邻四肽侧链第4位的D-丙氨酸直接连接，没有五肽交联桥，因而只形成单层二维平面结构。

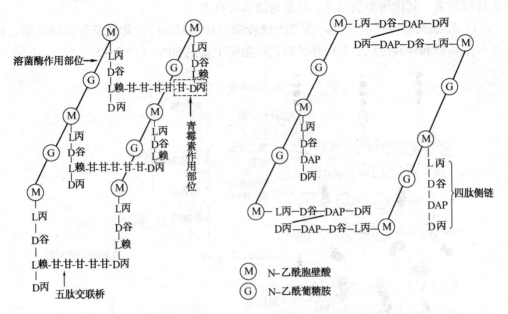

图 2-3 肽聚糖中短肽侧链的连接方式

2. G⁺菌细胞壁特殊组分 G⁺菌的细胞壁较厚（20～80nm），除含有15～50层肽聚糖结构外，尚含有大量的磷壁酸（图2-4）。

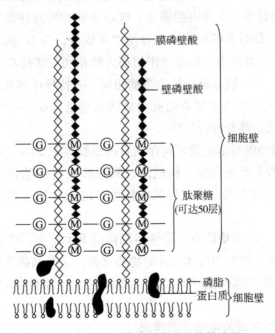

图 2-4 革兰阳性菌细胞壁结构模式图

磷壁酸为G⁺菌特有成分，按结合部位不同分为壁磷壁酸和膜磷壁酸。壁磷壁酸结合在细胞壁的肽聚糖层上，而膜磷壁酸结合在细胞膜上，另一端游离于细胞外。磷壁酸抗原性很强，是 G⁺ 菌的重要表面抗原。某些细菌的磷壁酸，能黏附在人类细胞表面，如 A 群链球菌，其作用类似菌毛，可能与致病性有关。

　　3. G⁻ 菌细胞壁特殊组分　　G⁻ 菌细胞壁较薄（10～15nm），化学组分比较复杂，由 1～2 层肽聚糖和外膜组成。其中外膜约占细胞壁干重的 80%（图 2 - 5）。

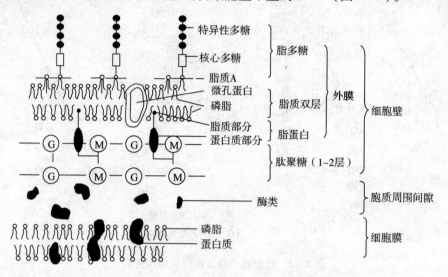

图 2 - 5　革兰阴性菌细胞壁结构模式图

　　外膜位于肽聚糖外侧，由内向外由脂蛋白、脂质双层和脂多糖三部分组成。最外层的脂多糖是 G⁻ 菌的内毒素，主要由脂质 A、核心多糖和特异性多糖三部分组成。①脂质 A：为一种糖磷脂，是脂多糖的毒性部分及主要成分，为 G⁻ 菌的致病物质，无种属特异性，故不同 G⁻ 菌内毒性引起的毒性作用都大致相同。②核心多糖：位于脂质 A 的外层，具有属特异性，同一属细菌的核心多糖相同。③特异性多糖：位于脂多糖的最外层，是由几个至几十个低聚糖重复单位所构成的多糖链。G⁻ 菌的菌体抗原（O 抗原）就是由特异性多糖构成，具有种特异性。

　　在 G⁻ 菌细胞壁的外膜与细胞膜之间存在着占细胞体积 20%～40% 的空隙，称为壁膜间隙。此处聚集了若干种蛋白酶、核酸酶、解毒酶及特殊结合蛋白，与细菌获取营养、解除有害物质毒性等有关。能破坏某些抗生素的酶（如青霉素酶）亦集中在此间隙内。

　　4. 细胞壁的功能　　主要功能有：①维持细菌的基本形态。②保护细菌抵抗低渗环境。③细胞壁与细胞膜一起参与菌体内外的物质交换。④是细菌生长分裂和鞭毛运动的必需结构。此外，细菌的细胞壁还与细菌的致病性、抗原性及对某些药物的敏感性有关。

　　5. 青霉素和溶菌酶对细菌细胞壁的作用

　　（1）青霉素　　在肽聚糖合成的最后阶段，青霉素可以抑制短肽侧链之间交联过程的转肽作用。其作用机制是：青霉素是肽聚糖亚单位五肽末端的 D - 丙氨酰胺 - D - 丙氨酸的类似物，两者竞争转肽酶的活性中心，从而竞争性地抑制肽聚糖的转肽作用，肽聚糖分子不能发生纵向交联反应，使细菌不能合成完整的细胞壁，导致细菌死亡。由于 G⁺菌细胞壁的肽聚糖含量明显高于 G⁻菌，且 G⁻菌的外膜对外界生物大分子的屏障作用使青霉素不易进入细胞壁，因此 G⁻菌对青霉素不如 G⁺菌敏感。

（2）溶菌酶　水解细菌细胞壁肽聚糖中 N-乙酰胞壁酸和 N-乙酰葡糖胺之间的 β-1,4 糖苷键（图 2-3），破坏肽聚糖骨架，引起细菌细胞裂解，达到杀菌作用。

人和动物的细胞无细胞壁，故青霉素、溶菌酶对人体细胞无毒性作用。

6. 细菌细胞壁缺陷型（细菌 L 型）　是指细胞壁的肽聚糖结构因某些因素的直接破坏或合成被抑制，在高渗环境下仍可存活的细菌。某些细菌 L 型仍有一定的致病力，通常引起慢性感染。细菌 L 型因细胞壁缺失呈高度多形性，着色不匀，无论其原为革兰阳性或阴性菌，形成 L 型多染成革兰阴性。

（二）细胞膜

细胞膜（cell membrane）是细胞壁内侧包绕着细胞质的半渗透性生物膜。由脂质双层构成，其内镶嵌着具有特殊作用的酶和载体蛋白。厚约 7.5nm，占细胞干重的 10% ~ 30%。

细胞膜的主要功能有：①选择性控制细菌内外营养物质及代谢产物的运输。②含有多种呼吸酶，参与需氧菌的呼吸与能量代谢。③含有多种合成酶，与细菌的生物合成有关，如肽聚糖、鞭毛、荚膜等的生物合成。④由细胞膜向细胞质内陷折叠而成的囊状结构称为中介体，参与细菌的呼吸及生物合成。

（三）细胞质

细胞质（cytoplasm）是细胞膜包裹的除核区外的溶胶状物质。基本成分是水、蛋白质、脂类、核酸及少量无机盐，是细菌合成和分解代谢的主要场所。除此之外，细胞质中还含有下述重要的有形结构。

1. 核糖体（ribosome）　由 RNA 和蛋白质构成，游离存在于胞质中，形成多聚的核糖体是细菌合成蛋白质的场所，每个细菌细胞内核糖体数可达上万个。细菌核糖体沉降系数为 70S，由 50S 和 30S 两个亚基组成。红霉素和链霉素能分别与核糖体的 50S 和 30S 亚基结合，干扰细菌蛋白质的合成，使细菌死亡。

2. 质粒（plasmid）　质粒是细菌细胞质内的染色体外的遗传物质，为闭合环状的双链 DNA。控制细菌某些特定的遗传特性，能自行复制传给子代，但并不是细菌生长所必不可少的。医学上重要的质粒有决定细菌耐药性的 R 质粒和决定细菌性菌毛的 F 质粒等。

3. 胞质颗粒（cytoplasmic granule）　细菌细胞质中含有多种颗粒，大多数为营养贮藏物，其中有一种主要成分是 RNA 和多偏磷酸盐的颗粒，其嗜碱性强，用亚甲蓝染色着色比菌体深，故称异染颗粒。异染颗粒常见于白喉棒状杆菌，有助于细菌的鉴别。

（四）核质

核质是原核细胞特有的无核膜、无核仁、无固定形态的原始细胞核。由一密闭环状双链 DNA 分子，经过高度折叠盘绕形成的超螺旋结构，集中在细胞质的某一区域，多在菌体中央，控制着细菌的各种遗传性状，决定着细菌的生命活动。

二、细菌的特殊结构

细菌的特殊结构是某些细菌在一定条件下才具有的结构，包括荚膜、鞭毛、菌毛和芽胞。特殊结构不是细菌生命活动所必需，可作为鉴别细菌的依据之一。

（一）荚膜

有些细菌在生长过程中，分泌到菌体外的一层黏液性物质，在细胞壁外形成一层较稳定的致密保护层，为多糖或多肽的多聚体。如果厚度≥0.2μm，边界明显，普通光学显微镜下可见者称为荚膜（capsule）（图 2－6）。厚度 <0.2μm 者称为微荚膜，如伤寒沙门菌的 Vi 抗原等。用普通染色法荚膜不着色，在光学显微镜下只能看见菌体周围有一圈透明区域，用荚膜染色法可将荚膜和菌体染成不同的染色。细菌一般在机体内和营养丰富的培养基中才能形成荚膜。有荚膜的细菌在固体培养基上形成光滑型（S 型）或黏液型（M）菌落，失去荚膜后菌落变为粗糙型（R）。

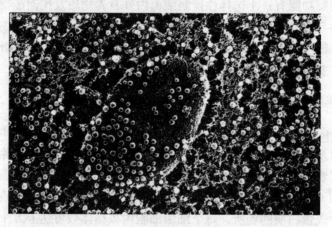

图 2－6　细菌的荚膜

荚膜的主要功能有：①抗吞噬作用：荚膜具有抵抗宿主吞噬细胞的吞噬和消化作用，因而是细菌的重要毒力因子。如肺炎链球菌，数个有荚膜菌株就可使实验小鼠致死，无荚膜菌株则需高达上亿个细菌才能使小鼠死亡。②黏附作用：荚膜多糖可使细菌彼此之间粘连，也可黏附于组织细胞或无生命物体表面，是引起感染的重要因素。如变异链球菌依靠荚膜将其固定在牙齿表面，分解口腔中的蔗糖产生大量的乳酸，积聚在附着部位，导致牙齿珐琅质的破坏，形成龋齿。③抗有害物质的损伤作用：荚膜处于细菌细胞的最外层，保护菌体免受溶菌酶、补体、抗菌抗体、抗菌药物等物质的损伤。

（二）鞭毛

某些细菌菌体上附有细长、波状弯曲的丝状物，称为鞭毛（flagellum），少者仅 1 ~

2根，多者达数百根。鞭毛长 5～20μm，直径 12～30nm，鞭毛的成分主要是蛋白质。经鞭毛染色使鞭毛增粗着色后在光学显微镜下才能看到。按鞭毛的数目和位置不同，可将细菌分为四类：单毛菌、双毛菌、丛毛菌和周毛菌（图2－7）。

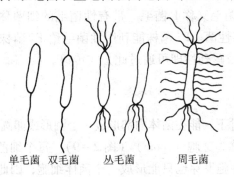

单毛菌　双毛菌　　丛毛菌　　　　周毛菌

图2－7　细菌鞭毛的类型

　　鞭毛的功能有：①鞭毛是细菌的运动器官，细菌可通过鞭毛的摆动推动细菌在液体环境中运动。单毛菌移动快，而周毛菌移动较慢。细菌的运动有化学趋向性，常向营养物质处前进，并避开有害物质。②有些细菌的鞭毛与致病性有关，如霍乱弧菌通过活泼的鞭毛运动，穿过小肠黏膜表面覆盖的黏液层，使菌体黏附于肠黏膜上皮细胞，产生毒性物质而致病。③根据鞭毛的有无、位置、数量及鞭毛的抗原性，可以进行细菌鉴定和分类。

（三）菌毛

　　某些细菌菌体表面存在着一种短而细直的丝状物，称为菌毛（pilus）。其组成成分是菌毛蛋白，具有抗原性，其编码基因位于细菌的染色体或质粒上。在光学显微镜下看不见，使用电子显微镜才能观察到（图2－8）。根据其形态和功能不同，可分为普通菌毛和性菌毛两类。

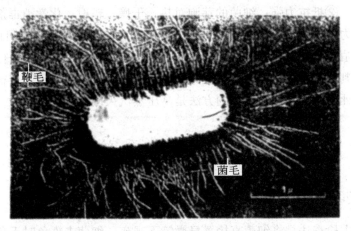

鞭毛

菌毛

图2－8　细菌的鞭毛和菌毛

　　1. 普通菌毛　长0.2～2.0μm，直径3～8nm，数量为150～500根。该类菌毛与细菌的黏附性有关，能与宿主表面的特异性受体结合，故细菌的普通菌毛与细菌的致病性有关。无菌毛的细菌易被黏膜细胞的纤毛运动、肠蠕动或尿液冲洗而被排除。

2. 性菌毛 某些细菌还有 1~4 根性菌毛，比普通菌毛长而粗，中空呈管状。性菌毛由 F 质粒编码，故性菌毛又称 F 菌毛。带有性菌毛的细菌称为 F$^+$ 菌或雄性菌，无菌毛的细菌称为 F$^-$ 菌或雌性菌。F$^+$ 菌株能利用性菌毛给 F$^-$ 菌株通过接合方式传递质粒。由质粒控制的细菌毒素及耐药性即可通过此方式传递。

（四）芽胞

某些细菌在一定条件下，能在菌体内部形成一个圆形或卵圆形、壁厚、对不良环境有极强抵抗性的休眠体，称为芽胞（spore）（图 2 - 9）。每个细菌细胞只能形成一个芽胞，在适宜的条件下，一个芽胞发芽也只能形成一个菌体细胞，因此芽胞不是细菌的繁殖体，而是休眠状态。芽胞带有完整的核质、酶系统和合成菌体组分的结构，能保存细菌全部生命的必需物质。芽胞形成后，菌体即成为空壳，有些芽胞可从菌体脱落游离。产芽胞的细菌均为 G$^+$ 菌。芽胞折光性强、壁厚、普通染色不易着色，可经芽胞染色进行观察。

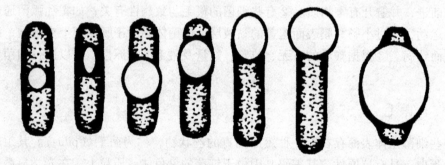

图 2 - 9　细菌芽胞的形态、大小和位置

芽胞的功能：①鉴别细菌：芽胞的大小、形状、位置随菌种而异（图 2 - 9），有重要的鉴别价值。②抵抗力强：细菌的芽胞对热、干燥、辐射、化学消毒剂等理化因素均有强大的抵抗力。一般细菌繁殖体在 80℃ 水中迅速死亡，而有的芽胞可耐受 100℃ 煮沸数小时。被炭疽芽胞梭菌污染的牧场，传染性可保持 20~30 年。③进行灭菌时，应以杀死芽胞作为判断灭菌效果的指标：被芽胞污染的用具、敷料、手术器械等，用一般方法不易将其杀死，杀灭芽胞最可靠的方法是高压蒸汽灭菌。

第三节　细菌的形态学检查法

一、不染色标本检查法

不染色标本检查法是将细菌直接置显微镜下观察。细菌未染色时无色半透明，在显微镜下主要利用细菌的折射率与周围的不同环境进行观察。在普通光学显微镜下，虽然可以观察细菌的大小、形态，但主要用于观察细菌的动力，有鞭毛的细菌在镜下有定向的运动。常用的观察细菌动力的方法有压滴法和悬滴法。

二、染色标本检查法

细菌呈无色半透明状，经染色细菌与周围环境形成了鲜明的对比后，才能清楚观察细菌的形态特征。用于细菌染色的染料一般为碱性染料，如结晶紫、碱性复红、亚甲蓝等。细菌的等电点 pH 值在 2～5 之间，在近中性溶液中带负电荷，而碱性染料离子带正电荷，二者容易结合而使细菌着色。细菌的染色法有单染色法、复染色法和特殊染色法。其中，单染色法有亚甲蓝染色法、复红染色法等；复染色法有革兰染色法、抗酸染色法等；特殊染色法有荚膜、鞭毛、芽胞、异染颗粒染色法等。其中革兰染色法（Gram stain）是最常用的染色方法。

革兰染色法是丹麦医师 Hans Christian Gram 于 1884 年创建，具体步骤：

1. 制作标本片　将细菌涂片、干燥和固定。

2. 染色　先用碱性染料结晶紫初染；再用碘液媒染，使之形成结晶紫与碘的复合物；再用 95% 乙醇脱色，有些不能被脱色，有些能脱色；最后用稀释复红复染。

3. 镜检　干燥后置于光学显微镜下观察。此法可将细菌分为两大类；染成初染料颜色，镜下呈紫色者为 G^+ 菌；染成复染染料颜色，镜下呈红色者为 G^- 菌。

革兰染色法有重要的临床意义：①鉴别细菌：可将细菌分为 G^+ 菌和 G^- 菌两大类，在一定程度上反映出细菌在某些生物学性状上的差异。②了解细菌的致病性：G^+ 菌的致病物质主要为外毒素，而 G^- 菌主要为内毒素。③为选择用药提供参考：G^+ 菌和 G^- 菌对抗生素的敏感性不同。如多数 G^+ 菌对青霉素、头孢菌素等抗生素敏感，而多数 G^- 菌对庆大霉素、链霉素等抗生素敏感。

复习思考题

1. 革兰阳性菌与革兰阴性菌细胞壁的区别。
2. 细菌的特殊结构及功能。
3. 革兰染色法的临床意义。

第三章 细菌的生长繁殖与代谢

导学要点

1. 细菌生长繁殖的条件。
2. 细菌的代谢产物及其意义。
3. 细菌的人工培养及细菌在培养基中的生长现象。

细菌通过摄取营养物质合成自身生理活性成分，进行新陈代谢和生长繁殖。由于形态微小，从而使细菌具有相对表面积大、代谢旺盛、繁殖迅速等特点。细菌生长繁殖过程中可产生多种代谢产物，按与细菌生存的关系密切程度，可分为初级代谢产物和次级代谢产物。通过对细菌生命活动规律以及代谢产物的研究，不仅可以诊断和治疗细菌性疾病，还可探索细菌的致病机制，并以此为基础开发疫苗来预防一些严重的致病性细菌的感染。

第一节 细菌的生长繁殖

一、细菌的营养类型

细菌生长所需的营养物质一般包括水、碳源、氮源、能源、无机盐和生长因子等。对细菌进行人工培养，其生长繁殖所需的各种营养物质缺一不可。

营养类型是指根据细菌生长所需的主要营养要素，即能源和碳源的不同，而划分的细菌类型。按细菌能否合成自身生长所需的有机物的能力，可将细菌分为自养菌和异养菌。按能源的来源不同，可分为光能型和化能型。表 3 – 1 中列出了常见的四种细菌类型。

表 3 – 1 常见细菌的四种营养类型

营养类型	能源	基本碳源	氢供体	实例
光能无机营养型（光能自养型）	光	CO_2	无机物	蓝细菌、紫硫细菌、绿硫细菌、藻类

续表

营养类型	能源	基本碳源	氢供体	实例
光能有机营养型（光能异养型）	光	CO_2及简单有机物	有机物	红螺菌科的细菌（即紫色无硫细菌）
化能无机营养型（化能自养型）	无机物	CO_2	无机物	硝化细菌、硫化细菌、铁细菌、氢细菌、硫黄细菌等
化能有机营养型（化能异养型）	有机物	有机物	有机物	绝大多数细菌

（一）光能自养型

光能自养型微生物一般含有一种或多种叶绿素或菌绿素，生长繁殖时以 CO_2 为基本碳源，以光为能源，以无机物为氢供体。代表菌有蓝细菌、紫硫细菌、绿硫细菌等。蓝细菌利用 H_2O，在光照下同 CO_2 产生 O_2；紫硫细菌或绿硫细菌利用还原态硫化物，产生 O_2。

（二）光能异养型

光能异养型微生物以 CO_2 及简单有机物为基本碳源，以光能为能源，以有机物为氢供体。例如，红螺菌科细菌以 CO_2 固定甲醇从而进行生长。

（三）化能自养型

化能自养型微生物以 CO_2 及简单有机物为基本碳源，以无机物为能源，以无机物为氢供体。它们生活在无机环境中，通过还原态无机硫化物的氧化获得能量。代表菌有硝化细菌、硫化细菌等。

（四）化能异养型

化能异养型微生物在四种营养类型数量最多，它们同时以有机物为基本碳源、能源及氢供体，根据营养物质来源的不同又可分为腐生和寄生。以死亡的动、植物残体为生长基质的微生物称腐生微生物，自然界中大多数细菌属于此类；通过活细胞获得营养物质的微生物称为专性寄生微生物，如立克次体、衣原体等；有的是兼性寄生和兼性腐生类型，如结核杆菌和痢疾志贺菌等。

二、细菌生长繁殖的条件、方式和速度

（一）细菌生长繁殖的条件

1. 充足的营养条件　主要包括水、碳源、氮源、能源、无机盐和生长因子等六大类，它们不仅为细菌的生长繁殖及新陈代谢提供必要的原料和充足的能量，还是原生质

等菌体成分的重要组成物质。

2. 合适的酸碱度（pH） 不同种类的细菌各有其最适生长的 pH 值，同种不同时期的微生物对 pH 值的要求也各不相同。绝大多数病原菌和放线菌最适生长的 pH 值为中性或弱碱性（pH 值 7.2 ~ 7.6），个别细菌在碱性条件下生长最好（如霍乱弧菌的最适 pH 值为 8.4 ~ 9.2），或在酸性条件下生长最好（如结核分枝杆菌的最适 pH 值为 6.5 ~ 6.8）。

3. 适宜的温度 不同细菌对温度的需求不同，根据最适生长温度可将细菌分为嗜热菌、中温菌和嗜冷菌。中温菌又可分为室温菌（20℃）和体温菌（37℃）。自然界中的大多数病原菌为体温菌。

4. 必要的气体环境 与细菌生长环境有关的气体有氧气和二氧化碳，根据细菌对氧气的需求程度分成下列五类：

（1）**专性好氧菌** 此类细菌富含超氧化物歧化酶和过氧化氢酶，有完整的呼吸链，以分子氧为最终受氢体，须在较高浓度分子氧环境中生长。绝大多数的真菌、大多数细菌以及放线菌属此类。

（2）**兼性厌氧菌** 具有超氧化物歧化酶和过氧化氢酶。以有氧条件下生存为主，可兼在无氧条件下生存的微生物。有氧条件下进行呼吸作用产能，无氧条件下靠发酵或无氧呼吸产能。

（3）**微好氧菌** 此类细菌只能在较低氧分压下生存，通过呼吸链并以分子氧为最终氢受体。

（4）**兼性耐氧菌** 细胞内存在超氧化物歧化酶和过氧化物酶，但缺乏过氧化氢酶。生长不需要分子氧，但分子氧对其也无伤害，故能在分子氧存在的情况下进行发酵或厌氧呼吸。如乳酸菌等。

（5）**专性厌氧菌** 此类细菌的细胞内缺乏超氧化物歧化酶和细胞色素氧化酶，大多数还缺乏过氧化氢酶。分子氧对它们有毒，不能在有分子氧的条件下存活，即使短期接触也会致其死亡，只能存活于深层土壤或低氧化还原势环境下生长。生命活动所需的能量依赖于发酵、无氧呼吸、循环光和磷酸化或甲烷发酵等提供。

（二）细菌的生长繁殖

1. 细菌的个体生长繁殖 细菌一般以简单的二分裂方式进行无性繁殖，少数细菌如埃希菌属，志贺菌属等细菌中也存在频率较低的有性结合。细菌繁殖一代所需的时间称为代时。不同的微生物种类和培养条件下，微生物的代时长短不同，因此可用代时衡量微生物的生长速度和繁殖能力。在生长条件合适的环境下，微生物的生长繁殖速度较快，代时一般为 20 ~ 30 分钟。随着营养物质的消耗和代谢的积累，在一定量培养基中细菌只能短时间保持很快的繁殖速度，随后代时逐渐变长。个别细菌代时较长，如结核分枝杆菌的代时在 18 ~ 20 小时。

2. 细菌的群体生长繁殖 细菌的群体繁殖是个体繁殖的总体表现。单细胞微生物在分批培养条件下，在不同培养时间以所测定微生物的数量的对数为纵坐标，细菌培养时间为横坐标，可绘制成典型单细胞微生物的生长曲线，如图 3 - 1 所示。

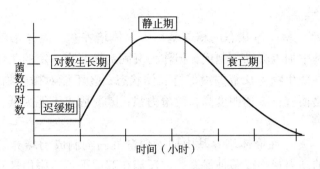

图 3 – 1　细菌的生长曲线

　　根据生长曲线的变化趋势，细菌的群体生长繁殖可分为四个时期：①迟缓期：细菌生长速率常数为零，细胞形态变大或增长，许多可长成丝状杆菌；细胞内 RNA 尤其是 rRNA 含量升高，原生质染色呈嗜碱性；此阶段易产生各种诱导酶，合成代谢活跃，核糖体、酶类和 ATP 合成加速；该时期菌对外界不良条件反应敏感，易失活。②对数期或指数期：细菌生长速率常数最大，代时最短；细胞进行平衡生长，菌体各成分十分均匀；酶系活跃，代谢旺盛。该时期常用来观察菌体形态及研究菌体代谢。③稳定期：细菌生长速率为零，衰亡细胞和新生细胞基本持平，活菌数保持平衡；细菌形态、染色性及生理活性有所改变；次生代谢产物形成较多，为最佳收获期。④衰亡期：细菌生长速率为负值，菌体死亡数超过新生菌数，群体数量下降。该时期菌出现衰退或菌体自溶现象，可用于分离获取自溶酶。

　　细菌的生长曲线受到多种环境因素及机体免疫因素的影响，在自然界生长繁殖时不会出现典型的生长曲线，仅在人工培养时可以观察到。掌握细菌的生长繁殖规律，可以通过改变培养条件，调整细菌生长繁殖阶段，获取所需的细菌生长繁殖情况，更好地研究和利用各种细菌。

第二节　细菌的人工培养

　　通过对细菌生理需求的了解和生长繁殖规律的掌握，模拟细菌生长条件，进行人工培养，探究细菌的生物学特性、检查方法、致病特点和防治原则，为科学研究、工农业生产及医药等领域服务。

一、培养基及分类

　　培养基（culture medium）是由人工方法配制而成，供微生物生长、繁殖及产生代谢产物所需的混合营养物制品。为了更好地保存培养基的营养成分，培养基配制好后必须立即灭菌处理。不同实验目的、不同微生物种类，所用培养基类型不同。一般按物理状态、组成成分来源和用途三种情况对培养基进行分类。

（一）根据物理状态分类

1. 液体培养基　呈液体状态的培养基称为液体培养基，可用于菌种的扩大培养及大规模培养微生物。

2. 固体培养基　呈固体状态的培养基称为固体培养基。固体培养基可在天然固体物质或液体培养基中加入凝固剂制成，但作为凝固剂需要有一定的条件：①不能被微生物分解利用；②在微生物生长范围内保持固体状态；③不能对微生物造成毒害等作用；④制备方便，价格便宜；⑤透明度高，黏着力强；⑥凝固点不能太低。目前常用的凝固剂是琼脂、明胶等。

3. 半固体培养基　在液体培养基中加入少量凝固剂制成的培养基称为半固体培养基，可用于细菌的动力观察或菌种保藏等，还能在双层平板法中用来测噬菌体效价。

4. 脱水培养基　含有除水以外一切成分的商品培养基，使用时只需加入适量水并灭菌即可，具有成分精确和使用方便等优点。

（二）根据组成成分分类

1. 天然培养基　利用动植物及微生物体或其提取物制成的培养基称为天然培养基，其营养丰富、种类多样、配制方便，但成分复杂。只适用于菌种培养和发酵产物的生产等。

2. 组成培养基　又称合成培养基，按微生物营养要求精确设计后，用多种高纯化学试剂配置而成。成分精确，可重复性高，但配置麻烦，并不是细菌生长的最适环境。

3. 半组成培养基　又称半合成培养基，由化学试剂和天然成分共同组成。严格意义上，凡含有未经特殊处理的琼脂的任何组合培养基都属于半组成培养基。

（三）根据用途进行分类

1. 基础培养基　又称为普通培养基，基础培养基含有细菌生长繁殖所需的基本营养物质，可供大多数细菌生长。在牛肉浸液中加入适量的蛋白胨、氯化钠、磷酸盐，调节 pH 值至 7.2~7.6，经灭菌处理后，即为基础液体培养基。

2. 营养培养基　在基础培养基中可加入葡萄糖、血液、生长因子等特殊成分，供营养要求较高的细菌和需要特殊因子的细菌生长。最常用的是血琼脂平板、巧克力平板等。

3. 选择培养基　是针对某种或某一类细菌的理化特性，在培养基中加入某种特殊物质，选择性的使目的菌进行生长并且抑制其他杂菌生长，即为选择培养基。

4. 鉴别培养基　在培养基中加入某种特殊的化学成分，由某种特定微生物生成的代谢产物与其发生特定的化学反应，只需肉眼即可看出该反应的发生。使目的菌明显区别于其他菌株，从而可以对不同菌株进行鉴定。

5. 厌氧培养基　指在培养基中加入含有不饱和脂肪酸的肉块或者硫乙醇酸盐、半胱氨酸等还原剂，或在厌氧环境中培养专性厌氧菌用的培养基，如庖肉培养基等。

二、细菌在培养基中的生长现象

（一）液体培养基

细菌在液体培养基生长繁殖后可出现均匀混浊现象，多为兼性厌氧菌形成，如葡萄球菌、大肠埃希菌；少数链状生长的细菌如链球菌、炭疽芽胞梭菌等呈链状沉淀生长；专性需氧菌如结核分枝杆菌、枯草芽胞梭菌在液体表面生长，形成菌膜。

（二）固体培养基

将标本或培养物画线接种在固体培养基的表面，因画线的分散作用，使混杂在一起的细菌在固体培养基表面分散，经过一定时间后，每个菌繁殖成为一个肉眼可见的微生物群落，是为菌落，如图3-2所示。一个菌落由一个细菌繁殖的后代堆积而成，因此单个菌落是一种细菌的纯培养。多个菌落融合成片称为菌苔。不同细菌形成的菌落大小、颜色、形状、边缘度、光滑度和在血琼脂平板上的溶血情况等各不相同，因此可以对细菌进行初步鉴别。按细菌能否形成荚膜，可将菌落分为光滑型菌落、粗糙型菌落和黏液型菌落。

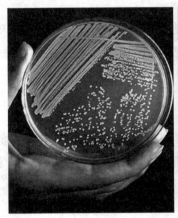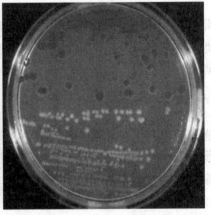

图3-2 固体培养基中微生物的生长情况

（三）半固体培养基

如图3-3所示，在半固体培养基中，有鞭毛细菌沿穿刺线扩散生长，周围浑浊；无鞭毛细菌只沿穿刺线生长，周围透明。由此，也称为细菌动力学试验，用来检查细菌是否有鞭毛。

三、人工培养细菌的意义

细菌的人工培养在医学、工农业和基因工程中有着广泛的生物学意义，这里着重介绍在医学中的应用。

（一）在医学中的应用

细菌分离培养对疾病的诊断、预防、治疗和科学研究等多方面都具有重要的作用。

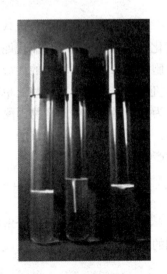

图3-3 半固体培养基中微生物生长情况

1. 传染性疾病的病原学诊断　通过获取患者标本，进行细菌分离培养、鉴定和药物敏感试验，可以用来诊断传染性疾病，也对临床治疗用药具有指导作用。

2. 细菌学研究　人工培养细菌不仅可用来研究细菌的生理、遗传变异、致病性、免疫性和耐药性等性状，还可以用来发现未知的新病原菌，对细菌学及传染病学的意义十分重大。

3. 生物制品的制备　通过将纯种细菌进行分离培养而制成诊断菌液，可用作传染病的诊断依据，亦可制备疫苗、类毒素来预防传染病。将制备的疫苗或类毒素注入动物体内，获取免疫血清或抗毒素，可用于传染病治疗。这些用于疾病的诊断、预防和治疗的各种微生物抗原、免疫血清和细胞制剂总称为生物制品，对现代医学研究有极大的帮助。

（二）在工农业生产中的应用

细菌在培养过程中产生的代谢产物，经过加工处理，可制成大量生产及生活用品。处理废水、垃圾、农药以及生产酶制剂等也可以通过细菌培养物来实现。除此之外，细菌还可制成菌肥，提高农作物产量。

（三）在基因工程中的应用

鉴于细菌具有繁殖快、易培养的特点，可用其进行大多数基因工程的实验和生产。如将带有外源性基因的重组 DNA 转化给受体菌，使其在菌体内获得表达。胰岛素和干扰素等生物制剂已通过此方法成功制备。

第三节　细菌的新陈代谢产物

细菌的分解代谢和合成代谢构成了细菌的新陈代谢。分解代谢是指营养物质分解和转化为能量的过程；合成代谢是指所产生的能量用于细胞组分的合成。细菌的代谢过程以胞外酶水解外环境中的大分子营养物质开始，产生亚单位分子，然后经主动或被动转运机制进入细胞内，这些亚单位分子在一系列酶的催化作用下，经过一种或多种途径转变为共同通用的中间产物丙酮酸，再从丙酮酸进一步分解产生能量或合成新的碳水化合物，如氨基酸、脂类和核酸。伴随着代谢过程，还会产生许多在医学上有重要意义的代谢产物。

一、细菌的分解代谢产物及生化反应

细菌对糖、蛋白质的分解能力不同，因而代谢产物各异，利用生物化学方法鉴别不同的细菌称为细菌的生化反应。

（一）糖发酵试验

细菌可分解糖类产生各种酸、醇类、酮类及气体。不同细菌分解糖类的能力不同，

产生的代谢产物也不相同，依此可以鉴别不同的细菌。如糖发酵试验中，大肠埃希菌能分解乳糖产酸、产气，而伤寒沙门菌、志贺菌则不分解乳糖；肖氏沙门菌能分解葡萄糖产酸、产气，而志贺菌分解葡萄糖则只产酸、不产气。

（二）吲哚试验

不同细菌分解蛋白质和氨基酸的能力不同，也可用以鉴别细菌。如吲哚试验中，大肠埃希菌能产生色氨酸酶，可以分解色氨酸产生靛基质（吲哚），为无色有特殊气味的产物，加入对二甲基氨基苯甲醛两者结合为玫瑰靛基质，呈玫瑰红色，为靛基质试验阳性；而产气肠杆菌则不能分解色氨酸形成吲哚，为靛基质试验阴性。

（三）甲基红试验

大肠埃希菌在葡萄糖蛋白胨水培养基中分解葡萄糖产生丙酮酸，使培养液 pH 值 <4.5，向其中加入甲基红后呈红色，为甲基红阳性反应；若丙酮酸脱羧，则会使 pH 值 >5.4，此时加入甲基红则呈橙色，为阴性反应。

（四）V－P试验

产气杆菌能分解葡萄糖蛋白胨水培养基中的葡萄糖，产生丙酮酸，脱羧后形成乙酰甲基甲醇，再氧化成二乙酰，在培养基中与精氨酸的胍类衍生物生成红色化合物。向其加入 V－P 试剂可呈红色，为 V－P 阳性反应；非产气杆菌，如大肠杆菌则不产生乙酰甲基甲醇，加入 V－P 试剂后颜色无变化，为 V－P 阴性反应。

（五）枸橼酸盐试验

产气杆菌能在枸橼酸盐琼脂斜面上利用枸橼酸盐为碳源，分解铵盐生成氨，使培养基呈碱性，称为枸橼酸盐试验阳性；大肠埃希菌则不能在枸橼酸盐培养基上生长繁殖，为枸橼酸盐利用试验阴性。

吲哚试验（I）、甲基红试验（M）、V－P实验（Vi）、枸橼酸盐利用试验（C）这四种试验统称为IMViC，常用于肠道杆菌鉴定，如产气杆菌实验结果为"－－＋＋"，大肠杆菌试验结果为"＋＋－－"。

二、细菌的合成代谢产物及意义

（一）热原质

热原质指由细菌合成的一类注入人体后，能引起机体发热的物质，大多数情况下是指 G⁻菌细胞壁的脂多糖。热原质对高温耐受性强，高压蒸汽灭菌（121℃，20 分钟）不能破坏，需 250℃高温干烤才能破坏其活性。因此配制去除热原质所需试剂及使用注射药品过程中，要严格进行无菌操作，防止被热原质污染。

（二）毒素和侵袭酶

毒素是病原菌在代谢过程中合成的对宿主细胞具有损伤作用或干扰其生理功能的毒性成分，分为外毒素和内毒素。G^-菌的脂多糖属于内毒素，而G^+菌和少数G^-菌产生的蛋白质属于外毒素。一般而言，外毒素的毒性强于内毒素。侵袭酶是指细菌所分泌的损伤机体组织、促进细菌侵袭和扩散的物质，如卵磷脂酶（产气荚膜梭菌）、透明质酸酶（链球菌）。

（三）色素

色素指一些细菌在营养丰富，氧气充足等条件下合成的有色物质，可用于鉴别细菌。如金黄色葡萄球菌（图3-4）合成金黄色色素（脂溶性），铜绿假单胞菌合成的绿色色素（水溶性）。这些色素不能进行光合作用，功能尚不清楚。

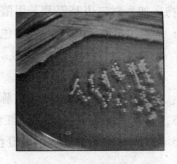

图3-4　金黄色葡萄球菌

（四）抗生素

抗生素是指某些细菌在生长过程中产生的抑制或杀灭其他细菌或肿瘤细胞的物质，如细菌产生的多黏菌素、杆菌肽，以及真菌产生的青霉素、链霉素等。

（五）细菌素

细毒素是指某些细菌生长过程中产生的只能杀伤有亲缘关系细菌的一类物质，如大肠菌素。其作用范围狭窄，无治疗意义，但有助于细菌分型。

（六）维生素

某些肠道细菌可合成多种维生素，除供给菌体自身需求外，还能分泌到菌体外供人体吸收利用，如B族维生素、维生素K等。

第四节　细菌的分类和命名

根据细菌亲缘关系的远近将其分门别类，以不同等级编排成系统，这就是细菌的分类。常用分类方法有两种：第一种是表型特征分类，以细菌的形态和生理生化特性为依据，包括传统分类法和数值分类法两类；第二种是种系分类或自然分类，以细菌大分子物质（核酸、蛋白质）结构的同源程度分类，包括化学分析法和核酸分析法。

一、细菌的分类原则

（一）按表型特征分类法

最早和最基本的分类依据是以细菌的形态、染色以及细菌的特殊结构进行分类，除此之外，众多的理化特征也一直作为分类依据。目前，传统分类法和数值分类法是细菌表型分类的两种最主要方法。

1. 传统分类法 以细菌的形态、生理特征为主要依据进行分类，包括细菌的形态结构、染色性、培养特性、生化反应、抗原性等生物学性状。该分类法通俗易懂，使用简便，但具有一定的盲目性。

2. 数值分类法 是借助于计算机的应用而发展的细菌分类方法。选用 50 项以上的细菌生理、生化指标逐一进行比较，通过计算机分析各菌间的相似度（一般相似度 > 80%）划分属和种。

（二）遗传学分类法

以细菌的核酸、蛋白质等在组成上的同源程度进行分类的方法称遗传学分类法。遗传学分类法对细菌的"种"有一个较为一致的概念，有利于了解细菌的进化和原始亲缘关系，由此制定的细菌鉴定方案比较可靠。目前一般采用 DNA G + C mol/% 测定、核酸同源值测定，以及核蛋白体 RNA 碱基序列测定三种方法对细菌进行基因型分类。

细菌的分类等级和其他生物相同，依次为界（Kingdom）、门（Division）、纲（Class）、目（Order）、科（Family）、属（Genus）、种（Species）。种是细菌分类的基本单位，将生物学性状基本相同的细菌群体归成一个菌种；属是由关系密切的种组成，如葡萄球菌属包括金黄色葡萄球菌、表皮葡萄球菌及腐生葡萄球菌三个种。在两个等级之间，可添加次要的分类单位，如亚门、亚纲、亚属和亚种等。同一种细菌基本性状相同，而某些方面的特征稍有不同，差异大的称为亚种，差异小的称为型，以区别某些特殊的特征。例如，抗原结构不同的血清型（serotype）；对噬菌体敏感性不同的噬菌体型（phagetype）；对细菌素敏感性不同的细菌素型（bacteriocin - type）；生化反应和某些生物学性状不同的生物型（biotype）。

对不同来源的同一菌种的细菌称为该菌的不同菌株。菌株的建立是从一次单独分离物的单个原始菌落传代的纯培养物而来。具有某种细菌典型特征的菌株称为模式菌株（typical strain）或标准菌株（standardstrain），是该种的参比菌株。

二、细菌的命名

细菌的命名一般使用拉丁文双命名法，由属名和种名构成，用斜体表示。属名在前，首字母大写；种名在后，所有字母全部小写。如结核分枝杆菌学名为 *Mycobacterium tuberculosis*，*Mycobacterium* 为属名，意为分枝杆菌，*tuberculosis* 为种名，意为结核。中文阅读次序与拉丁文相反，种名在前，属名在后，如结核分枝杆菌。

有时为了方便起见，也可采用地区性俗名法对其进行命名，如结核分枝杆菌又称"红色面包霉"。但通用性差，不便于国际交流。

复习思考题

1. 细菌生长繁殖的条件有哪些？
2. 细菌生长繁殖的规律有哪些？
3. 细菌代谢产物有哪些意义？
4. 细菌在培养基中有哪些现象？
5. 人工培养细菌的意义。

第四章 微生物的分布与控制

导学要点

1. 正常微生物群及其意义。
2. 条件致病菌致病的条件。
3. 消毒灭菌的概念。
4. 常用消毒灭菌的方法。
5. 生物安全的意义。

微生物在自然界中分布广泛，通过研究微生物的特性，达到对微生物资源合理开发和利用的目的，可为目前面临的资源匮乏、能源短缺以及环境污染等问题提供有效的帮助。根据微生物的理化特性及生物学性状，采用合理方法杀死病原微生物、切断传播途径，达到控制或消灭传染病的目的，是目前医学微生物学工作者的主要任务之一。

第一节 微生物的分布

微生物虽然个体十分微小，但广泛存在于土壤、水和空气中，乃至人和动物体表以及其与外界相通的腔道中。微生物在自然界的物质循环中发挥着重要作用，既对人类有益也可引起一些重大疾病。为了更好地开发微生物资源，造福人类，有必要对微生物作进一步的了解。

一、微生物在自然界中的分布

（一）土壤中的微生物

土壤中含有微生物生长所需的水分、空气、各种无机盐类和有机物，是微生物生长增殖的温床。含量以细菌最多，总菌数可达 $10^5 \sim 10^8$ 个/g 土壤，占微生物总量的 70% ~ 90%，放线菌和真菌次之。土壤表层由于缺水和紫外照射等因素，细菌较少，真菌较多；5 ~ 20cm 深的土壤层中水分、有机物等各因素都比较适合细菌的生长繁殖，因此细菌较多。

土壤中的微生物绝大多数都不致病，且对自然界物质循环以及农业生产有重要作用，但部分腐败性微生物或真菌可导致疾病的感染与传播，此类微生物被称为致病微生物。微生物生命力较弱，极易死亡，但芽胞细菌例外，细菌一旦形成芽胞，便可长期存活于土壤中，也获得了直接进入人体而导致疾病的能力，常见的菌有炭疽芽胞梭菌、破伤风梭菌、肉毒梭菌等。微生物也存在于植物药材中，假若采集药材后不及时处理，微生物可通过繁殖或霉变导致药材失效，失去其药用价值，并且食用后还会对人体造成一定伤害。

（二）水中的微生物

水是一切生命赖以生存的基本条件，所以水是微生物栖息的第二天然场所。水中的细菌一般来自土壤、尘埃、人畜排泄物以及垃圾、污水等。水源不同，微生物种类和数量的分布也不同。淡水环境适合大多数微生物的生长，因此微生物种类较多；海水中因盐分含量较高，不利于微生物的生长繁殖，微生物种类较少。受污染的水由于富营养化，导致腐败型细菌的大量增殖，易引起大规模感染，暴发传染性疾病，因此保护水源和注意饮水卫生越来越受到各国有关部门的重视。

（三）空气中的微生物

空气中由于缺少微生物生长所必需的营养和水分，再加上阳光中紫外线的辐射，使微生物数量与种类均不如土壤和水中多，只有抵抗力较强的细菌、真菌的孢子或细菌的芽胞才能存留较长时间。空气中微生物的数量和种类因环境不同而异，以真菌、放线菌的孢子和细菌芽胞常见。除此之外，一些抗性较强的病原微生物，如溶血性链球菌、结核分枝杆菌、脑膜炎奈瑟菌、百日咳鲍特菌、流行性感冒病毒、麻疹病毒等，可通过患者或带菌者的呼吸道，随咳嗽、喷嚏及高声说话产生的飞沫而散播到空气中存活较长时间，或附着于尘埃飞扬，引起疾病传播。

二、微生物在正常人体的分布

微生物也同时存在于人体的表面和外界相通的腔道中。在生物进化过程中，微生物与人、微生物及微生物，以及微生物与环境之间长期相互适应，生物宿主的体表与体内分布着一定种类和数量的微生物，形成一个微生态系统并保持微生态平衡，这些微生物称为正常微生物群，又称正常菌群。通常情况下，这些微生物对人体无害，部分还对正常人体的代谢有帮助作用。表4-1详细描述了正常菌群的分布情况。

表4-1　正常细菌的分布

部位	主要的微生物种类
皮肤	葡萄球菌、类白喉棒状杆菌、铜绿假单胞菌、短棒菌苗、白假丝酵母菌、非致病性分枝杆菌
口腔	葡萄球菌、甲型和丙型链球菌、肺炎链球菌、奈瑟球菌、类白喉棒状杆菌、大肠埃希菌、乳酸杆菌、白假丝酵母菌、螺旋体、梭形杆菌、类杆菌、厌氧链球菌

部位	主要的微生物种类
鼻咽腔	葡萄球菌、甲型和丙型链球菌、肺炎链球菌、奈瑟球菌、类杆菌
外耳道	葡萄球菌、类白喉棒状杆菌、铜绿假单胞菌、非致病性分枝杆菌
肠道	大肠埃希菌、产气杆菌、变形杆菌、铜绿假单胞菌、葡萄球菌、肠球菌、乳酸杆菌、白假丝酵母菌、类杆菌、脆弱类杆菌、消化链球菌、双歧杆菌、产气荚膜梭菌、破伤风梭菌
阴道	乳酸杆菌、大肠埃希菌、白假丝酵母菌、类白喉杆菌

三、人体正常菌群微生态平衡

（一）正常菌群的生理作用

1. 生物抗拮作用　正常菌群中各种微生物不仅相互制约而达到平衡，均不致病，还能阻止或干扰来自人体外的致病菌的定植及扩散。

2. 营养作用　宿主的物质代谢、营养转化和合成依赖于正常菌群的参与。如肠道中大肠埃希菌合成维生素 K 等供人体利用。

3. 免疫作用　正常菌群能刺激机体免疫系统发生免疫应答，产生特异性抗体，对入侵人体的抗原进行抑制或杀灭。

4. 抗衰老作用　某些细菌在人体内可以缓解人体的衰老，如肠道正常菌群中的双歧杆菌等，可以通过分解肠道中的有害物质，或转化某些致癌物质为非致癌物质来防止机体衰老。

（二）条件致病菌

机体内菌群平衡时，各种微生物均相对稳定生长，对人体无害。但随着外界环境影响或体内稳态的破坏，机体内菌群平衡被打破，某些耐药菌或者劣势菌群获得有利条件而迅速生长，致使菌群失调而引发疾病。常见情况如下。

1. 寄居部位改变　某些正常菌群因稳态被破坏，脱离原集聚地向其他组织或器官移动，通过定居和扩散引发疾病。如大肠杆菌由肠道进入泌尿道，或在手术时感染切口，经切口进入腹腔、血液等，导致相应部位局部感染。

2. 免疫功能低下　由于治疗需要，病人经大剂量皮质激素、抗癌药物或同位素放射性治疗后，机体免疫功能低下，某些正常菌群或外来病原体可突破机体的免疫防御屏障，进入血液循环导致感染，有些甚至可引发败血症而死亡。HIV 感染者也会发生该类感染。

3. 菌群失调症　通过使用抗菌药物治疗感染性疾病时，部分正常菌群也被抑制或杀死，导致耐药菌群或原被抑制菌群获得有益生长环境而大量繁殖，导致菌群失调。如金黄色葡萄球菌和白色念珠菌等均可引起菌群失调。

第二节 微生物的控制

微生物广泛存在于自然界，容易受到外界环境因素的影响。在适宜的生长环境中微生物可大量繁殖，但若环境条件发生大幅度改变，微生物的代谢就会被影响甚至被抑制，菌体蛋白也可能会变性，对微生物而言是致命打击。根据这一现象，可采用物理、化学或生物学等方法进行消毒灭菌，以杀死环境中的病原微生物或切断传播途径，达到控制和消灭病原微生物的目的。通过除去尘埃和一切污秽以减少微生物数量的过程称为清洁（cleaning）；防止或抑制皮肤表面细菌生长繁殖的方法称为防腐（antisepsis）；杀死物体上或环境中的病原微生物的方法称为消毒（disinfection）；杀死或消除物体上全部微生物的方法称为灭菌（sterilization）。灭菌之后，该区域内无活菌存在，称为无菌（asepsis）状态；防止微生物进入人体或无菌范围的技术，称为无菌操作。

一、医学实践中有害微生物的控制

医学实践中对微生物的控制主要有物理和化学两种方法。物理法主要分为热力灭菌法、辐射杀菌法、过滤除菌法、低温干燥抑菌法等。化学法主要分为醇法、醛法、重金属法等。

（一）物理灭菌法

1. 热力灭菌法 高温可使微生物的蛋白质和核酸等重要生物高分子发生变性、破坏，导致细菌死亡。例如，高温使核酸发生脱氨、脱嘌呤或降解，以及破坏细胞膜上的类脂质成分等。热力灭菌法可分为干热灭菌和湿热灭菌，由于湿热易于传递热量并且破坏保持蛋白质稳定性的氢键等结构，从而加速蛋白质变性，因此湿热灭菌效果比干热更好。

（1）干热灭菌法 干热灭菌法分为干烤、灼烧、焚烧三种。干烤是将金属制品或清洁玻璃器皿放入电热烘箱内，在150℃～170℃下维持1～2小时后，即可达到彻底灭菌的目的；灼烧是一种最彻底的干热灭菌方法，但它只能用于接种环、接种针、试管口、急用剪刀等少数对象的灭菌；焚烧适用于废弃的污染物品或有传染性的动物及人的尸体。

（2）湿热灭菌法 湿热灭菌法比干热灭菌法更有效。多数细菌和真菌的营养细胞在60℃左右处理5～10分钟后即可被杀死；酵母菌和真菌的孢子稍耐热，要80℃以上才能杀死；细菌的芽胞最耐热，一般要120℃处理15分钟才能杀死。湿热灭菌法主要分为以下几种。

①巴氏消毒法：用于牛奶、啤酒、果酒和酱油等不能进行高温灭菌的液体的消毒方法，主要目的是杀死无芽胞病原菌（如牛奶中的结核杆菌或沙门菌），而又不影响它们的风味。

②煮沸消毒法：一般用于饮用水的消毒（100℃下数分钟），加入2%碳酸氢钠可提

高沸点至105℃，有助于杀灭芽胞。

③间歇灭菌法：又称丁达尔灭菌法或分段灭菌法，适用于不耐热培养基的灭菌。将待灭菌的培养基在80℃~100℃下蒸煮15~60分钟，以杀死其中所有微生物的营养细胞，然后置室温或37℃下保温过夜，诱导残留的芽胞发芽，第二天再以同法蒸煮和保温过夜，如此连续重复3天，即可在较低温度下达到彻底灭菌的效果。

④高压灭菌法：将待灭菌的物件放置在盛有适量水的高压蒸汽灭菌器内（图4-1），当压力达到105kPa时，温度约达到121℃（压力为1kg/cm²或15磅/英寸²），维持15~20分钟；也可采用在较低的温度（115℃，即0.7kg/cm²或10磅/英寸²）下维持35分钟。该法适合于一般培养基、生理盐水、手术器械等耐高压、高温物品的灭菌。

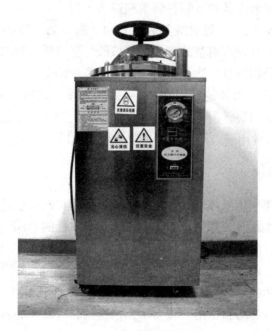

图4-1 高压蒸汽灭菌器

⑤流通蒸汽消毒法：利用一个大气压下100℃水蒸气消毒，适用于含糖、血清等不耐高温培养基的消毒。

2. 低温干燥抑菌法 低温是通过降低酶促反应速度，使微生物生长受到抑制。分为冷藏法和冷冻法。冷藏法是通过低温抑制微生物中的代谢酶活性，降低代谢反应速度，抑制微生物的代谢，可用于食品保鲜，也可用于短时间（一般不超过1年）内微生物菌种的保藏。冷冻法是采用比冷藏法更低的温度抑制微生物的代谢。食品工业中采用-18℃~-23℃的冷冻温度较长时间地保藏食品；同样，冷冻法也用作菌种保藏，但所需温度更低，保存时间更长。如将菌种置于-80℃的低温冰箱、-78℃干冰或-196℃液氮中冷冻保存。

3. 过滤除菌法 采用比细菌还小的筛子或滤膜制成各种过滤器，当空气或液体流经筛子或滤膜时，微生物不能通过滤孔而被阻留在一侧，从而达到在不杀死微生物的前提下去除样品中微生物的目的。但对病毒、支原体、衣原体及 L 型细菌无效。

实验室中常用的过滤介质有醋酸纤维素膜、硝酸纤维素膜、聚丙烯膜，以及石棉板、烧结陶瓷、烧结玻璃等；常用的滤器有滤膜过滤器、蔡氏过滤器、玻璃过滤器、瓷土过滤器等，多用于含酶、血清、维生素和氨基酸等热敏物质的除菌。

4. 辐射杀菌法

（1）紫外线（UV）　波长在 200~400nm 的电磁辐射为紫外线。紫外线的杀菌机制是：使一条 DNA 链上相邻的两个胸腺嘧啶（T）形成胸腺嘧啶二聚体，导致 DNA 结构改变，影响正常的碱基配对，进而影响蛋白质合成，造成微生物变异或死亡。由于紫外线穿透力差，故只适用于实验室、无菌室、餐馆、器材等空气或物体表面的消毒，也用于诱变育种。对人体的皮肤和眼睛有刺激和损伤作用。

（2）电离辐射　χ、γ、β 等射线具有波长短、能量高、穿透力强等特点，易引起水和其他物质的电离，导致游离基的产生，使核酸、蛋白质或酶结构发生变化，导致细胞的损伤或死亡，可杀伤所有生物。多用于杀菌或菌种诱变。

（3）微波与超声波　微波的范围在 915~2450MHz/s 之间，常用这两个临界频率。微波产生热效应，使蛋白质、酶等物质变性，导致微生物死亡。超声波是每秒钟振动在 16000Hz 以上的声波，可用于破碎细胞，提取胞内物质以及杀菌。

（二）化学灭菌法

化学灭菌法是一类利用液体或气体状态的化学药物抑制微生物生长繁殖或杀死微生物的方法。根据对微生物杀灭作用以及化学试剂本身属性的不同，可分为消毒剂和防腐剂两大类。消毒剂指抑制或杀灭微生物的同时对人体也可能有害的化学试剂，一般用来抑制或杀灭物体表面、器械、排泄物和周围环境中的微生物；防腐剂是指可抑制微生物生长，但对人或动物体的毒性较低的化学试剂，不仅能抑制皮肤、黏膜或伤口的感染，对食品、饮料和药品也具防腐作用。现实中，消毒剂和防腐剂的界定并非如此清晰，某些试剂在不同浓度时，可被定义为不同的概念。如 3%~5% 苯酚可作为消毒剂使用，而 0.5% 浓度时可用作防腐剂。

一些常见化学消毒剂的分类见表 4-2。

表 4-2　常见化学消毒剂的分类

灭菌剂	高效消毒剂	中效消毒剂	低效消毒剂
37%~40% 甲醛	过氧化氢	乙醇	氯己定
戊二醛	含氯消毒器	碘酊	
环氧乙烷		碘伏	
过氧乙酸			

1. 醇类　醇类既可损伤微生物细胞膜，也可使蛋白质变性。对细菌营养体作用较好，但对细菌芽胞无效。不同醇类的杀菌能力不同，随着碳链长度的增加，杀菌能力越来越弱，常见醇类的杀菌能力是甲醇 > 乙醇 > 丙醇 > 丁醇。甲醇毒性最大，碳链在 4 碳

以上的醇类不溶于水。大量实验表明，70%的乙醇杀菌效果最好，日常工作中常用75%的乙醇。

2. 酚类 不同浓度的酚类消毒原理不同，低浓度的酚破坏细胞膜，高浓度的酚使菌体蛋白凝固。酚类还能破坏结合在膜上的氧化酶与脱氢酶，导致细胞迅速死亡。

3. 醛类 醛类可以使菌体蛋白烷基化，从而改变酶或蛋白质的活性，使微生物无法正常生长而死亡。例如甲醛，常被用来浸泡器械及熏蒸房间。

4. 表面活性剂类 表面活性剂可破坏菌体细胞膜结构，使胞内物质大量外漏，导致蛋白质变性及细菌死亡。表面活性剂分为阳离子表面活性剂和阴离子表面活性剂两类。阳离子表面活性剂多用于皮肤及黏膜消毒，如新洁尔灭；阴离子表面活性剂可对肺炎球菌或链球菌造成伤害，如肥皂。

5. 染料 部分碱性染料可与菌体的羧基或磷酸基团形成弱电离化合物，影响菌体正常代谢。

6. 氧化剂类 氧化剂使蛋白质巯基氧化，进而使酶或蛋白质失活。强氧化剂甚至可以破坏蛋白质的氨基和酚羟基。

7. 重金属类 某些重金属类会破坏菌体蛋白结构，使其变性，从而达到杀菌作用。如汞溴红可制成红药水，用于皮肤创口的消毒；硫酸铜溶液可制成波尔多液，用于一些果树的消毒。

8. 酸碱类 极端酸碱条件可使蛋白质变性，从而极大地抑制或杀死微生物。有机酸根或有机酸分子可抑制酶的活性，进而影响代谢，导致菌体死亡。

综上所述，化学消毒剂的作用原理大致可分为三类：①使菌体蛋白变性或凝固；②改变蛋白和核酸功能；③使细胞膜结构受到损伤。

二、生物因素对微生物的影响

自然界中影响微生物生长的因素很多，除上述理化因素外还有生物因素，即微生物与微生物之间，以及微生物与动植物之间均存在着相互作用的关系，根据两者作用关系的紧密程度可分为寄生、共生、拮抗、协同作用等。

共生是指两种不同生物之间所形成的紧密互利关系，一方为另一方提供有利于生存的帮助，同时也获得对方的帮助；寄生指一种生物以另一种生物为生活基质，在其中进行生长繁殖，并对后者带来或强或弱的危害；拮抗是指一种生物在生命活动过程中产生某种代谢产物或改变生存条件，从而抑制其他生物的生长繁殖，甚至杀死其他生物的现象；协同是指两种或多种生物相互依存、相互帮助以达到共同生长的目的，离开其中任何一种都不能单独生存。这些生物之间相互影响的因素可归纳为三类，即抗生素、噬菌体和杀细菌素。

（一）抗生素

由某些真菌、细菌、放线菌所产生的能杀灭或抑制另一微生物的物质，称为抗生素。抗生素的作用机制大概分为四类：抑制细胞壁合成、破坏细胞膜功能、抑制蛋白质合成和抑制核酸的转录。

（二）噬菌体

根据噬菌体和宿主菌的相互关系，可将噬菌体分为两种：一种是能在敏感菌中增殖并裂解细菌释放出子代的噬菌体，称为烈性噬菌体；另一种是噬菌体核酸与宿主菌染色体相结合，随细菌分裂而传代，不释放子代的噬菌体，称为温和噬菌体，或溶源性噬菌体。

（三）杀细菌素

某些细菌产生的对相应细菌具有抑制或杀菌作用的蛋白质称为杀细菌素，一般只作用于其相应的或相近的细菌，如大肠杆菌产生大肠杆菌素，对沙门、志贺、克氏、巴氏细菌有抑菌和杀菌作用。

三、生物安全

生物安全（biosafety）是生物技术安全（safety of biotechnology）的简称，生物安全分为狭义和广义两种。狭义的生物安全是指现代生物技术的研究、开发、应用及转基因生物可能对生物多样性、生态环境和人类健康产生潜在的危害。广义生物安全是指与生物有关的各种因素，对社会、经济、人类健康及生态环境所产生的危害或潜在风险。生物安全的核心是防扩散和防感染。

随着时代的发展，病原微生物所引发的安全问题越来越多，根据微生物的传染性及感染后对个体或群体的危害程度，可将病原微生物分为四类：①第一类是指能够引起人类或动物非常严重疾病的微生物，以及我国尚未发现或已经宣布消灭的微生物；②第二类是指能够引起人类或动物严重疾病，比较容易直接或间接在人与人、动物与人、动物与动物间传播的微生物；③第三类是指能够引起人或动物疾病，但一般情况下对人、动物或环境不构成严重危害，传播风险有限，实验室感染后很少引起严重疾病，并且具备有效治疗和预防措施的微生物；④第四类是指在通常情况下，不会引起人或动物疾病的微生物。

不同危害等级的病原微生物，需在不同防护等级的实验室中进行处理。我国法律对病原微生物和实验室均进行了分类和分级管理，对实验室感染的控制以及监督和法律责任等也进行了明确划分。按照规定标准，我国病原实验室分为四个等级：①生物安全一级实验室（BSL-1）：用于处理对人体、动植物或环境危害较低，对健康成人、动植物不具有致病的致病因子；②生物安全二级实验室（BSL-2）：用于处理对人体、动植物或环境具有中等危害或具有潜在危险的致病因子，这些病原微生物对健康成人、动植物和环境不会造成严重危害，政府一般具有相对应的有效的预防和治疗措施；③生物安全三级实验室（BSL-3）：用于处理对人体、动植物或环境具有高度危险性，主要通过气溶胶使人类传染上严重的甚至是致命的疾病，或对动植物和环境具有高度危害的致病因子；④生物安全四级实验室（BSL-4）：没有相应的预防治疗措施，用于处理对人体、动植物或环境具有高度危险性，通过气溶胶途径传播或传播途径不明或未知的危险的致病因子。生物安全二级以下实验室需到有关部门进行备案后方可使用；生物安全三级及以上实验室需经国家卫生部门的认证合格且实验人员获得相应资格证后方可投入使用。

高致病性病原微生物实验活动只能由三、四级实验室承担，一、二级实验室不得参与。

从事高致病性病原微生物相关实验活动时，应当有 2 名以上的工作人员共同进行，并且在同一个实验室的同一个独立安全区域内，只能同时从事一种高致病性病原微生物的相关实验活动。

实验室应有科学、严格的管理制度，需定期对实验室设施设备、材料等进行检查、维护和更新，应对废水、废气以及其他废物进行合理处置，防止环境污染。实验室感染控制工作，包括定期检查实验室的生物安全防护、病原微生物菌（毒）种和样本保存与使用、安全操作、实验室排放的废水和废气，以及其他废物处置等实施情况。实验室工作人员应掌握实验室技术规范、操作规程、生物安全防护知识和实际操作技能。应有符合要求的防护用品，应建立健康档案，并进行预防接种。

实验室发生高致病性病原微生物泄漏时，预防、控制措施包括：①封闭被病原微生物污染的实验室或可能造成病原微生物扩散的场所；②开展流行病学调查；③对病人进行及时隔离治疗，对相关人员进行医学检查；④对密切接触者进行医学观察；⑤进行现场消毒；⑥对染疫或者疑似染疫的动物采取隔离、扑杀等措施。

复习思考题

1. 正常菌群的意义有哪些？
2. 条件致病菌致病的条件是什么？
3. 消毒、灭菌、防腐、抑菌、无菌、无菌操作的概念。
4. 常用的湿热消毒灭菌法有哪些？
5. 化学消毒剂杀菌的机制。

第五章　细菌的遗传与变异

导学要点

1. 细菌遗传变异的概念。
2. 常见细菌变异的现象。
3. 细菌的遗传物质。
4. 细菌遗传变异的机制。
5. 细菌遗传变异的意义

　　遗传与变异是生物界普遍发生的现象，也是物种形成和生物进化的基础。遗传是指其亲代与子代之间某些性状表现相同的现象；但是子代某些性状也经常与亲代存在差异，这种差异称为变异。细菌的变异分为遗传性变异和非遗传性变异两种，非遗传性变异又称为表型变异，因未发生基因型的改变，所以不能遗传。遗传有利于菌种种属的相对稳定性，而遗传性变异则使细菌产生变种与新种，有利于细菌的生存及进化。

第一节　细菌的变异现象

一、形态结构变异

　　外界环境条件的不同可能导致细菌的形态、大小发生改变。在青霉素、抗体、补体和溶酶菌等作用下，细胞壁合成能力受阻或丧失，许多细菌可变为细胞壁缺陷型细菌，其形态呈球形、长丝状或多形态，在含血清的高渗低琼脂培养基上能缓慢生长，形成中央厚四周薄的"荷包蛋"型小菌落。

　　细菌的一些特殊结构也会随环境的不同而改变。肺炎链球菌可在机体或含血清的培养基中初分离时产生荚膜，致病性强；经传代培养后，荚膜可逐渐消失，致病性也将减弱。有鞭毛细菌在含 1% 苯酚的培养基上会失去形成鞭毛的能力。

二、毒力变异

　　导致毒力变异的情况有很多，环境因素造成的表型性改变以及基因的改变都会使毒力发生变异，细菌毒力变异可表现为毒力的减弱或增强。强毒株在人工培养基上长期传代或加入特殊的不利于细菌生长的物质，细菌的毒力便会逐渐减弱甚至消失。致病性较强的牛型结核分枝杆菌在含胆汁的甘油马铃薯培养基上连续培养 13 年传代 230 次后，其毒力明显减弱但仍保留菌的免疫原性，形成现在广泛接种的卡介苗（BCG），用来预防结核病。将弱毒或无毒株连续在动物体内传代培养，也会使其毒性增强或产生。如白喉棒状杆菌感染 β－温和噬菌体后，获得形成白喉毒素的能力，由无毒株变成有毒株。

三、耐药性变异

耐药性是细菌对药物所具有的相对抵抗性。从遗传学角度区分，细菌耐药性可分为固有耐药性和获得耐药性。固有耐药性是指细菌对某些药物天然不敏感；获得耐药性是由于细菌遗传物质的改变而获得的耐药性。细菌对某种药物由敏感变为耐药的变异称为耐药性变异。随着抗生素的滥用，耐药性菌株逐年增加，目前医院中金黄色葡萄球菌耐青霉素的菌株已超过了 90%，甚至有些菌株还表现出多重耐药（同时对多种抗菌药物产生耐药性），更严重的是有些菌株竟然表现出了对药物的依赖性，如志贺菌链霉素依赖菌株。细菌耐药性变异给临床治疗微生物感染带来很大困难，成为当今医学上又一重大难题。

四、菌落变异

菌落主要有光滑型（S）和粗糙型（R）两种。S 型菌落表面光滑、湿润、边缘整齐。细菌经人工培养多次传代后表面变得干燥、粗糙、边缘不整，即从光滑型（S）变成粗糙型（R），称为 S－R 变异。S－R 变异是由于革兰阴性菌失去 LPS 的特异性寡糖重复单位所致，导致细菌的理化性状、毒力、抗原性和代谢酶活性等发生改变。

第二节　细菌遗传变异的物质基础

细菌的遗传物质是 DNA，序列不同携带的遗传信息不同。主要包括两类：一类是细菌染色体；另一类是染色体外遗传物质，包括质粒 DNA 和转位因子等。两者统称细菌的基因组。

一、细菌染色体

细菌染色体是单一的环状双螺旋 DNA 长链，附着在横膈中介体上或细胞膜上。细菌染色体无组蛋白，外无核膜包围。以大肠埃希菌 K12 为例，染色体长 $1300 \sim 2000 \mu m$，约为细菌长度的 1000 倍，在菌体内高度盘旋缠绕成丝团状。染色体 DNA 的分子量为 3×10^9 左右，约含 4700Kbp，若以 600bp 构成一个基因，整个染色体含 $4000 \sim 5000$ 个基因，现已知编码了 2000 多种酶类及其他结构蛋白。基因是具有一定生物学功能的核苷酸序列，如编码蛋白质结构基因的顺反子（cistron），编码核糖体 RNA（rRNA）的基因以及识别和附着另一分子部位的启动子（promoter）和操纵子（operators）等。

细菌染色体 DNA 的复制是双向复制，即双链 DNA 解链后从复制起点开始，一条模板按顺时针方向复制连续的大片段，另一条模板按逆时针方向复制若干断续的小片段，然后再连接成长链，复制到 180°时汇合，整个过程约需 20 分钟。

二、质粒

质粒是细菌染色体以外的遗传物质，是环状闭合的双链 DNA，经人工抽提后可变成开环状或线状。质粒大小不一，大质粒可含几百个基因，占染色体的 1% ~ 10%，小质粒仅含 20 ~ 30 个基因，约为染色体的 0.5%。质粒基因可编码很多重要的生物学性状，常见的有：①致育质粒或称 F 质粒：编码有性生殖功能。带有 F 质粒的细菌为雄性菌（F⁺），能长出性菌毛；无 F 质粒的细菌为雌性菌（F⁻），无性菌毛。可通过性菌毛将 F 质粒从 F⁺菌转移给 F⁻菌。②耐药性质粒：编码细菌对抗菌药物或重金属盐类的耐药性。耐药性质粒分为两类，可以通过细菌间的接合进行传递的质粒称接合性耐药质粒，又称 R 质粒；另一类是不能通过接合传递的非接合性耐药质粒，但可通过噬菌体传递。③毒力质粒或 Vi 质粒：编码与致病性有关的毒力因子。如致病性大肠埃希菌产生的耐热性肠毒素是由 ST 质粒编码，不耐热肠毒素是由 LT 质粒编码。细菌黏附定植在肠黏膜表面由 K 质粒决定；金黄色葡萄球菌产生表皮剥脱性毒素也是由其所携带的毒力质粒决定。④细菌素质粒：编码细菌产生细菌素。细菌素对同品系或近缘的细菌具有抑制作用，对细菌素产生菌起保护作用。如 Col 质粒编码大肠埃希菌产生大肠菌素。⑤代谢质粒：编码与代谢相关的酶。如沙门菌发酵乳糖的酶通常是由代谢质粒编码。后又发现了编码形成 H_2S、分解尿素及枸橼酸盐等多种酶的质粒。

细菌携带哪种质粒，则有其相应的功能，但也有某种质粒可同时带有几种功能。如 F 质粒除有致育性功能外，还能提供辅助质粒转移的能力；某些耐药性质粒上还带有编码毒力的基因，故带此种质粒的细菌，不仅获得了耐药性，而且致病性也得到了增强。

相较于细菌染色体，质粒 DNA 有以下五大特征：

1. 自我复制 质粒是一类可以进行自我复制的环状闭合双链 DNA。一个质粒是一个复制子，在细菌内可复制出拷贝。有的质粒拷贝数只有 1 ~ 2 个，其复制往往与染色体的复制同步，称紧密型质粒；有的质粒拷贝数可达 10 ~ 30 个，可随时复制，与染色体的复制不相关，称松弛型质粒。

2. 生物学性状多样 质粒所编码的基因产物赋予细菌某些性状特征，如致育性、耐药性、致病性、某些生化特性等。

3. 自行丢失与消除 质粒可自行丢失或经紫外线等理化因素处理后消除，随着质粒的丢失与消除，质粒所赋予的细菌性状亦随之消失，但细菌仍存活。所以质粒并非是细菌生命活动中不可缺少的物质。

4. 质粒的转移性 质粒可通过接合、转化或转导等方式在细菌间转移，如耐药性质粒的转移，并非限制在革兰阳性菌与革兰阳性菌或革兰阴性菌与革兰阴性菌之间，而且也发生在革兰阳性菌与革兰阴性菌之间，在实验室中甚至能发生在细菌与哺乳动物细胞之间。

5. 质粒的相容性与不相容性 几种不同的质粒同时共存于一个细菌内称相容性，有些质粒则不能相容。

三、转位因子

转位因子也称为跳跃基因，是存在于细菌染色体或质粒上的一段特异性核苷酸序列片段，它能在细菌染色体、质粒和噬菌体之间自行移动，可让基因重排或表达发生改变。目前常见的转位因子有三类。

（一）插入序列

插入序列（insertion sequence，IS）是最小的转位因子，长度不超过2kb，只携带与插入功能有关的基因，插入后与插入点附近的序列共同起作用，可能是原细胞正常代谢的调节开关之一。

（二）转座子

转座子（transposon，Tn）长度在2000~2500b之间，除携带与转位有关的基因外，还携带耐药性基因、抗金属基因、毒素基因及其他结构基因等。因此当某一基因被转座子插入时，会使插入基因失去活性而导致基因突变，也会因为耐药性基因的代入而使细菌获得耐药性。转座子可能与细菌的多重耐药性有关，见表5-1。

表5-1 不同转座子携带的耐药基因

转座子	携带耐药或毒素基因
Tn_1 Tn_2 Tn_3	AP（氨苄西林）
Tn_4	AP、SM（链霉素）、Su（磺胺）
Tn_5	Km（卡那霉素）
Tn_6	Km（卡那霉素）
Tn_7	TMP（甲氧苄啶）、SM（链霉素）
Tn_9	Cm（氯霉素）
Tn_{10}	Tc（四环素）
Tn_{551}	Em（红霉素）
Tn_{971}	Em（红霉素）
Tn_{1681}	大肠埃希菌（肠毒素基因）

（三）Mu噬菌体

Mu噬菌体（mutator phage，诱变噬菌体），是E. coli的一种温和噬菌体。与IS和Tn两种转位因子相比，Mu噬菌体的分子量最大（37kb），它含有20多个基因。与必须整合到宿主染色体特定位置上的一般温和噬菌体不同，Mu噬菌体并没有一定的整合位置。Mu噬菌体引起的转座可以引起插入突变，其中约有2%是营养缺陷型突变。

此外，整合子（integron，In）也会导致细菌遗传变异。整合子定位于细菌染色体、质粒或转座子上，两端为保守末端，中间为可变区，含 1 个或多个基因盒，整合子含有 3 个功能元件：重组位点、整合酶基因、启动子。通过转座子或接合性质粒，可使多种耐药基因在细菌中进行水平传播。

<h1 style="text-align:center">第三节 噬 菌 体</h1>

噬菌体是感染细菌的病毒，无细胞结构，主要由衣壳（蛋白质）和核酸组成，只能在活的微生物细胞内复制增殖，是一种专性细胞内寄生的微生物。个体微小，可通过细菌滤器，在自然界中分布极广。

一、概念及生物学性状

噬菌体的基本结构由核心（核酸）和衣壳（蛋白质）组成，常见噬菌体的三种基本类型是蝌蚪状、微球型和细杆状。蝌蚪状噬菌体最具代表性（图 5 - 1），主要有由二十面体的头部和螺旋对称的尾部组成，头部贮存核酸，类型为 DNA 或 RNA；尾部为中空管状结构，是核酸进入宿主的通道。

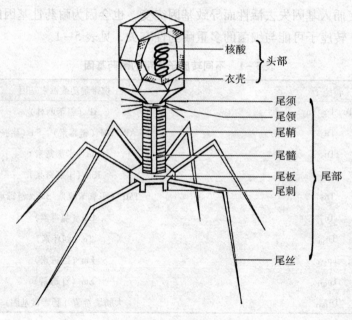

图 5 - 1 噬菌体结构

二、噬菌体和宿主菌的相互关系

根据噬菌体和宿主菌的相互关系，可将噬菌体分为烈性噬菌体和温和噬菌体两类。

（一）烈性噬菌体

能在宿主菌内复制增殖，产生许多子代噬菌体，并最终裂解细菌的噬菌体称为烈性噬菌体。烈性噬菌体在敏感细菌内以复制方式增殖，其过程包括吸附、穿入、生物合成、成熟和释放五个阶段，整个过程称为噬菌体的复制周期，也被称为溶菌周期。在固体培养基上，将适量烈性噬菌体和宿主菌液混合接种培养后，培养基表面可出现透亮的噬菌斑，每个噬菌斑均是由一个噬菌体复制增殖并裂解宿主菌后形成。不同噬菌斑的形态与大小不尽相同。通过噬菌斑计数，可测知一定体积内的噬菌体数量。

（二）温和噬菌体

温和噬菌体又称溶源性噬菌体，侵入宿主后将基因组整合于宿主染色体中，随着染色体的复制而复制，并随细菌的分裂而分配至子代细菌的基因组中，但不裂解细菌，也不产生子代噬菌体。温和噬菌体有三种存在状态：游离的具有感染性的噬菌体颗粒；宿主菌细胞质内类质粒的噬菌体核酸；前噬菌体（指整合在细菌染色体上的噬菌体基因）。温和噬菌体有溶原性周期和溶菌性周期（图 5 - 2），而烈性噬菌体只有一个溶菌性周期。溶原性转换是指某些前噬菌体可导致细菌基因型和性状发生改变，例如白喉棒状杆菌产生白喉毒素的机理。

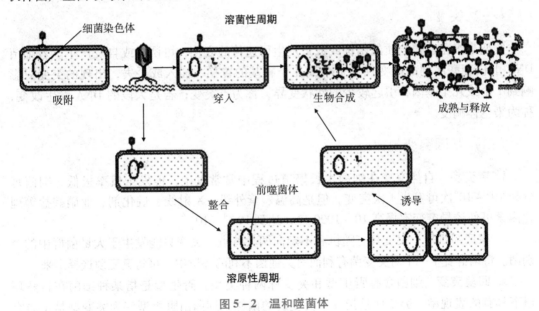

图 5 - 2　温和噬菌体

三、噬菌体的应用

（一）细菌的鉴定和分型

噬菌体与宿主间具有高度特异性，可用噬菌体鉴定未知细菌。为了检测某样本中是否含有某种细菌，可加入相应的噬菌体，在 37℃ 下进行孵育 6 ~ 8 小时后，检测噬菌体效价，若效价明显增长，则表明某种细菌的确存在于标本中。噬菌体也可以用来进行细菌分型，有 Vi 抗原的伤寒杆菌可被伤寒杆菌 Vi 噬菌体分为 96 个噬菌体型。通过噬菌体对细菌进行鉴定和分型，对流行病学调查以及追查传染源具有重要意义。

（二）分子生物学研究的工具

噬菌体具有基因数目少、增殖速度快、易于分离培养等优点，多用作构建肽文库、抗体文库和蛋白质文库的载体。噬菌体通过转导作用将外源性基因带入受体菌，使受体菌获得相关性状。

第四节 细菌遗传性变异的机制

基因结构改变导致的变化称为变异，主要通过基因突变、基因损伤后的修复、基因的转移与重组等来实现。细菌在环境因素等影响下出现的变化称为饰变，如大肠埃希菌在含乳糖培养基上生长时，可诱导乳糖操纵子表达分泌乳糖酶来适应营养环境的变化，这种变化并非基因结构的改变。

一、基因的突变与损伤后修复

（一）突变

突变是细菌遗传物质的结构或数量发生可遗传的变化，可诱导或自发产生。若细菌 DNA 上核苷酸序列的改变仅为 1 个或几个碱基的置换、插入或丢失，出现的突变只影响到 1 个或几个基因，引起较少的性状变异，称为点突变；若是大段的 DNA 发生改变，称为染色体畸变。

（二）基因突变规律

1. 突变率 自然突变在细菌生长繁殖过程中常常发生，但发生概率极低，细菌每分裂 $10^6 \sim 10^9$ 次可发生 1 次突变。但是高温、紫外线、X 射线、烷化剂、亚硝酸盐等理化因素可使诱导突变率提高 $10 \sim 1000$ 倍，达到 $10^{-4} \sim 10^{-6}$。

2. 突变与选择 突变具有随机和不定向两大特点。突变只能发生于大量菌群中的个别菌。将菌群置于一个对突变菌有利而对其他菌不利的环境中，可将突变菌选择出来。

3. 回复突变 细菌含有野生型和突变株两种类型。野生型是指某种细菌在自然环境下具有的表现型。突变株是指发生突变后的菌株。细菌由野生型变为突变型是正向突变，有时突变株经过又一次突变可恢复野生型的性状，这一过程称回复突变。若回复突变发生在同一基因的不同部分，称为基因内抑制；若回复突变发生在不同的基因上，则称为基因间抑制。

（三）DNA 的损伤后修复

当细菌 DNA 受到损伤时，细胞会利用有效的 DNA 修复系统进行修复，使损伤程度降到最低，修复机制对维持细胞生命极其重要。损伤修复也可能出现错误，进行切除修复时可能附带的将正常 DNA 序列切掉；在 DNA 损伤之后或 DNA 复制的休止期，SOS 修复能多出约 15 个核酸；在细菌死亡之前，DNA 模板对直接准确的修复不能利用时，细菌只能利用差误倾向修复（error - prone repair），从而造成细菌的变异。

二、基因的转移与重组

基因转移是指供体菌将外源性遗传物质转入受体菌，被受体菌容纳的过程。基因重组指转移的基因与受体菌 DNA 整合，使受体菌获得供体菌的某些特性。外源性遗传物质主要包括供体菌染色体 DNA 片段、质粒及噬菌体基因等。基因转移和重组可通过转化、接合、转导、溶原性转换和细胞融合等方式进行。

（一）转化

转化（transformation）是指受体菌主动摄取外源性 DNA，将其整合到自己的基因组中，并获得供体菌的部分遗传性状。被转移的外源 DNA 片段称为转化因子。供体菌和受菌间应具有同源性或较近的亲缘关系。感受态是受体细胞从环境中吸取外源 DNA 片段并实现其转化的一种生理状态，是摄取转化因子的最佳时期，Mg^{2+}、Ca^{2+} 等环境因素均可促进转化。1928 年 Griffith 用肺炎链球菌进行了转化试验，有荚膜的肺炎链球菌为Ⅲ型，属光滑（S）型菌落，$S_Ⅲ$ 型菌有毒力；无荚膜的肺炎链球菌为Ⅱ型，属粗糙（R）型菌落，$R_Ⅱ$ 菌无毒力。分别用 $R_Ⅱ$ 型菌和 $S_Ⅲ$ 型菌注射入小鼠体内，前者存活，后者死亡，而且从死亡小鼠心血中分离到 $S_Ⅲ$ 型菌。将 $S_Ⅲ$ 型菌热死后再注射入小鼠体内，则小鼠存活。将热死的 $S_Ⅲ$ 型菌与活的 $R_Ⅱ$ 菌混合在一起给小鼠注射，小鼠死亡并从心血中分离出活的 $S_Ⅲ$ 型菌。这表明活的 $R_Ⅱ$ 型菌从死的 $S_Ⅲ$ 型菌中获得了产生 $S_Ⅲ$ 型菌荚膜的遗传物质，使活的 $R_Ⅱ$ 型菌转化为 $S_Ⅲ$ 型菌。1944 年 Avery 用活的 $R_Ⅱ$ 型菌与 $S_Ⅲ$ 型菌 DNA 片段混合注射入小鼠体内，同样致小鼠死亡，也从死鼠中分离到 $S_Ⅲ$ 型菌，进一步证实引起转化的物质是 DNA（图 5 - 3）。

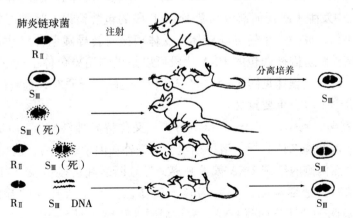

图 5 - 3　肺炎链球菌转化实验

（二）接合

接合是指通过性菌毛将供体菌 DNA 转给受体菌，受体菌获得供体菌的部分遗传性状。通过接合方式转移的质粒称为接合性质粒，主要包括 F 质粒、R 质粒、Col 质粒和毒力质粒等；不通过性菌毛在细菌间转移的质粒为非接合性质粒。接合能否发生，由被转移的质粒决定，F 质粒为最典型的一种，只有携带 F 质粒的细菌才具有性菌毛，用于连接供体菌与受体菌。过去一直认为接合只是革兰阴性菌中质粒的特征，近年来发现革兰阳性菌也存在接合系统，主要是粪肠球菌（E. faecalis）菌株。

1. F 质粒（fertility factor，致育因子） F 质粒在供体菌中以"滚环模型"进行复制，通过性菌毛将其中 1 个转移给 F⁻菌，使 F⁻菌转为 F⁺菌，最终获得 2 个 F⁺菌（图 5 - 4）。

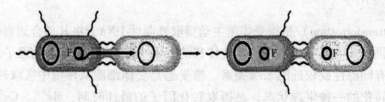

图 5 - 4 F 质粒的结合

2. R 质粒 也称为耐药质粒，由耐药转移因子（resistance transfer factor，RTF）和耐药决定因子（r - determinant，r 决定因子）构成。耐药转移因子负责编码性菌毛，耐药决定因子编码耐药的酶类，它们可独立存在于 R 质粒中。

（三）转导

转导是通过噬菌体媒介，将供体菌 DNA 转给受体菌，使受体菌获得供体菌的部分性状，分普遍性转导和局限性转导。

1. 普遍性转导（generalized transduction） 温和噬菌体和烈性噬菌体均有机会在 $10^5 \sim 10^7$ 次装配中发生 1 次任何部位细菌 DNA 片段的包装错误，将细菌的 DNA 片段误装入噬菌体的头部，成为一个转导噬菌体。受体菌接受转导噬菌体（供体菌）DNA 片段，获得供体菌性状。因被误包的 DNA 片段可以是供体菌染色体上的任何片段，故称为普遍性转导，转导过程详见图 5 - 5。普遍性转导也能转导质粒，金黄色葡萄球菌中 R 质粒的转导在医学上具有重要意义。

2. 局限性转导（restricted transduction） 又称特异性转导（specialized transduction），只局限于温和噬菌体介导。溶原期噬菌体经外在因素诱导后，前噬菌体与在细菌染色体上插入位点两侧的细菌 DNA 偏差脱离，导致断裂和再接错误，当核酸误包的噬菌体侵染受体菌时，把细菌的部分基因转入受体菌。因为所转导的基因只有噬菌体 DNA 及插入位点两侧的部分细菌 DNA，故称局限性转导（图 5 - 6）。

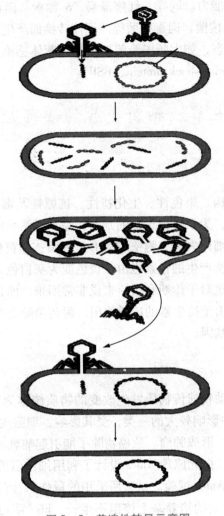

图 5 - 5　普遍性转导示意图

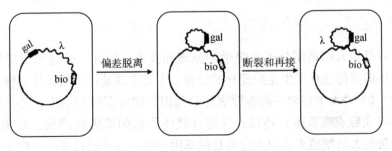

图 5 - 6　局限性转导示意图

（四）溶源性转换

噬菌体携带的 DNA 与受体菌染色体整合，使受体菌获得新的性状称为溶源性转换。如 β - 温和噬菌体感染白喉棒杆菌后，由于噬菌体携带编码毒素的基因，使无毒的白喉棒杆菌获得产白喉毒素的能力。同样，红疹毒素、α 毒素、肉毒毒素等，也可通过相应的 A 群链球菌、产气荚膜梭菌、肉毒梭菌等溶原性转换而产生。但并非所有的噬菌体溶源性转换都要处于溶源状态，如大肠埃希菌被丝状噬菌体感染而产生的 pIV，可高水平产生细菌休克蛋白（bacterial shock protein，BSP）。

第五节　细菌变异的实际应用

一、在诊断和防治疾病中的应用

由于细菌在形态、结构、染色性、生化特性、抗原性及毒力等方面均可发生变异，所以在临床细菌学检查中，为了作出正确的判断，除了要熟悉细菌的典型特性外，还要掌握细菌的变异规律。如细菌失去细胞壁成为 L 型细菌；金黄色葡萄球菌随着耐药性菌株的增加，绝大多数菌株所产生的色素也由金黄色变为灰白色，许多血浆凝固酶阴性的葡萄球菌也成为致病菌，这对于诊断和治疗来说非常困难，而且判断葡萄球菌致病性的指标也受到怀疑。另外，由于抗生素的广泛使用，耐药菌随之产生，多重耐药菌也越来越多，某些还产生了毒力基因。

二、在致癌物质测定中的应用

凡是能引起高级哺乳动物遗传物质发生改变的物质统称为三致物质（致癌、致畸、致突变），致癌物质是其中影响较大的一类，受其影响，细胞内的遗传物质发生了改变，使正常细胞变为转化细胞，形成肿瘤。致癌物除了能引起哺乳动物细胞发生癌变外，同样可以诱导细菌发生突变。据此原理 Ames 设计了利用细菌营养缺陷型菌株的回复突变检测致癌物质的试验，称 Ames 试验。试验所采用的鼠伤寒沙门菌的组氨酸营养缺陷型（his$^-$）菌株，在组氨酸缺乏的培养基上该菌不生长，his$^+$ 菌可生长。当 his$^-$ 菌株与可疑试样混合后，在组氨酸缺乏的培养基上生长时，该试样即为可疑致癌物。

三、在基因工程方面的应用

基因工程是指人们利用分子生物学的原理和技术，设计、改造和重建细胞的基因组，使生物体的遗传性状发生定向变异的过程。主要步骤是：①从供体细胞（细菌或其他生物细胞）的 DNA 上切取一段需要表达的基因，即所谓目的基因；②将目的基因与合适的载体（质粒或噬菌体）连接；③通过载体将目的基因转移到工程菌（受体菌）内，随着细菌的大量繁殖表达出大量的目的基因产物。目前通过基因工程大量生产的生物制品包括胰岛素、干扰素、生长激素、rIL－2 等细胞因子和 rHBs 乙肝疫苗等。除此之外，基因缺陷性疾病也有望通过基因工程获得治疗。今后，基因工程在医学领域和生命科学领域也必将得到更广泛地应用。

复习思考题

1. 细菌遗传变异的物质基础是什么?
2. 常见细菌变异的现象有哪些?
3. 细菌遗传变异的机制是什么?
4. 细菌的遗传变异有哪些?

第六章 细菌的致病性与抗菌免疫

导学要点

1. 细菌的致病因素和细菌的毒力构成。
2. 细菌内毒素与外毒素。
3. 固有性免疫与适应性免疫的组成。
4. 感染的来源与类型。
5. 医院感染的常见病原体、特点及防治原则。

病原菌突破机体的防御机能，在一定部位生长繁殖，导致不同程度的病理变化过程，称为感染（infection），又称传染。能使正常宿主致病的细菌称为致病菌或病原菌，不能造成宿主致病的细菌为非致病菌或非病原菌。感染是机体与病原菌相互斗争的过程，由两方面因素构成：一是细菌致病性，二是机体免疫力。

第一节 细菌的致病性

细菌对宿主引起疾病的能力称为致病性（pathogenicity）。主要由细菌的毒力、侵入机体的数量及途径等因素决定。

一、细菌的毒力

细菌的致病性强弱称为毒力。构成细菌毒力的物质基础是侵袭力和毒素。

（一）侵袭力

致病菌能突破宿主皮肤黏膜的生理屏障，进入机体并在体内黏附定植、繁殖和扩散的能力，称为侵袭力。侵袭力主要由荚膜、黏附素、侵袭性物质和细菌形成的生物被膜等构成。

1. 荚膜 荚膜具有抗吞噬和抵抗杀菌物质的作用，使致病菌能在宿主体内大量繁殖，产生病变。此外，微荚膜及类荚膜物质也有保护细菌的功能。

2. 黏附素 细菌黏附至宿主靶细胞由黏附素介导。具有黏附作用的细菌结构和物质称为黏附素。细菌的黏附素分为两类：一类是菌毛黏附素，G⁻菌的菌毛黏附素通常为普通菌毛；另一类是非菌毛黏附素，多存在于 G⁺ 菌的细胞壁和 G⁻ 菌的外膜蛋白。黏附素与相配的靶细胞受体结合发挥黏附作用，黏附是细菌感染的关键步骤。

3. 侵袭性物质 包括侵袭素和侵袭性酶：①侵袭素：是由细菌侵袭基因编码产生的蛋白质，能介导细菌侵入到邻近上皮细胞内。②侵袭性酶：是病原菌在代谢过程中合成的具有侵袭性的胞外酶类，这些物质一般不具有毒性，但在感染过程中可以协助致病菌在体内定植和扩散。常见的侵袭性酶主要有金黄色性葡萄球菌产生的血浆凝固酶及 A 群链球菌产生的透明质酸酶、链激酶和链道酶等。

4. 细菌形成的生物被膜 是单一或多种细菌为适应自然环境而形成的微菌落聚集物，将细菌自身包裹其中，使细菌相互黏连成膜状特定结构的细菌复合体。形成的生物被膜一方面有利于细菌附着在某些支持物表面，并具有屏障作用，阻挡抗生素的渗入和机体免疫系统的杀伤作用；另一方面，生物被膜内的细菌容易发生信号传递、耐药基因和毒力基因的捕获及转移，尤其容易形成多重耐药性。如亚急性感染性心内膜炎、插管的相关感染等形成的生物被膜，易引起持续性和难治性感染。

(二) 毒素

根据细菌毒素的来源、性质和作用等不同，可分为外毒素（exotoxin）和内毒素（endotoxin）两类。

1. 外毒素 外毒素主要由 G⁺ 菌产生，如金黄色葡萄球菌、A 群链球菌等。少数 G⁻ 菌也能产生外毒素，如痢疾志贺菌、霍乱弧菌等。大多数外毒素是在菌细胞内合成分泌至细胞外；也有少数存在于菌体内，待细胞裂解后才能释放出来。

外毒素的化学成分是蛋白质，具有良好的抗原性。外毒素经甲醛处理可以脱去毒性，但仍保留免疫原性，称为类毒素。将类毒素注入机体，可刺激机体产生具有中和外毒素作用的抗毒素抗体。多数外毒素不耐热，如破伤风痉挛毒素在 60℃ 经 20 分钟可被破坏。但葡萄球菌肠毒素是例外，能耐 100℃30 分钟。

外毒素的毒性强，如 1mg 肉毒毒素能杀死 2 亿只小白鼠，毒性是氰化钾的 1 万倍。不同细菌产生的外毒素，对机体的组织器官具有选择作用，引起特殊的临床病变。根据外毒素对宿主细胞的亲和性及作用方式等，可分成神经毒素、细胞毒素和肠毒素。

2. 内毒素 内毒素是 G⁻ 菌细胞壁中的脂多糖，通常不表现毒性作用，只有当细菌死亡裂解后才释放出来，发挥毒性作用。

内毒素耐热，需加热至 160℃ 经 2~4 小时，或用强碱、强酸或强氧化剂加热煮沸 30 分钟才能灭活。因此，注射液、药品、输液用的蒸馏水若被 G⁻ 菌污染后，虽经高压蒸汽灭菌法杀灭细菌，但内毒素不被破坏，仍可引起临床不良后果。内毒素免疫原性弱，不能用甲醛脱毒形成类毒素。

脂质 A 是脂多糖的毒性部分，无种属特异性，故不同 G⁻ 菌内毒性引起的毒性作用大致相同。内毒素能刺激巨噬细胞、血管内皮细胞等产生细胞因子，诱发机体产生发热、白细胞增多（伤寒沙门菌内毒素例外，其可使白细胞减少）、炎症反应等。感染严重时，大量的内毒素能引发内毒素血症、休克及弥散性血管内凝血（DIC）等疾病，死亡率较高。

细菌外毒素与内毒素的特点比较见表 6 - 1。

表 6 - 1　外毒素与内毒素的特点比较

区别要点	外毒素	内毒素
来源	革兰阳性菌及少数革兰阴性菌	革兰阴性菌
存在部位	活菌分泌到菌体外，少数菌死亡裂解释放	细胞壁组分，死亡裂解释放
化学成分	蛋白质	脂多糖
热稳定性	不耐热，60℃～80℃30 分钟即被破坏	耐热，160℃2～4 小时方被破坏
毒性作用	强，对组织器官有选择性毒害作用，引起特殊临床症状	较弱，毒性作用大致相同，引起发热、白细胞增多、内毒素血症、休克、DIC 等
免疫原性	强，经甲醛处理脱毒形成类毒素	弱，不能经甲醛脱毒形成类毒素

二、细菌侵入机体的数量及途径

细菌的致病性除与其毒力有关外，还与其侵入机体的数量及适宜的途径有关。菌量的多少，一方面与致病菌的毒力强弱有关，另一方面取决于宿主免疫力的高低。一般是细菌毒力愈强，引起感染所需的菌量愈小；反之则菌量愈大。如毒力强大的鼠疫耶尔森菌，有数个菌侵入就可发生感染；而毒力较弱的鼠伤寒沙门菌，需摄入数亿个才引起食物中毒。

宿主的不同部位、不同组织器官对细菌的敏感性不同，致病菌各自具有特定的侵入途径：①呼吸道感染：如脑膜炎奈瑟菌经呼吸道吸入引起流行性脑脊髓膜炎。②消化道感染：如伤寒沙门菌经口进入消化道引起伤寒。③皮肤感染：如金黄色葡萄球菌引起伤口化脓性感染、鼠蚤叮咬传播鼠疫。④泌尿生殖道感染：如淋病奈瑟菌经性接触传播淋病。也有一些致病菌有多个侵入途径，如结核分枝杆菌，可经呼吸道、消化道、皮肤创伤等多个途径造成感染。

第二节　抗　菌　免　疫

机体抗菌免疫的功能有固有性免疫和适应性免疫。致病菌侵入机体后，首先遇到的是固有性免疫功能的抵御；一般经 7～10 天后，产生适应性免疫。然后两者互相协同，共同杀灭致病菌。

一、固有性免疫的抗菌作用

固有性免疫，也称非特异性免疫，是人类在长期的种系发育和进化过程中，逐渐建立起来的对病原菌等的天然防御功能。其特点主要是对各种病原菌都有一定的防御作用，无针对性。此外，固有性免疫人人生来就有，可以遗传，比较稳定，再次接触相同病原菌其功能不会增减。

（一）屏障结构

1. 皮肤与黏膜屏障　健康完整的皮肤黏膜具有机械性阻挡与排除作用。皮脂腺分泌的脂肪酸、汗腺分泌的溶菌酶及黏膜表面的 SIgA 等具有抑菌或杀菌作用。皮肤黏膜上的正常菌群对病原体具有拮抗作用。

2. 血脑屏障　血脑屏障由软脑膜、脉络丛的毛细血管内皮细胞和星状胶质细胞等组成。主要通过脑毛细血管内皮细胞层的紧密连接和微弱的吞饮作用，来阻挡病原体及其毒性产物从血液进入脑脊液或脑组织，以此保护中枢神经系统。婴幼儿的血脑屏障发育尚未完善，故易发生脑膜炎、脑炎等。

3. 胎盘屏障　由母体子宫内膜的基蜕膜和胎儿绒毛膜组成。能阻止母体感染的病原体及其有害产物通过胎盘进入胎儿体内。但在妊娠前 3 个月内，因胎盘屏障尚未发育完善，母体中的病原体或药物等有可能经胎盘进入胎儿体内，干扰其正常发育，造成畸形甚至死亡。

（二）吞噬细胞

人体的吞噬细胞分为两类：一类是小吞噬细胞，主要是外周血中的中性粒细胞；另一类是大吞噬细胞，即血液中的单核细胞和各种组织中的巨噬细胞。

1. 吞噬和杀菌过程　一般分为三个阶段（图 6 - 1）。①接触：吞噬细胞与病原菌的

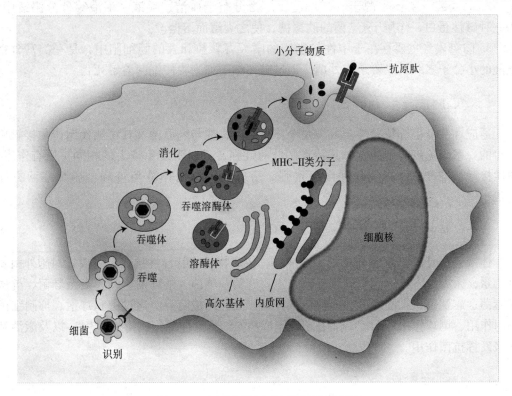

图 6 - 1　吞噬细胞吞噬细菌过程示意图

接触可偶然相遇，但多为通过趋化因子的趋化作用。侵入的病原菌，可刺激吞噬细胞、内皮细胞等产生趋化因子，招引中性粒细胞和单核巨噬细胞至炎症部位。②吞入：有两种方式，吞噬细胞接触致病菌部位的细胞膜内陷，伸出伪足将细菌包围并摄入细胞质内，形成由部分胞膜包绕的吞噬体，此为吞噬；对于病毒等较小物体，只在其附着处的细胞膜向细胞质内陷形成吞饮体，将病毒等包裹在内，此为吞饮。③杀灭：当吞噬体形成后，溶酶体与之靠近、接触，两者再融合成吞噬溶酶体。溶酶体内的溶菌酶、髓过氧化物酶、防御素、活性氧中介物等可杀死病原菌，而蛋白酶、多糖酶、核酸酶、脂酶等能将它们降解，不能消化的残渣被排至吞噬细胞外。

2. 吞噬作用的后果　病原菌被吞噬细胞吞噬后，其后果随细菌种类、毒力和人体免疫力的不同而异。吞噬作用的后果有两种：①多数细菌会被吞噬杀灭，称为完全吞噬。②有些细菌如结核分枝杆菌、布鲁菌等胞内寄生菌，在免疫力缺乏或低下的机体中，虽被吞噬却未被杀死，称为不完全吞噬。

（三）体液因素

正常体液和组织中含有多种抗菌物质，与其他杀菌因素共同发挥作用。主要有下列几种。

1. 补体　通过经典途径或旁路途径激活后产生的多种生物活性产物，可导致趋化、调理、溶菌、溶细胞、炎症等反应，发挥着重要防御作用。

2. 溶菌酶　主要来源于吞噬细胞，广泛分布于血清、唾液、泪液等外分泌液中。为一种碱性蛋白，作用于 G^+ 菌的肽聚糖，使之裂解而溶菌。

3. 防御素　主要存在于中性粒细胞的嗜天青颗粒和人的肠细胞中，是一类富含精氨酸的小分子多肽。主要杀胞外菌，通过破坏细菌细胞膜使细菌溶解死亡。

二、适应性免疫的抗菌作用

适应性免疫也称特异性免疫，是个体出生后，在与病原菌及其毒性代谢产物接触后产生的一系列免疫防御功能。其特点是针对性强，只对引发免疫力的相同抗原有作用，再次接触相同抗原，其免疫强度可增强。适应性免疫由体液免疫和细胞免疫两方面组成。

（一）体液免疫

体液免疫是由 B 细胞介导的免疫应答，效应物质为特异性抗体。主要针对胞外菌及其毒素，人类的多数致病菌属胞外菌，主要有葡萄球菌、链球菌、脑膜炎奈瑟菌、淋病奈瑟菌、志贺菌、霍乱弧菌、白喉棒状杆菌、破伤风梭菌等。通过中和毒素、抑制细菌黏附作用、调理作用、ADCC 作用（抗体依赖的细胞介导的细胞毒性作用）以及激活补体来发挥抗菌作用。

（二）细胞免疫

细胞免疫是由 T 细胞介导的免疫应答。当 T 细胞与某些致病菌接触后，分化增殖为效应 T 细胞。其中主要是 CD4$^+$Th1 细胞和细胞毒性 T 细胞。CD4$^+$Th1 细胞通过诱发慢性炎症反应或迟发型超敏反应，杀死可逃避抗体攻击的胞内菌；细胞毒性 T 细胞可特异、高效、连续地杀死胞内菌感染的靶细胞。医学上重要的胞内菌有结核分枝杆菌、麻风分枝杆菌、伤寒沙门菌、布鲁菌、肺炎军团菌等。

第三节 感染的来源与类型

一、感染的来源

在感染性疾病中，根据病原体的来源分为外源性感染和内源性感染。

（一）外源性感染

病原体来自宿主体外的感染称为外源性感染。

1. 患者 大多数人类感染是通过人与人之间的传播。病人从疾病潜伏期一直到病后恢复期内，都有可能将致病菌传播给周围其他人。对患者及早作出诊断并采取防治措施，是控制和消灭传染病的根本措施之一。

2. 带菌者 有些健康人携带某种致病菌但不表现出临床症状，也有些传染病患者恢复期内仍继续排菌。这些健康带菌者和恢复期带菌者是很重要的传染源，因其不表现出临床症状，不易被人们察觉，故对社会的危害性大于患者。

3. 病畜和带菌动物 有些细菌是人畜共患病的致病菌，因而病畜或带菌动物的致病菌也可传播给人类。如炭疽芽胞杆菌、布鲁菌等可经动物传播给人类。

（二）内源性感染

病原体来自患者体表或体内的感染称为内源性感染。这类感染的致病菌大多是体内的正常菌群，少数是以潜伏状态存在于机体的致病菌。常见的有条件致病菌及菌群失调等。

二、感染的类型

感染的发生、发展与结局是宿主和致病菌相互作用的复杂过程。根据临床表现的不同，感染可分为隐性感染、显性感染和带菌状态三种类型。

（一）隐性感染

当宿主的抗感染免疫力较强，或侵入的致病菌数量不多、毒力较弱，感染后对机体损害较轻，不出现或出现不明显的临床症状，称为隐性感染，或称亚临床感染。隐性感染后，机体常可获得足够的特异性免疫力，能抵御相同致病菌的再次感染。在大多数传染病流行中，隐性感染者一般占人群的90%以上。如伤寒、结核等常有隐性感染。

（二）显性感染

当宿主的抗感染力较弱时，或侵入的致病菌数量较多、毒力较强，导致机体的组织细胞受到不同程度的损害，出现一系列的临床症状，称为显性感染。

1. 按病情急缓不同

（1）急性感染　发病突然，病程较短，一般是数日至数周。病愈后，致病菌从宿主体内消失。急性感染的致病菌有脑膜炎奈瑟菌、霍乱弧菌等。

（2）慢性感染　病程缓慢，常持续数月至数年。胞内菌往往引起慢性感染，如结核分枝杆菌、麻风分枝杆菌等。

2. 按感染的部位不同

（1）局部感染　致病菌侵入宿主后，局限在一定部位生长繁殖，引起局部病变。如化脓性球菌所致的疖、痈等。

（2）全身感染　感染发生后，致病菌或其毒性代谢产物随血液播散，引起全身性症状。临床上分为以下四种常见类型。

①毒血症（toxemia）：致病菌侵入宿主后，只在机体局部生长繁殖，不进入血液循环，但其产生的外毒素入血，并经血液到达易感组织细胞，引起特殊的临床症状。如破伤风、白喉等。

②菌血症（bacteremia）：致病菌由感染的局部侵入血液，但未在血中生长繁殖，只是一过性或间断性经血液循环到达体内适宜部位，再生长繁殖而致病。如伤寒早期的菌血症。

③败血症（septicemia）：致病菌侵入血液后，在其中大量繁殖并产生毒性代谢产物，机体出现严重的全身中毒症状，如高热、皮肤和黏膜瘀血、肝脾肿大等。如炭疽芽胞杆菌、鼠疫耶氏菌等引起的败血症。

④脓毒血症（pyemia）：化脓性致病菌侵入血液后，在其中大量繁殖，并通过血液扩散至机体的其他组织或器官，引起新的化脓性病灶。如金黄色葡萄球菌的脓毒血症，常导致多发性肝脓肿、肺脓肿和皮下脓肿等。

（三）带菌状态

有时致病菌在显性或隐性感染后并未立即消失，在体内继续留存一定时间，与机体免疫力处于相对平衡状态，称为带菌状态。处于带菌状态的人称为带菌者。如伤寒、白喉等常可出现带菌状态。带菌者不表现临床症状，但不断或间歇排出病原菌，成为重要的传染源之一。

第四节　医院感染

医院感染（nosocomial infection），又称医院获得性感染，主要是指患者在住院期间接受诊断、治疗、护理时获得的感染。若患者在入院前已经感染，但尚处于潜伏期，住院后才发病的则不属于医院感染；而患者住院期间获得的感染，出院后才发病者，属于医院感染。目前，医院感染发生率高达 5% ~ 20%，已成为各医院的突出公共卫生问题。

一、医院感染的种类及传播途径

（一）医院感染的种类

根据感染的来源不同，可将医院感染分为两大类。

1. 外源性感染　来自患者体外的感染。分为两种类型。

（1）交叉感染　指在医院内患者与病原体携带者（其他患者、工作人员、陪护者、探视者）之间直接或间接传播引起的感染。

（2）医源性感染　在诊断、治疗和护理过程中，因所用器械消毒不严或被污染而引起的感染。

2. 内源性感染　来自患者自身的正常菌群。因患者免疫力下降、正常菌群寄居部位改变或菌群失调引起医院感染。

（二）医院感染的传播途径

医院感染的传播途径与医院的特殊环境、治疗患者的手段等都密切相关。

1. 接触传播　直接或间接接触皆可引起医院感染。如经患者之间、医护人员与患者之间及母婴之间的直接接触进行传播；亦可经医护人员受病原体污染的手及被污染的或灭菌不严格的诊疗设备（内窥镜、插管、手术器械等）、餐具、便盆等间接接触而传播。

2. 空气–飞沫传播　患者排泄物和分泌物携带大量的微生物，可严重污染医院空气。许多呼吸道传染病，如肺结核、流行性感冒等，可经空气或飞沫传播。

3. 血液–体液传播　含有病原体的血液制品、注射液以及消毒不彻底反复使用的器械等可引起医院感染。

此外，食用被致病菌污染的饮水、食物以及口服药物亦可引起医院感染。

二、医院感染常见病原体及其特点

医院感染的病原体种类很多，但以耐药菌和弱毒株多见，细菌生物被膜的感染发生率也不断攀升。医院感染的常见病原体见表 6 – 2。

表 6 – 2　医院感染的常见病原体

感染部位	常见病原体
肺部感染	铜绿假单胞菌、肺炎克雷伯菌、阴沟肠杆菌、金黄色葡萄球菌、嗜肺军团菌
呼吸道感染	葡萄球菌、链球菌、流感病毒、麻疹病毒、风疹病毒、SARS 冠状病毒、水痘病毒
泌尿道感染	大肠埃希菌、表皮葡萄球菌、粪肠球菌、铜绿假单胞菌、白假丝酵母菌

续表

感染部位		常见病原体
消化道感染	非侵袭型腹泻	霍乱弧菌、肠产毒素性大肠埃希菌、金黄色葡萄球菌
	侵袭型腹泻	志贺菌、鼠伤寒沙门菌、空肠弯曲菌、肠出血性大肠埃希菌
手术伤口感染		葡萄球菌、大肠埃希菌、链球菌、铜绿假单胞菌、克雷伯菌、脆弱类杆菌
与输血相关的感染		人类免疫缺陷病毒、乙型肝炎病毒、丙型肝炎病毒、丁型肝炎病毒、梅毒螺旋体

在我国，医院感染最常发生的部位依次是下呼吸道感染、泌尿道感染、术后切口感染、消化道感染。

医院感染的病原体具有如下特点：

1. 主要为条件致病菌　引起医院感染的细菌以条件致病菌为主。如大肠埃希菌、凝固酶阴性葡萄球菌及肺炎克雷伯菌等。

2. 具有耐药性　由于在医院环境内长期接触大量抗生素，医院内耐药菌的检出率远比社区高，尤其是多重耐药菌株的出现，使许多抗生素失效。

3. 具有特殊的适应性　一些细菌在获得耐药性质粒的同时，也可能获得侵袭力及毒素基因，从而增强其毒力，更容易攻击免疫力低下的宿主。表皮葡萄球菌、铜绿假单胞菌等具有黏附于插（导）管、人工瓣膜等医用材料表面的能力，可形成生物被膜，增强对抗生素、消毒剂和机体免疫细胞及免疫分子的抵抗能力，可使心脏手术和静脉插管患者出现感染。

三、医院感染的危险因素与防治原则

患有恶性疾病、慢性疾病等免疫力下降的住院病人，如糖尿病、肾脏疾病、恶性肿瘤与血液病等，因许多现代医疗手段的应用，如接受激素、化疗和放疗，以及介入性诊治手段，使用各种插管、内镜、器官移植、血液透析和呼吸机等，使医院患者免疫防御功能受损的机会增加，受到条件致病菌感染的机会也相应增加。尤其是抗菌药物的不合理应用，可导致菌群失调、耐药菌株增加，给临床治疗带来很大困难。

控制医院感染的防治原则是消毒灭菌、无菌技术、隔离、净化、合理使用抗生素、尽量减少侵袭性操作、使用一次性医用器具、监测和通过监测进行效果评价。只要加强管理、提高认识，采取合理的措施，大部分医院感染是可以预防的。

复习思考题

1. 内毒素与外毒素的特点比较。
2. 毒血症、菌血症、败血症、脓毒血症的异同点有哪些？
3. 简述固有性免疫的组成。
4. 何谓医院感染？简述其种类及防治原则。

第七章　细菌感染的微生物学检查

1. 细菌感染标本采集的注意事项。
2. 标本的直接检查方法。
3. 细菌的鉴定程序。

对感染性疾病的诊断，除根据患者的临床症状、体征和一般常规检验外，还需进行微生物学检查，以对感染性疾病作出病原学诊断，并为临床合理用药与预防提供科学依据。微生物学检查是指针对病原菌所进行的各种检测技术与方法，其检测程序见图 7 - 1。

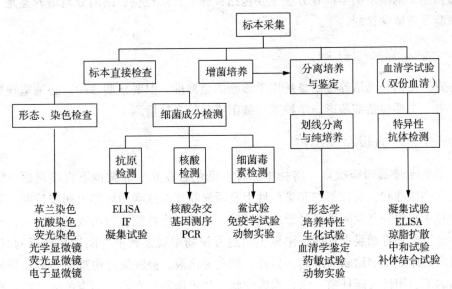

图 7 - 1　细菌感染的检查程序

第一节　细菌感染标本的采集及注意事项

细菌感染性疾病应根据患者的临床症状，采集相应标本和选择对应的微生物学检查方法。标本的采集和送检质量，直接影响到病原菌的检出成败，因此对细菌感染性疾病的标本采集与运送应注意以下几方面。

1. 早期采集 尽量在疾病早期及使用抗生素之前采集标本。

2. 针对不同疾病及疾病所处的不同阶段采集相应部位的标本 如流行性脑脊髓膜炎患者根据病程可取脑脊液、血液或出血瘀斑；伤寒患者在病程第 1~2 周取血液，第 2~3 周取粪便和尿液。

3. 采集标本时应注意无菌操作 对血液、骨髓及穿刺液等标本的采集，应严格无菌操作；对粪便、鼻咽拭子等杂菌较多标本的采集，也应尽可能避免标本被其他杂菌污染。

4. 标本采集后应正确处理及时送检 推迟送检可能会导致病原菌死亡而造成漏检。大多数病原菌标本送检过程中需冷藏处理。对生长条件有特殊需求的病原菌应采取特定的处理方法，如检测脑膜炎奈瑟菌的标本要注意保温保湿、检测厌氧菌的标本应在隔绝空气或厌氧条件下采集保存并立即送检。

此外，在标本采集、送检过程中，针对霍乱、鼠疫等疑似高危传染性疾病，应考虑生物安全因素，做好操作人员的生物安全防护工作。

第二节　细菌感染检查方法

细菌感染的微生物学检查方法主要包括：标本直接检查、细菌分离培养鉴定、药物敏感试验及血清学诊断。

一、标本直接检查

尽管细菌的分离培养鉴定是病原学诊断的金标准，但要早期诊断，必须重视标本的直接检查，主要包括细菌形态学检查和细菌成分的直接检测。

（一）标本直接涂片镜检

1. 普通光学显微镜检查 将标本涂片、染色后在光学显微镜下直接观察，结合标本来源和临床症状，对在形态和染色性上有明显特征的致病菌可作出初步诊断。如在脑脊液涂片中观察到革兰阴性呈肾形的双球菌，尤其在中性粒细胞内查见双球菌，可初步诊断为流行性脑脊髓膜炎；如在泌尿生殖道分泌物中观察到革兰阴性呈肾形的双球菌，则可结合临床症状等诊断为淋病。另外，如在渗出液、血液涂片中观察到有荚膜呈竹节状排列的革兰阳性大肠杆菌，结合临床症状可初步诊断为炭疽。不染色标本可观察细菌的动力，如在米泔水样粪便中观察到穿梭样运动细菌有助于对霍乱的诊断。具有芽胞、鞭毛和荚膜等特殊结构的细菌，在特殊染色下观察更具有诊断意义。

2. 荧光显微镜或电子显微镜等检查 用荧光染料金胺对结核分枝杆菌染色，在荧光显微镜下可观察到呈橘黄色荧光的菌体，可显著提高病原菌的检出率。用电子显微镜对细菌进行形态学检查，不仅能清晰地观察到菌体的形态及特殊结构，并能观测到细胞的超微结构，对细菌的鉴别及研究细菌的生理生化、遗传变异等特性具有重要作用。但电子显微镜成本昂贵，目前不适宜推广普及。

（二）细菌成分检测

细菌的成分，尤其是具有标志性信号的成分，如细菌的特异性抗原、编码某种特异性抗原的一段核酸序列、细菌合成的特定毒素等，可作为鉴定细菌和判断其致病性的实验依据。

1. 特异性抗原检测 标本中细菌特异性抗原的检测有助于感染的早期诊断。有凝集试验、沉淀试验、免疫标记技术等检测方法，尤其是免疫标记技术中的酶联免疫吸附试验（ELISA）、化学发光免疫分析（CLIA）、免疫荧光（IF）等应用技术最为广泛，这些试验特异性强、敏感度高且快速简便。

2. 核酸检测 不同种属的细菌具有不同的基因或碱基序列，所以可通过检测标本中细菌的特异性核酸序列来鉴定细菌。常用方法有聚合酶链反应（PCR）、核酸分子杂交技术、基因芯片技术等，此类方法比常规检测技术更具特异性和敏感性。

3. 细菌毒素检测 细菌毒素检测包括内毒素和外毒素的检测。内毒素的检测常用鲎试验，鲎是海洋中的节肢动物，鲎的蓝色血液中有一种可凝性蛋白，此蛋白遇到极微量内毒素（0.0005μg/mL）即可形成凝胶，借此可对细菌的内毒素进行测定。外毒素的检测常用免疫学方法，其中最常用的是 ELISA。某些情况下，细菌毒素的检测还可采用动物实验，如用幼猫检测葡萄球菌肠毒素。

二、分离培养和鉴定

细菌性感染最可靠的检测方法是分离培养和鉴定。分离培养是根据不同疾病采集相应标本，在固体平板培养基上采用分区画线法进行分离培养，将标本中的细菌分离成单个菌落，选取可疑菌落进行纯培养，以便进行下一步鉴定。对含菌量较少的标本如血液，需先增菌再分离培养。细菌鉴定包括以下几个方面。

1. 培养特性 细菌培养按不同目的选择不同的培养基，提供合适的生长条件。通过在固体培养基上，菌落的大小、形状、颜色、光滑或湿润、边缘整齐与否、溶血情况等特征，来作出初步鉴别。并可根据在液体培养基上的生长现象、半固体培养基中观察动力，为细菌鉴定提供信息。

2. 形态学鉴定 分离培养获取的可疑菌落，经涂片染色后镜检。根据细菌的形态排列、染色性、有无特殊结构等进行初步鉴定，应强调培养后的形态学检查必须与原标本直接镜检的结果对照观察。

3. 生化试验 该方法主要依据生化试验结果判断相应病原菌的种类。不同的病原菌可产生不同的代谢产物，有些独特的代谢产物对病原菌的鉴定具有重要意义。

4. 血清学鉴定 是指用含有已知特异性抗体的免疫血清与分离培养的未知纯培养细菌进行血清学试验，确定致病菌的种或型。

三、药物敏感试验

对鉴定出的病原菌进行抗菌药物的敏感性试验，对指导临床用药，及时控制感染有重要意义。具体方法有纸碟法、试管法、小杯法、凹孔法等。以纸碟法和试管稀释法常用。纸碟法是药物向四周扩散产生抑菌圈，根据抑菌圈的有无和大小来判定试验菌的药物敏感程度；试管稀释法是以抗菌药物的最高稀释度仍能抑制细菌生长管和杀菌管为终点，该管的含药浓度即为试验菌的最低抑菌浓度（MIC）和最低杀菌浓度（MBC）。MIC 和 MBC 的值越低，表示细菌对该药越敏感。

四、血清学诊断

病原体侵入机体后能刺激免疫系统产生特异性抗体，可用已知细菌或其抗原来检测患者血清中的未知抗体，作为某些致病菌感染的辅助诊断。因抗体主要存在于血清中，临床上多采用血清做试验，故称为细菌的血清学诊断。

血清学诊断往往适用于抗原性较强的菌体，且病程较长的感染性疾病的诊断，因从机体感染到血清中能检测到抗体需 1~2 周的时间。血清学诊断一般需采集双份血清，即感染早期、中期或末期，间隔 1~2 周。如果血清抗体效价增高 4 倍或以上，即可确定诊断。

复习思考题

1. 细菌感染标本采集的注意事项有哪些？
2. 细菌感染标本的检查方法有哪些？

第八章　常见病原性细菌

第一节　球　菌

导学要点

1. 常见病原性球菌的种类。

2. 葡萄球菌属的生物学性状、致病性、微生物学检查、防治原则。

3. 链球菌属、肺炎链球菌、奈瑟菌属的生物学性状、致病性、微生物学检查、防治原则。

球菌是细菌的一大类，种类繁多，分布广泛。其中对人类有致病作用的称病原性球菌，临床主要引起化脓性炎症，又称化脓性球菌。根据革兰染色性的不同，分为革兰阳性菌和革兰阴性菌。前者包括葡萄球菌、链球菌、肺炎链球菌等，后者包括脑膜炎奈瑟菌、淋病奈瑟菌等。

一、葡萄球菌属

葡萄球菌属（*Staphylococcus*）广泛分布于自然界、人和动物体表及体内，因该属细菌排列成不规则的葡萄串状而得名。大部分为不致病的腐生菌和寄生菌，少部分为致病菌。正常人体可携带致病菌株，医务人员的携带率可高达 70%，是医院内感染的重要来源。

（一）生物学性状

1. 形态与染色　球形，平均直径 $1\mu m$，呈葡萄串状排列。菌体无鞭毛和芽胞，革兰染色阳性。

2. 培养特性与生化反应　营养要求不高，兼性厌氧或需氧。在液体培养基中呈均匀混浊生长，在普通琼脂平板上形成中等大小的光滑型菌落，可产生金黄色、白色或柠檬色脂溶性色素，在血平板上致病菌可形成透明溶血环。

3. 抗原构造

（1）葡萄球菌 A 蛋白（stapphylococcal protein A，SPA）　为存在于金黄色葡萄球

菌的一种表面抗原。SPA 与特异性抗体 IgG 的 Fc 段结合，其 Fab 段仍能与相应抗原发生特异性结合，可用于多种微生物抗原的检测。SPA 与 IgG 的 Fc 段非特异性结合，发挥抗吞噬、促细胞分裂、引起超敏反应等多种生物学作用。

（2）多糖抗原　具有群特异性，存在于细胞壁上。

4. 分类　根据色素和生化反应等的不同，可将葡萄球菌分为三种：金黄色葡萄球菌、表皮葡萄球菌和腐生葡萄球菌。金黄色葡萄球菌有致病性，产生金黄色色素；表皮、腐生葡萄球菌，产生白色或柠檬色色素，一般不致病。

5. 抵抗力　葡萄球菌是无芽胞细菌中抵抗力最强的。耐热、耐干燥，在干燥的脓汁和痰液中可存活数月，湿热 80℃60 分钟可被杀死，对甲紫敏感。对青霉素、红霉素等敏感，但易产生耐药性，其中耐甲氧西林金黄色葡萄球菌（methicillin – resistant S. aureus，MRSA），已成为医院内感染的最常见的致病菌。

（二）致病性与免疫性

1. 致病物质　金黄色葡萄球菌毒力最强，可产生血浆凝固酶和多种外毒素。

（1）*血浆凝固酶*　可使纤维蛋白原变为固态的纤维蛋白并沉积于菌体表面，致使人的血浆凝固，同时能抵抗吞噬细胞的吞噬作用，该种酶是鉴别葡萄球菌有无致病性的重要指标。

（2）*葡萄球菌溶素*　可对哺乳动物红细胞产生溶血作用，损伤白细胞、血小板、肝细胞、成纤维细胞、血管平滑肌细胞等。分为 α、β、γ、δ、ε 等型，对人类致病的主要是 α 溶素。

（3）*杀白细胞素*　主要损伤中性粒细胞和巨噬细胞，抵抗吞噬细胞的吞噬作用。

（4）*肠毒素*　为热稳定的可溶性蛋白质，耐热 100℃30 分钟，耐胃蛋白酶，抵抗其水解作用，引起以呕吐为主要症状的急性胃肠炎。此外，肠毒素还具有超抗原作用。

（5）*表皮剥脱毒素*　主要由噬菌体 Ⅱ 群金黄色葡萄球菌产生，其作用是裂解表皮组织的棘状颗粒层，致使表皮与真皮脱离，引起剥脱性皮炎，称为烫伤样皮肤综合征。

（6）*毒性休克综合征毒素 – 1*　从临床分离的金黄色葡萄球菌菌株，仅 20% 左右能产生此外毒素，可引起发热、休克及脱屑性皮疹，能增加机体对内毒素的敏感性。感染后能引起多器官系统功能紊乱或毒性休克综合征。

2. 所致疾病

（1）*侵袭性疾病*　引起皮肤、器官及全身的化脓性感染。如疖、痈、毛囊炎、甲沟炎、蜂窝织炎、伤口化脓等，病灶界限清楚局限、脓汁黄而黏稠。此外，可导致气管炎、肺炎、脓胸、中耳炎、脑膜炎、骨髓炎、心包炎等。全身感染如败血症与脓毒血症等。

（2）*毒素性疾病*　①食物中毒：食用含肠毒素的食物可引起急性胃肠炎，一般发病较急，进食 2～6 小时后，出现恶心、呕吐、腹痛、腹泻等症状，无发热，病后 1～2 天自愈；②烫伤样皮肤综合征：由表皮剥脱毒素引起，多见于新生儿、幼儿和免疫功能低下的成年人。开始皮肤有红斑，1～2 天后皮肤起皱，继而出现大疱内含无菌清亮液体,最后表皮上层大量脱落,病死率较高,可达 20%;③毒性休克综合征:起病急,主要临床表现为高热、低血压、呕吐、腹泻、弥漫性红斑、心肾功能衰竭,甚至发生休克。

3. 免疫性 人类对葡萄球菌有一定的天然免疫力。只有当机体免疫力下降、皮肤黏膜受创伤时,才易导致感染。感染后虽可获得一定免疫力,但不牢固。

(三)微生物学检查

根据疾病及病变部位采集标本,如化脓性炎症取脓汁,食物中毒取可疑食物、呕吐物、粪便,败血症取血液等。

1. 直接涂片镜检 根据形态、排列和染色性等特征可作出初步诊断。

2. 分离培养鉴定 脓汁标本可直接接种血琼脂平板,血液标本需先增菌,37℃孵育 18~24 小时,观察菌落特征挑取可疑菌落做染色镜检。

(四)防治原则

注意个人卫生,对皮肤创伤及时消毒处理,严格无菌操作,防止医源性感染。加强食品卫生管理,防止食物中毒。根据药物敏感试验结果选用敏感药物,严防滥用抗生素。

二、链球菌属

链球菌属(*Streptococcus*)是另一大类化脓性球菌,革兰染色阳性,广泛分布于自然界、人和动物体内,大多不致病。

(一)生物学性状

1. 形态与染色 菌体球形或卵圆形,直径 0.6~1μm,链状排列,无芽胞,无鞭毛,幼龄菌可形成透明质酸荚膜。革兰染色阳性,老龄菌可成为革兰染色阴性。

2. 培养特性与生化反应 营养要求高,在培养基中添加血清、血液、葡萄糖、腹水才能生长。多数菌株为需氧或兼性厌氧,少数为专性厌氧。在血琼脂平板上经 18~24 小时培养,可形成灰白色、圆形、光滑、凸起、透明或半透明的细小菌落。在血清肉汤中呈沉淀生长。该属细菌能分解葡萄糖产酸不产气,但一般不分解菊糖,不被胆汁溶解,故运用菊糖发酵和胆汁溶菌试验鉴别甲型溶血性链球菌和肺炎链球菌。

3. 抵抗力 绝大多数抵抗力不强。60℃30 分钟可被杀死,对一般消毒剂敏感,在干燥的痰中可生存数月。溶血性链球菌对青霉素、红霉素、四环素和磺胺药均敏感。青霉素为首选药。

4. 常用分类方法

(1)根据血琼脂平板上的溶血现象分类 甲型溶血性链球菌(α – hymolytic strepto-coccus),菌落周围有 1~2mm 宽的草绿色溶血环,称为甲型溶血或 α 溶血,因此又称为草绿色链球菌,多为条件致病菌;乙型溶血性链球菌(β – hemolytic streptococcus),

菌落周围形成 2～4mm 宽的界限分明、完全透明的无色溶血环，称为乙型或 β 溶血，又称为溶血性链球菌，致病力强，常引起人和动物的多种疾病；丙型链球菌（γ - strepto-coccus），不产生溶血环，又称不溶血性链球菌，一般无致病性。

（2）根据抗原结构分类　按链球菌细胞壁中多糖抗原性的不同，将链球菌分为 A～H 及 K～V 等 20 个群。对人有致病作用的 90% 左右属于 A 群。

（3）根据对氧的需求分类　分为需氧、兼性厌氧和厌氧性链球菌三类。对人类致病的主要为前两类，厌氧性链球菌是口腔、消化道、泌尿生殖道的正常菌群，为条件致病菌。

（二）致病性与免疫性

1. 致病物质

（1）致热外毒素（pyrogenic exotoxin）　化学成分为蛋白质，有 A、B、C 三个血清型，亦称红疹毒素或猩红热毒素，能改变血脑屏障通透性，直接作用于下丘脑导致发热、皮肤红疹，也与毒性休克综合征有关。

（2）链球菌溶血素（hemolysins）　分为链球菌溶血素 O（streptolysin O，SLO）和链球菌溶血素 S（streptolysin S，SLS）两种。前者可损伤白细胞、血小板及心肌组织，免疫原性强，通常在感染后 2～3 周，接近 90% 的患者血液中会出现 SLO 的抗体；后者可破坏红细胞、白细胞和多种组织细胞，无免疫原性，对氧稳定，为小分子糖肽。

（3）M 蛋白　是 A 群链球菌的主要毒力因子，具有抗吞噬作用；M 蛋白与心肌、肾小球基底膜有共同的抗原成分，可发生交叉反应，与某些超敏反应性疾病有关。

（4）脂磷壁酸（lipoteichoic acid，LTA）　与 M 蛋白共同构成 A 群链球菌的菌毛结构，可与人类多种细胞膜表面受体结合，增强细菌对宿主细胞的黏附性。

（5）侵袭性酶类（invasive enzyme）　透明质酸酶又称扩散因子，能分解细胞间质的透明质酸，使细菌易在组织中扩散；链激酶能使纤维蛋白溶解，可溶解血块或阻止血液凝固，利于细菌扩散；链道酶能分解脓液中黏稠的 DNA，使脓汁稀薄，促进细菌的扩散。

2. 所致疾病　A 群链球菌引起的疾病可占人类链球菌感染的 90%，引起人类化脓性、中毒性和超敏反应性疾病。

（1）急性化脓性炎症　可导致丹毒、脓疱疮、蜂窝织炎、痈、淋巴管炎及淋巴结炎、咽喉炎、扁桃体炎、鼻窦炎等。

（2）猩红热　急性呼吸道传染病，常见于儿童。以发热、咽峡炎、全身弥漫性鲜红色皮疹为临床特征，疹退后明显脱屑，少数病人出现心肾损害。

（3）超敏反应性疾病　可导致链球菌感染后的急性肾小球肾炎和风湿热。

3. 免疫性　人感染 A 群链球菌后，机体可获得以抗 M 蛋白抗体为主的免疫力，可维持 1 年甚至更久。因链球菌型别多，各型间无交叉免疫现象，故可反复感染。

（三）微生物学检查

采取创伤感染的脓汁，咽喉、鼻腔等病灶的鼻咽拭子，败血症的血液等。风湿热患者可采血做链球菌溶血素 O 的抗体测定。

1. 直接涂片镜检 脓汁涂片，革兰染色镜检，发现有典型的链状排列球菌，可作出初步诊断。

2. 分离培养鉴定 样品直接接种在血琼脂平板，37℃孵育 24 小时后，如菌落出现 β 溶血，应与葡萄球菌区别；如有 α 溶血者，应与肺炎链球菌鉴别。血液标本应先增菌后接种血平板。

3. 抗链球菌溶血素 O 试验（antistreptolysin O test，ASO test） 简称抗 O 试验，常用于风湿热的辅助诊断。风湿热患者血清中溶素 O 的抗体比正常人明显增高，一般超过 400U。

（四）防治原则

对病人和带菌者及时治疗，以减少传染源。对急性咽喉炎和扁桃体炎患者，尤其是儿童，应彻底治疗，防止发生急性肾小球肾炎、风湿热和亚急性细菌性心内膜炎。呼吸道传播是链球菌的主要感染途径，应对空气、器械和敷料等消毒，青霉素 G 为治疗 A 群链球菌感染的首选药物。

三、肺炎链球菌

肺炎链球菌（*S. pneumococcus*）通常寄居于人体的鼻咽腔，多数不致病，仅少数有致病力，可引起大叶性肺炎、支气管炎等疾病。

（一）生物学性状

1. 形态染色 革兰阳性。菌体呈矛头状，直径 0.5~1.5μm，成双排列，钝端相对，尖端相背。无鞭毛，无芽胞，可形成荚膜。

2. 培养特性与生化反应 需氧或兼性厌氧，营养要求较高。在血平板上呈现狭窄的草绿色溶血环，注意与甲型溶血性链球菌区别。菌落细小、圆滑、扁平、透明或半透明。培养 48 小时以上，细菌产生自溶酶，发生菌体溶解，导致菌落中央凹陷、边缘隆起呈"脐状"。

3. 抗原构造与分型 根据荚膜多糖抗原的不同，可分为 84 个血清型。其细胞壁中有一种特异性 C 多糖，可与血清中的 C 反应蛋白结合，对辅助诊断活动性风湿热及急性炎症有一定意义。

4. 抵抗力 抵抗力较弱，对一般消毒剂敏感，56℃15~30 分钟即被杀死。

（二）致病性与免疫性

主要靠其荚膜的抗吞噬作用。本菌还可产生肺炎链球菌溶血素 O、脂磷壁酸、神经氨酸酶等，与肺炎链球菌的定居、增殖和扩散有关。

肺炎链球菌是条件致病菌，存在于人的口腔和鼻咽部，当机体免疫功能下降时，由上呼吸道侵入，引起大叶性肺炎。也可引起胸膜炎、脓胸、急性或慢性支气管炎、鼻窦炎、中耳炎、乳突炎、脑膜炎和败血症等。感染后，机体可产生荚膜多糖抗体，建立较牢固的特异性免疫。

（三）微生物学检查

采取痰、脓液、血液或脑脊液等，直接涂片镜检，观察到革兰阳性、有荚膜的双球菌，可作出初步诊断。肺炎链球菌可在血平板上产生草绿色溶血环，应注意与甲型溶血性链球菌鉴别。

（四）防治原则

注射特异性疫苗可起到较好的预防效果。首选药物为青霉素。

四、奈瑟菌属

奈瑟菌属（*Neisseria*）是一群革兰阴性球菌。对人有致病作用的主要是脑膜炎奈瑟菌（*N. meningitidis*）和淋病奈瑟菌（*N. gonorrhoeae*）两种。

（一）脑膜炎奈瑟菌

脑膜炎奈瑟菌俗称脑膜炎球菌（meningococcus），是流行性脑脊髓膜炎（简称流脑）的病原菌。

1. 生物学性状

（1）形态染色　肾形或豆形，成双排列，凹面相对，有菌毛，无鞭毛和芽胞。革兰染色阴性。在患者脑脊液中，多位于中性粒细胞内，形态典型。

（2）培养特性及生化反应　营养要求高，常用培养基为巧克力色血平板，专性需氧。提供5%～10%的CO_2生长更好。菌落圆形隆起、表面有光泽、透明或半透明似露滴样。可产生自溶酶。大多数脑膜炎奈瑟菌能分解葡萄糖或麦芽糖，产酸不产气。

（3）分类　根据荚膜多糖抗原的群特异性，可将脑膜炎奈瑟菌分为13个血清群。其中C群对人类致病力最强。我国95%以上的感染为A群。

（4）抵抗力　对理化因素抵抗力弱。对热、寒、干燥、紫外线、消毒剂等均较敏感。对青霉素敏感。

2. 致病性和免疫性　菌毛、荚膜和内毒素与致病性有关，引起流行性脑脊髓膜炎。人类是唯一易感宿主，好发于冬春季。主要通过飞沫传播，大部分人感染后表现为隐性感染或带菌状态。机体对脑膜炎奈瑟菌的免疫以体液免疫为主。

3. 微生物学检查　采取脑脊液、血液，带菌者检查可取鼻咽拭子。标本应注意保暖迅速送检，最好是床边涂片和接种。可直接涂片镜检，也可在血清肉汤培养基中增菌后，接种于巧克力色血琼脂板，可作出初步诊断。

4. 防治原则　对儿童接种流脑荚膜多糖疫苗进行特异性预防。对患者要早发现、早隔离、早治疗。治疗宜使用青霉素、磺胺等药物。

（二）淋病奈瑟菌

淋病奈瑟菌俗称淋球菌（gonococcus），引起淋病，该病危害严重，是我国目前发病人数最多的性传播疾病。

1. 生物学性状　常成双排列，形态与脑膜炎奈瑟菌相似。无芽胞、鞭毛，有菌毛和荚膜。脓汁标本中，细菌常位于中性粒细胞内，慢性淋病患者的淋病奈瑟菌多位于细胞外。专性需氧，初次分离时需提供 $5\% \sim 10\%$ 的 CO_2。营养要求高，用巧克力色血平板作为培养基。只分解葡萄糖，产酸不产气，不分解其他糖类，氧化酶和过氧化氢酶试验阳性。抵抗力弱，对干燥、寒冷和热均敏感。

2. 致病性与免疫性　主要致病物质有菌毛、内毒素和 IgA_1 蛋白酶等。人类是淋球菌的唯一宿主，病原菌主要通过性接触感染泌尿生殖道，潜伏期 $2 \sim 5$ 天，男性患者引起尿道炎，表现为尿道脓性分泌物，排尿时有疼痛感。女性感染可致尿道炎和子宫颈炎，表现为尿频、尿急、尿痛、尿道口和宫颈有脓性分泌物等，可进一步扩散到生殖系统导致不孕不育。人类对淋病奈瑟菌无天然抵抗力。

3. 微生物学检查　标本为泌尿生殖道脓性分泌物或子宫颈分泌物，涂片镜检，如在中性粒细胞内发现有革兰阴性双球菌，结合临床症状可作出初步诊断。

4. 防治原则　注意个人卫生，防止不健康的两性关系，加强宣传教育。淋病患者应及时彻底治疗。药物可选用大观霉素或头孢曲松，应做药物敏感试验，以指导合理用药。

复习思考题

1. 葡萄球菌的致病物质主要有哪些？
2. 链球菌、肺炎链球菌、奈瑟菌属感染所导致的疾病有哪些？

第二节　肠杆菌科

导学要点

1. 肠杆菌科细菌的共同特性。
2. 大肠埃希菌的生物学性状、致病性、微生物学检查、防治原则。
3. 志贺菌属和沙门菌属的生物学性状、致病性及防治原则。

肠杆菌科（Entericbacilli）细菌是栖居在人和动物肠道中的一大群形态、生物学性状相似的革兰阴性无芽胞杆菌。分为两大类：一类为肠道正常菌群，当机体抵抗力下降或寄居部位发生改变时，才成为条件致病菌引起发病，大多数肠杆菌属于这一类，如大肠杆菌、变形杆菌等；另一类为致病菌，引起肠道传染病，如沙门菌、致病性大肠杆菌、志贺菌等。

肠杆菌科细菌具有很多共同特性：均为中等大小的革兰阴性杆菌，无芽胞，多数有鞭毛，少数有荚膜或包膜。营养要求不高，普通培养基可生长良好。均为兼性厌氧菌或需氧菌。生化反应活泼，能分解多种糖和蛋白质，借此可鉴别细菌。乳糖发酵试验在初步鉴别肠道致病菌和非致病菌时有重要意义，通常情况下致病菌不分解乳糖。抗原构造主要有三种，用于肠道杆菌的血清学鉴定和分型：①O 抗原（菌体抗原）：为革兰阴性菌细胞壁上的 LPS，耐热。具有完整 O 抗原的细菌，其菌落呈光滑（S）型；人工长时间培养后 LPS 末端的特异多糖消失的细菌，菌落呈粗糙（R）型，此种现象称为 S - R 变异，细菌的致病性随之降低。②H 抗原（鞭毛抗原）：鞭毛蛋白，不耐热，60℃30 分钟可被破坏。细菌失去鞭毛后，H 抗原消失，O 抗原外露，即 H - O 变异，细菌动力也随之消失。③表面抗原：多糖，不耐热，60℃30 分钟可被破坏，位于 O 抗原之外，能阻止 O 抗原与相应抗体结合，与细菌侵袭力有关。肠杆菌科细菌无芽胞，抵抗力不强，加热 60℃30 分钟即被杀死。对普通化学消毒剂如漂白粉敏感。肠杆菌科的致病物质主要为内毒素，部分肠道杆菌可产生外毒素。传播途径为被病人和带菌者污染的水源和食物经消化道传播，临床症状主要为腹泻。

一、埃希菌属

埃希菌属（*Escherichia*）是人和动物肠道的正常菌群，代表菌是大肠杆菌（*E. coli*），通常对人体有益，少数为致病性大肠杆菌。

（一）生物学性状

1. 形态与染色 革兰阴性杆菌，大小为（0.4~0.7）μm×（1~3）μm，无芽胞，多数菌株有周鞭毛和菌毛，有些菌株有包膜。

2. 培养与生化反应 营养要求较低，在普通培养基上形成灰白色、光滑型菌落。大多数菌株可发酵乳糖产酸产气，并发酵葡萄糖、麦芽糖、甘露醇等产酸产气，H_2S 实验阴性，动力阳性，可同沙门菌、志贺菌等区别。吲哚、甲基红、VP、枸橼酸盐（IMViC）试验分别为"＋＋－－"。

3. 抗原构造与分型 有 O 抗原、K 抗原、H 抗原，是血清学分型的基础。O 抗原有 170 多种，H 抗原有 60 多种，K 抗原有 100 多种，大肠杆菌血清型的表示方式是按 O：K：H 的序号排列，例如 O111：K58：H2。新分离自患者的大肠杆菌多有 K 抗原。

4. 抵抗力 该菌对热的抵抗力较强，55℃60 分钟或 60℃15 分钟仍可部分存活。在水中可存活数周至数月，在温度较低的粪便中存活时间更久。胆盐和煌绿对大肠杆菌有一定抑制作用，对磺胺类、链霉素、氯霉素等药物敏感，但易发生耐药性。

（二）致病性与免疫性

1. 致病物质

（1）定植因子（Colonization factor，CF） 是大肠杆菌的特殊菌毛，也称黏附素，可使大肠杆菌黏附在宿主肠黏膜，防止被肠蠕动清除，具有较强的免疫原性。

（2）肠毒素 分为两种：一种是不耐热肠毒素（heat labile enterotoxin，LT），65℃ 30 分钟即失活，化学性质为蛋白质，分子量大；另一种是耐热肠毒素（heat stable entero-toxin，ST），对热稳定，100℃20 分钟作用下仍不被破坏，分子量小。

2. 所致疾病

（1）肠道外感染 大肠杆菌通常不致病，作为条件致病菌可引起人类泌尿系统感染，以女性居多，如尿道炎、膀胱炎等。进入腹腔可引起继发的腹膜炎、阑尾炎等。还可引起败血症。早产儿易患大肠杆菌性脑膜炎。

（2）肠道内感染 主要表现为急性腹泻，严重者可似霍乱样。由某些血清型大肠杆菌引起。根据其致病机理不同，分为五种类型，即肠产毒型大肠埃希菌（ETEC）、肠致病型大肠埃希菌（EPEC）、肠侵袭型大肠埃希菌（EIEC）、肠出血型大肠埃希菌（EHEC）、肠集聚型大肠埃希菌（EAEC）。

（三）微生物学检查

1. 标本采集 采取肠道外感染患者的中段尿、血液、脓液、脑脊液等，肠道感染患者取粪便。

2. 分离培养与鉴定 粪便标本直接接种肠道杆菌选择性培养基。血液、脑脊液需先经肉汤培养基增菌，再转种于血琼脂平板，进行鉴别。对泌尿系统感染患者除确定大肠杆菌外，还应计数，尿液含菌量≥100000/mL 时，才具有诊断价值。

3. 卫生学检查 随粪便排出的大肠杆菌，易污染环境、水源和食品。卫生学检查常以细菌总数和大肠菌群数作为检测指标。检测样品中的大肠菌群数越多，表示样品被粪便污染的越严重，样品中存在肠道致病菌的可能性就越大。

（1）细菌总数 即检测每毫升或每克样品中所含的细菌数。我国规定的卫生标准是每毫升饮用水、每克食品中细菌总数不得超过 100 个。

（2）大肠菌群数 指每立升水中大肠菌群数。我国现行的卫生标准是每 1000mL 饮水中不得超过 3 个大肠菌群；每 100mL 瓶装汽水、果汁等不得超过 5 个大肠菌群。

（四）防治原则

注意个人卫生，加强饮水、食品卫生监管。治疗可选用庆大霉素、链霉素等，因易产生耐药性，故应结合药敏试验选择抗菌药物。

二、志贺菌属

志贺菌属（*Shigella*）是人类主要的肠道致病菌，俗称痢疾杆菌，引起细菌性痢疾。

（一）生物学性状

1. 形态与染色 革兰阴性杆菌，大小为 (0.5～0.7)μm×(2～3)μm，无芽胞，无荚膜，无鞭毛，部分菌株有菌毛。

2. 培养与生化反应　在普通培养基上可良好生长，形成中等大小、无色半透明的光滑型菌落。分解葡萄糖产酸不产气，VP 试验阴性，不分解尿素，不分解含硫氨基酸产生 H_2S，不能利用枸橼酸盐作为碳源。宋内志贺菌能迟缓发酵乳糖（37℃培养3～4天）。

3. 抗原构造与分型　主要有 O 抗原和 K 抗原，O 抗原有群特异性和型特异性，是分类的依据。根据志贺菌 O 抗原构造的不同，可分为 4 群，40 多个血清型。

4. 抵抗力　志贺菌对理化因素的抵抗力较其他肠道杆菌弱，56℃～60℃10 分钟可被杀死。对酸及化学消毒剂敏感，在 1% 石炭酸中 15～30 分钟可被杀死。

（二）致病性与免疫性

1. 致病物质

（1）侵袭力　志贺菌菌毛的作用能使细菌黏附于肠黏附的上皮细胞，继而穿入上皮细胞内，在固有层繁殖形成感染灶。

（2）内毒素　志贺菌各菌株均有强烈的内毒素。它的释放可使机体出现发热、神志障碍，甚至中毒性休克等。内毒素能破坏黏膜，形成炎症、溃疡，出现典型的脓血黏液便。还作用于肠壁植物神经系统，导致肠功能紊乱和痉挛，出现腹痛、里急后重（频繁便意）等症状。

（3）肠毒素　A 群志贺菌 I 型及 II 型可产生外毒素，称志贺毒素。志贺毒素为蛋白质，不耐热，75℃～80℃1 小时可被破坏。毒性较强，具有三种生物活性，即神经毒性、细胞毒性和肠毒性。

2. 所致疾病　主要引起细菌性痢疾，夏秋多发。传染源主要为病人和带菌者，通过被污染的水源、食物等经口感染。人类对志贺菌普遍易感，10～200 个细菌就能使 10%～50% 志愿者致病。常见感染类型如下。

（1）急性细菌性痢疾　各型志贺菌都可引起，发病急，常见腹痛、腹泻，随后可出现严重的全身中毒症状。分为典型菌痢、非典型菌痢和中毒性菌痢三型。中毒性菌痢多见于小儿。

（2）慢性细菌性痢疾　若急性菌痢治疗不彻底，反复发作，或机体抵抗力低、伴有其他慢性病时，易转为慢性。病程多在 2 个月以上，迁延不愈。

部分患者可成为带菌者，是痢疾的主要传染源，不能从事饮食业、保育工作等卫生要求严格的工作。

3. 免疫性　志贺菌感染只局限于肠道，不侵入血液，SIgA 可阻止志贺菌黏附到肠黏膜上皮细胞表面。患者病后免疫力不牢固。

（三）微生物学检查

采取粪便黏液或脓血，注意不能混有尿液。如不能及时送检，可将标本保存于 30% 甘油缓冲盐水或专用运送培养液中。标本可直接接种肠道杆菌选择性培养基，37℃孵育 18～24 小时，挑取无色可疑菌落，进行生化反应和血清学试验，确定菌群和菌型。

此外，可用免疫荧光菌球法和协同凝集试验等方法进行鉴定。

（四）防治原则

注意食品卫生安全，切断传播途径。口服减毒活菌苗可起到一定预防作用。治疗药物可用磺胺类药、氨苄西林、氯霉素等。中药黄连、黄柏、白头翁、马齿苋等均有疗效。

三、沙门菌属

沙门菌属（*Salmonella*），目前至少发现有2000多种血清型。其中少数沙门菌会引起人类疾病，部分为人畜共患致病菌。

（一）生物学性状

1. 形态与染色　革兰阴性杆菌，无芽胞及荚膜，多数有周鞭毛和菌毛。

2. 培养与生化反应　在肠道杆菌选择性培养基上形成透明或半透明无色菌落。不发酵乳糖。发酵葡萄糖、麦芽糖和甘露醇，除伤寒杆菌产酸不产气外，其他沙门菌均产酸产气。

3. 抗原构造与分型　沙门菌属细菌的抗原结构复杂，主要有O抗原和H抗原两种，少数沙门菌有表面抗原。

（1）O抗原　能刺激机体产生IgM类抗体。

（2）H抗原　是沙门菌定型的依据。通常有特异性抗原和共同抗原，刺激机体产生IgG类抗体。

4. 抵抗力　不耐热，60℃1小时或65℃15～20分钟可被杀死。在水中可存活2～3周，粪便中能活1～2个月，冰冻土壤中可过冬。对普通消毒剂敏感。

（二）致病性与免疫性

1. 致病物质

（1）侵袭力　O抗原和Vi抗原使沙门菌有抵抗吞噬细胞的吞噬和胞内消化的能力；过氧化氢酶和超氧化物歧化酶可保护细菌免受胞内氧化杀菌，使沙门菌形成胞内菌。

（2）内毒素　内毒素是沙门菌的主要致病因素，能引起发热、白细胞数目变化、中毒性休克。还可激活补体系统，引起多种生物学效应。

（3）肠毒素　有些沙门菌，如鼠伤寒杆菌可产生类似肠产毒性大肠杆菌的肠毒素。

2. 所致疾病

（1）肠热症　即伤寒与副伤寒。主要由伤寒、甲型副伤寒沙门菌等引起。细菌随食物由消化道进入到小肠后，穿过肠黏膜上皮细胞侵入肠壁淋巴组织，经淋巴管至肠系膜淋巴结及其他淋巴组织并在其中繁殖，经胸导管进入血流，引起第一次菌血症，此时相当于病程的第1周。病人有发热、全身不适、乏力等轻微症状。细菌随血液流至骨髓、肝、脾、肾、胆囊、皮肤等处并在其中繁殖，被脏器中的吞噬细胞吞噬，再次进入血流，引起第二次菌血症，此期相当于病程的第2～3周。病人持续高热，相对缓脉，有肝脾肿大及全身中毒症状，部分患者皮肤出现玫瑰疹。胆囊中的细菌随胆汁排至肠道，一部分随粪便排出体外，另一部分可再次侵入肠壁淋巴组织，出现超敏反应，引起肠局部坏死、脱落和溃疡，严重者发生肠出血和肠穿孔。肾脏中的细菌可随尿排出。第4周开始，患者逐渐康复。病愈后，部分患者依旧可自粪便或尿液继续排菌3周至3个月，称恢复期带菌者。

（2）胃肠炎（食物中毒）　为最常见的沙门菌感染，常为集体食物中毒，多由食入含猪霍乱沙门菌、鼠伤寒沙门菌、肠炎沙门菌的肉类、蛋类等引起。潜伏期一般为6～24小时，主要临床表现为发热、恶心、呕吐、腹痛、水样腹泻等。严重者伴迅速脱水，可导致休克、肾功能衰竭而死亡。

（3）败血症　常由猪霍乱沙门菌、丙型副伤寒沙门菌、鼠伤寒沙门菌、肠炎沙门菌等引起。发热期，血培养阳性率高。

3. 免疫性　伤寒、副伤寒病后可获得牢固免疫力，以特异性细胞免疫为主，很少再感染。体液免疫方面，局部抗体尤其是 SIgA 较重要，SIgA 具有特异性防止伤寒杆菌黏附于肠黏膜表面的能力。

（三）微生物学检查

1. 标本采集　根据疾病病程分别采取不同标本，通常第1周取血液，第2～3周取粪便或尿液，第1～3周取骨髓培养。食物中毒患者取呕吐、排泄物和可疑食物。败血症患者取血液。

2. 分离培养与鉴定　血液和骨髓样本先增菌，粪便可直接接种肠道杆菌选择性培养基。37℃经18～24小时培养后，挑选无色半透明的不发酵乳糖的菌落涂片、染色、镜检，并接种双糖含铁或三糖含铁培养基。怀疑沙门菌时，做生化反应和玻片凝集试验鉴定。

3. 血清学方法　可用酶联免疫吸附试验、乳胶凝集试验等检测病人血清、粪便或尿液中伤寒沙门菌、副伤寒沙门菌的可溶性抗原。

肥达（Widal）反应：用已知伤寒沙门菌 O、H 抗原和甲型副伤寒沙门菌 H 抗原分别与血清样本做定量凝集试验。根据待测血清中的抗体含量及增长情况，辅助诊断肠热症。①正常抗体水平：正常人血清中含有一定量抗体，但血清凝集效价随各地区有所不同；一般 O≥1∶80，H≥1∶160 时才有诊断意义。②动态观察：判断反应结果应结合临床症状，O 抗体与 H 抗体的消长情况可以判断肠热症的病情：若 O、H 凝集效价均超过正常值，则感染伤寒、副伤寒的可能性大；若 O 与 H 效价均低，则患肠热症的可能性小；若 H 效价高而 O 不高，可能曾预防接种或为非特异性回忆反应；若 O 效价高而 H 不高，可能是感染早期或其他沙门菌感染引起的交叉反应。

（四）防治原则

加强水源、食品等卫生监管工作，病人应早发现、早隔离治疗，切断传播途径，进行疫苗接种，提高人群免疫力。治疗可采用氯霉素、氨苄西林、阿莫西林等，中药白花蛇舌草、穿心莲等有一定的疗效。

四、克雷伯菌属

克雷伯菌属（*Klebsiella*）有 5 个种，分别是肺炎克氏菌、解鸟氨酸克氏菌、催娩克氏菌、植生克氏菌和土生克氏菌。其中，肺炎克氏菌肺炎亚种，俗称肺炎杆菌。革兰阴性的球杆形细菌，无鞭毛，有较厚的荚膜，多数菌株有菌毛。营养要求不高，在普通培养基上生长形成大菌落，呈黏液状，此特征有助于鉴别细菌。

肺炎杆菌主要存在于人呼吸道、肠道中。当机体免疫力下降或长期使用抗生素导致菌群失调，可引起感染。常见疾病有肺炎、支气管炎、泌尿道和创伤感染，是仅次于大肠杆菌的医源性感染中最重要的条件致病菌。

五、变形杆菌属

变形杆菌属（*Proteus*）细菌广泛分布在自然界中，以土壤、污水和垃圾中分布较多，也存在于人和动物的肠道中，一般不致病。包括 4 个种，100 多个血清型。其中普通变形杆菌和奇异变形杆菌 2 个菌种与医学关系比较密切。

革兰阴性杆菌，大小为 $(0.4 \sim 1)\,\mu m \times (0.6 \sim 3)\,\mu m$，两端钝圆，形态呈多形性。无荚膜，无芽胞，有周身鞭毛，运动活泼。营养要求不高，在固体培养基上呈迁徙生长现象。

该菌可产生尿素酶，迅速分解尿素，是变形杆菌的一个重要特征。不发酵乳糖。普通变形杆菌中 OX_{19}、OX_2 和 OX_k 菌株的菌体 O 抗原与斑疹伤寒立克次体和恙虫病立克次体有共同抗原，故可用 OX_{19}、OX_2 和 OX_k 的抗原代替立克次体与相应患者血清进行交叉凝集反应，此为外斐反应（Well – Felixtest），用于辅助诊断立克次体病。

变形杆菌为条件致病菌，是泌尿系统感染的又一主要病原菌。其尿素酶分解尿素产氨，使尿液 pH 值增高，以利于变形杆菌的生长。肾结石和膀胱结石的形成与其有关。有些变形杆菌菌株还可引起脑膜炎、腹膜炎、败血症和食物中毒等疾病。

复习思考题

1. 肠杆菌科细菌有哪些共同特性？
2. 沙门菌属的致病物质及所致疾病有哪些？
3. 如何预防肠杆菌科病原菌？

第三节 弧菌属

导学要点

1. 霍乱弧菌的生物学性状、致病物质、所致疾病、防治原则。
2. 副溶血性细菌的致病性及防治原则。

弧菌属（*Vibrio*）细菌是一大群菌体短小、弯曲成弧形、运动活泼的革兰阴性菌。分布广泛，水中最多。常见致病菌有霍乱弧菌和副溶血弧菌。

一、霍乱弧菌

霍乱弧菌（*V. cholerae*）是霍乱的病原菌，该病是烈性肠道传染病，俗称"2号病"。发病急、传播快、波及面广，属于我国甲类传染病。自 1817 年以来，已发生过 7 次全球性霍乱大流行。前 6 次由古典生物型引起，第 7 次由 El Tor 生物型引起。

（一）生物学性状

1. 形态与染色　从病人体内新分离的细菌菌体形态典型，弧形或逗点状，有菌毛，部分菌株有荚膜，菌体一端有一根鞭毛，但经人工培养后，易呈杆状。革兰染色阴性。若取病人米泔水样粪便做悬滴观察，细菌呈穿梭样运动。

2. 培养与生化反应　营养要求不高，普通培养基上生长良好，形成凸起、光滑的圆形菌落。耐碱不耐酸，在 pH 值 8.4～9.0 的碱性琼脂平板上良好生长。

3. 抗原构造与分型　霍乱弧菌有 O 抗原和 H 抗原，前者耐热，后者不耐热。根据 O 抗原的不同，可分为 100 多个血清群。O1 群霍乱弧菌抗原包括三种抗原因子，分别为 A、B、C，据此可分为小川型、稻叶型和彦岛型三个血清型。

4. 抵抗力　不耐酸，正常胃酸中仅能存活 4 分钟，对干燥、热、直射日光、化学消毒剂均很敏感。湿热 55℃15 分钟，100℃2 分钟即死亡。用 1∶4 的漂白粉处理患者的排泄物、呕吐物 1 小时，0.1% 高锰酸钾浸泡蔬菜、水果 30 分钟可达到消毒目的。

（二）致病性与免疫性

1. 致病物质

（1）鞭毛、菌毛与黏液素酶　霍乱弧菌通过鞭毛运动可穿过肠黏膜黏液层，有毒株亦可产生黏液素酶，有利于细菌穿过黏液层。依靠菌毛黏附于肠壁上皮细胞，并在其上迅速繁殖。

（2）霍乱肠毒素（cholera enterotoxin）　是霍乱弧菌致病的最主要因素，为目前已知的致泻毒素中能力最强的外毒素。为对热不稳定的蛋白质，由 1 个 A 亚单位与 5 个相同的 B 亚单位结合而成。A 亚单位是毒性单位，B 亚单位为结合单位。

2. 所致疾病　引起霍乱——烈性肠道传染病。病人和带菌者是重要的传染源，主要通过被污染的饮水或食物经口感染。人类是霍乱弧菌的唯一易感者。在胃酸中，霍乱弧菌很快死亡。病菌进入小肠后，黏附于小肠黏膜上皮细胞表面迅速繁殖，产生霍乱肠毒素作用于肠黏膜细胞而致病。食入细菌约 3 天，表现为剧烈腹泻和呕吐，腹泻物为米泔水样，特征明显。

3. 免疫性　病后免疫力牢固，其血液和肠腔中出现抗体。肠腔中出现 SIgA，可凝集黏膜表面的病菌，使其失去动力；可与菌毛等黏附因子结合，阻止霍乱弧菌黏附至肠黏膜上皮细胞。霍乱弧菌引起的肠道局部黏膜免疫是霍乱保护性免疫的基础。

（三）微生物学检查

霍乱传播快，对早期病人应快速、准确诊断，并及时作出疫情报告。

1. 标本采集 取病人米泔水样粪便和呕吐物，立即送到实验室分离培养，不能培养的应放入 Cary - blair 保存液中由专人送检。

2. 直接镜检 悬滴法观察镜下标本中是否有穿梭状运动的细菌，加入霍乱弧菌抗血清后，若运动消失，则为制动试验阳性。涂片染色镜检，尽快作出初步诊断。

3. 分离培养与鉴定 将标本接种于碱性蛋白胨水中，37℃增菌 6~8 小时后直接镜检并做分离培养。细菌发酵蔗糖形成黄色菌落。

4. 快速诊断 荧光菌球检测，或做 SPA 协同凝集试验检测可溶性抗原，对快速检查有一定意义。

（四）防治原则

早发现、早隔离、早治疗霍乱患者和带菌者，防止疫情蔓延。改善社区卫生条件，培养良好的个人卫生习惯，加强水源和粪便管理，不生食海产品，是预防霍乱弧菌感染和流行的重要措施。接种疫苗，提高免疫力。补充水和电解质，防止低血容量性休克，代谢性酸中毒和肾衰竭。治疗可及时清除体内细菌，减少外毒素的产生，常用的药物有氯霉素、复方新诺明、四环素等。

二、副溶血性弧菌

副溶血弧菌（*V. parahemolyticus*）为致病性嗜盐弧菌。革兰阴性，无芽胞，单鞭毛。具有嗜盐性，在培养基中以添加 3.5% NaCl 最为适宜。在盐浓度不适宜的培养基上，细菌呈长杆形或球杆形等多形态。该菌不耐热，90℃ 1 分钟即被杀死；不耐酸，在 1% 醋酸或 50% 食醋中 1 分钟即死亡。副溶血性弧菌广泛存在于近海的海水、海底沉积物、鱼类、贝壳等海产品中。主要引起食物中毒，尤以日本、东南亚、美国及我国台北地区多见，也是我国大陆沿海地区食物中毒最常见的一种病原菌。根据 O 抗原的不同，现已有 13 个血清群。

人食入烹饪不当的海产品或盐腌食品而发病，常见的感染源有海蜇、海鱼、海虾等，该病常年均可发生，夏季多见，临床表现为自限性腹泻或轻、中度霍乱样腹泻、腹痛、呕吐和低热，粪便多为水样，恢复较快。病后免疫力不强，可重复感染。

采集标本时应采取患者粪便、肛拭或剩余食物，直接分离于 SS 琼脂平板或嗜盐菌选择平板。对可疑菌落，进一步进行鉴定。

治疗可用抗菌药物，如庆大霉素或复方新诺明，严重病例需输液和补充电解质。

复习思考题

霍乱弧菌的致病物质有哪些？如何防治霍乱？

第四节　厌氧性细菌

■■■导学要点

1. 破伤风梭菌的生物学性状、致病物质、所致疾病、防治原则。
2. 产气荚膜梭菌的生物学性状、致病物质、所致疾病、防治原则。
3. 肉毒梭菌的致病性。
4. 无芽胞厌氧菌的生物学性状、致病性。

厌氧性细菌（anaerobic bacteira）是一群必须在无氧环境下生长繁殖的细菌。可分为厌氧芽胞梭菌属和无芽胞厌氧菌两大类。

一、厌氧芽胞梭菌属

革兰阳性大杆菌，有芽胞，芽胞直径多宽于菌体。常存在于土壤和肠道内容物中。少数致病，在适宜条件下，芽胞形成繁殖体，产生毒性强大的外毒素，引起疾病发生。主要的致病菌有破伤风梭菌、产气荚膜梭菌、肉毒梭菌及艰难梭菌，分别能引起破伤风、气性坏疽、肉毒中毒和假膜性结肠炎等疾病。

（一）破伤风梭菌

破伤风梭菌（*C. tetani*）是引起破伤风的病原菌，广泛存在于自然界，以土壤及人和动物肠道中多见。

1. 生物学性状　菌体细长，杆菌，有周鞭毛，无荚膜。芽胞呈正圆形，位于菌体一端，直径大于菌体宽度，故使菌体似鼓槌。严格厌氧，常用肉渣培养基培养，生长后肉汤均匀混浊，肉渣微变黑，有腐败恶臭气味。在血平板上呈薄膜状爬行生长，边缘不整齐。芽胞抵抗力强，在土壤中可存活数十年，煮沸 1 小时可被破坏。对青霉素敏感。

2. 致病性与免疫性

（1）**感染条件**　经伤口侵入机体，其感染的重要条件是伤口形成的厌氧微环境。如深而窄的伤口，有泥土、异物污染；坏死组织较多，局部组织缺血；同时伴有需氧菌混合感染等。

（2）**致病物质**　破伤风痉挛毒素，属于神经毒素，毒性强，不耐热，易被蛋白酶分解。免疫原性强，经甲醛脱毒后成为类毒素，可刺激机体产生破伤风抗毒素（TAT）。另一种为破伤风溶血素，与血琼脂平板上的溶血现象相关。

（3）**所致疾病**　引起破伤风，在伤口中产生的破伤风痉挛毒素对脑干神经和脊髓前角细胞有高度亲和力，以致伸肌、屈肌同时强烈收缩，骨骼肌强直痉挛。表现为牙关紧闭、吞咽困难、苦笑面容，随后躯干及四肢肌肉强直，呈角弓反张，甚至膈肌痉挛、呼吸困难窒息而死。

（4）免疫性　属体液免疫，主要是抗毒素发挥中和作用。病后免疫力不牢固。

3. 微生物学检查　破伤风临床症状典型，据症状和病史便可作出诊断，一般不必做微生物学检查。

4. 防治原则　正确处理伤口，清创扩创，造成有氧环境。我国3~6个月儿童接受白百破（DPT）三联疫苗计划免疫。如伤口较深可能混有泥土杂物，应肌内注射1500~3000单位精制破伤风抗毒素（tetanus antitoxin，TAT）以预防破伤风的发生。注射前做皮肤过敏试验。治疗时，破伤风患者应早期、足量使用TAT治疗，剂量为10万~20万单位。大剂量使用青霉素等抗生素可抑制其他细菌的混合感染，同时可使用镇静解痉药物对症治疗。

（二）产气荚膜梭菌

产气荚膜梭菌（*C. perfringens*）引起气性坏疽和食物中毒，广泛存在于自然环境中、人和动物肠道中。

1. 生物学性状　革兰阳性粗大杆菌，大小为（0.6~2.4）μm×（1.3~19.0）μm。芽胞呈椭圆形，位于菌体次极端，直径小于菌体。无鞭毛，在机体可形成明显的荚膜。本菌厌氧。可分解多种常见糖类，产酸产气。在牛奶培养基中，能分解乳糖产酸，而使牛奶中的酪蛋白凝固，同时产生大量气体将凝固的酪蛋白冲散，气势凶猛，称"汹涌发酵"。

2. 致病性

（1）致病物质　可产生多种外毒素和侵袭性酶，在气性坏疽的形成中起主要作用。

（2）所致疾病　①气性坏疽：致病条件与破伤风梭菌相似，经创伤感染，有一定潜伏期，细菌可在局部迅速繁殖，因其产生毒素和侵袭性酶，对组织的破坏作用，造成气肿，局部水肿，影响血液供应，造成组织进行性坏死，出现气性坏疽，表现为水肿、组织胀痛剧烈，触摸有捻发音。②食物中毒：食入被细菌污染的食物后可引起，致病物质主要是肠毒素，主要表现为腹痛、腹胀、水样腹泻，多于1~2天内自愈。

3. 微生物学检查

（1）直接涂片镜检　采取分泌物涂片镜检，观察到革兰阳性大杆菌、少量形态不规则的白细胞并伴有其他杂菌三个特点，可做初步诊断。

（2）分离培养与动物试验　将标本接种于血平板，取疑似菌落镜检。动物试验取培养液0.5~1.0mL静脉注射家兔或小鼠，10分钟后处死小鼠，放置37℃5~8小时，如小鼠躯体膨胀则立即解剖，可见肌肉和脏器内有大量气泡，肝脏最明显，称"泡沫肝"，取内脏组织镜检可见大量细菌。

4. 防治原则　及时对伤口进行彻底清创扩创，切除感染和坏死组织。使用多价抗毒素血清和大剂量青霉素等抗菌药物进行治疗。近年来的高压氧舱法也有一定疗效。

（三）肉毒梭菌

肉毒梭菌（*C. botulinum*）广泛存在于土壤中。本菌在厌氧环境中生长繁殖，产生强烈的肉毒毒素（botulin）。可引起肉毒中毒，病死率高。

1. 生物学性状　革兰阳性粗大杆菌。芽胞呈椭圆形，位于菌体次极端，宽于菌体，使菌体呈网球拍状。有周鞭毛，无荚膜。严格厌氧，在血平板上有 β 溶血。

2. 致病性　主要致病物质为肉毒毒素，是目前已知毒性最强的外毒素，毒性比氰化钾强 1 万倍，1mg 纯品肉毒毒素能杀死 2 亿只小白鼠，0.1μg 足以致人死亡。肉毒毒素属于神经毒素，作用于神经肌肉接头处，阻止乙酰胆碱的释放，导致肌肉麻痹。肉毒毒素不耐热，煮沸 1 分钟即被破坏。

肉毒梭菌以毒素致病，引起肉毒中毒。目前，已发现肉毒中毒有三种：食物肉毒中毒、婴儿肉毒中毒和创伤肉毒中毒，以食物肉毒中毒多见，后两种类型在临床上少见。

（1）*食物肉毒中毒*　引起肉毒中毒的食品在我国多为发酵豆制品和面制品，如豆瓣酱、臭豆腐、豆豉、甜面酱等，食入毒素后引起疾病。主要表现为神经末梢麻痹，眼部肌肉麻痹，出现复视、斜视、眼睑下垂、瞳孔散大，进而咽部肌肉麻痹，出现吞咽困难、言语不清和呼吸困难，若继续发展终因呼吸肌、心肌麻痹而死亡。

（2）*婴儿肉毒中毒*　婴儿因食入有该菌芽胞污染的蜂蜜或其他食物而感染，出现便闭、吮吸、哭闹无力。

（3）*创伤肉毒中毒*　肉毒梭菌芽胞污染创口后，局部具备厌氧条件，芽胞发芽形成繁殖体而产生毒素，毒素被吸收后致病。

3. 微生物学检查　取病人粪便或剩余食物，做细菌分离培养。

4. 防治原则　加强食品卫生管理与监督。食品进食前加热煮沸即可破坏毒素。对病人应早诊断、早治疗，同时加强护理及对症治疗，维持呼吸功能，降低死亡率。

二、无芽胞厌氧菌

无芽胞厌氧菌是人体的正常菌群，是一群专性厌氧、不产生芽胞的细菌。

无芽胞厌氧菌共 23 个属，与人类疾病相关的主要有 10 个属，包括革兰阴性杆菌的类杆菌属、卟啉单胞菌属、梭杆菌属、普雷沃菌属，革兰阴性球菌的韦荣菌属，革兰阳性杆菌的丙酸杆菌属、双歧杆菌属、真杆菌属、放线菌属，革兰阳性球菌的消化链球菌属。

（一）类杆菌属

类杆菌属为革兰阴性厌氧杆菌，能形成荚膜，无芽胞和鞭毛。代表菌株为脆弱类杆菌（*B. fragilis*）。致病物质有内毒素、菌毛、荚膜和肝素酶等。荚膜多糖能引起腹腔及各器官的脓肿。肝素酶可促进凝血，利于血栓性静脉炎和迁徙性脓肿的形成。感染部位好发于黏膜表面，如口腔、鼻窦、鼻咽部、胸腔、腹腔和肛门会阴附近。分泌物直接涂片镜检能观察到细菌。治疗可用甲硝唑、替硝唑或其他广谱抗生素。

（二）普雷沃菌属

普雷沃菌属（*Prevotella*）为革兰阴性厌氧菌，多形性杆菌，无芽胞，无动力，有菌毛和荚膜。是口腔正常菌群，可引起牙周疾病、上呼吸道感染、肺部和脑脓肿。

（三）梭杆菌属

梭杆菌属（*Fusobacterium*）为革兰阴性厌氧杆菌，菌体细长，两端尖细呈梭形。人和动物口腔、呼吸道、肠道、泌尿道的正常菌群。常与螺旋体混合感染，引起患者急性溃疡性龈炎、急性坏死性龈炎等。

（四）丙酸杆菌属

丙酸杆菌属（*Propionibacterium*）为革兰阳性的多形性杆菌，无鞭毛和芽胞，0℃ ~ 37℃生长迅速。丙酸杆菌是皮肤正常菌群。临床较常见的是痤疮丙酸杆菌（*P. acnes*），可因外伤及手术等原因引起皮肤软组织感染。

（五）消化链球菌属

消化链球菌属（*Peptostreptococcus*）为大部分为口腔、肠道、女性生殖道、皮肤等的正常菌群，革兰阳性厌氧球菌，无芽胞。寄居于口腔牙缝，常因拔牙进入血液引起亚急性细菌性心内膜炎。

（六）韦荣球菌属

韦荣球菌属（*Veillonella*）为革兰阴性厌氧球菌，成双排列或短链排列，无芽胞、鞭毛和荚膜。主要寄居在人及动物的口腔、消化道及呼吸道。临床常见的小韦荣球菌（*V. parvula*），可产生内毒素，在各种混合感染中起作用，常可在软组织脓肿、血液和上呼吸道感染的标本中分离得到。

复习思考题

1. 简述破伤风梭菌的致病性和防治原则。
2. 比较产气荚膜梭菌和肉毒梭菌的致病性。

第五节　分枝杆菌属

▋导学要点

1. 结核分枝杆菌的生物学性状、致病物质、所致疾病、防治原则。
2. 麻风分枝杆菌的生物学性状、致病性、防治原则。

分枝杆菌属（*Mycobacterium*）是一类细长略弯的杆菌。因其繁殖时有分枝生长趋势而得名。细菌无芽胞和鞭毛，不产生内、外毒素。细菌细胞壁中含有大量脂质，一般不易着色，但若加温或延长染色时间着色后，能抵抗盐酸酒精的脱色，故又称抗酸杆菌（acid – fastbacilli）。本属细菌对人类致病的主要有结核分枝杆菌和麻风分枝杆菌。

一、结核分枝杆菌

结核分枝杆菌（*M. tuberculosis*），简称结核杆菌，能引起人类结核病。主要包括人型和牛型结核分枝杆菌，可侵犯全身各组织器官，以肺部感染最多见。我国每年因结核病死亡的人数约 25 万，居各类传染病之首。

（一）生物学性状

1. 形态染色　菌体为细长而稍弯曲，大小为（1～4）μm ×（0.4～0.5）μm。有荚膜，无鞭毛，无芽胞，不产生外毒素。抗酸染色呈红色，非抗酸菌被染成蓝色。

2. 培养特性　专性需氧，营养要求高。最适宜的生长温度为 37℃，pH 值以 6.5～6.8 最适宜。生长缓慢，繁殖一代约 20 小时，接种约 4 周才出现肉眼可见的粗糙菌落，不透明，乳白色或米黄色，呈结节状、颗粒状或菜花状。在液体培养基中可形成菌膜浮于液面。

3. 抵抗力　由于细胞壁中含大量脂类，对某些理化因素的抵抗力强，尤其抗干燥。在干燥痰中存活 6～8 个月，在尘埃上可保持传染性 8～10 天。本菌耐酸碱，可抵抗 6% 硫酸、3% 盐酸或 4% 氢氧化钠达半个小时，对 1∶13000 孔雀绿或结晶紫等染料均有抵抗力，培养基中加入上述染料可抑制杂菌生长。对湿热、紫外线及酒精抵抗力弱，在液体中加热 62℃～63℃15 分钟，用 75% 酒精作用 2 分钟，或直接日光照射 2～3 小时即可杀菌。

4. 变异性　结核杆菌的形态、菌落、毒力及耐药性均可发生变异。卡介苗（Bacilli Calmette – Guerin，BCG）是卡密特（Calmette）与介伦（Guerin）将郭霍首先分离出的有毒牛型结核杆菌培养于含有甘油、胆汁及马铃薯的培养基中，经 13 年 230 次传代获得的减毒活疫苗。结核分枝杆菌对链霉素、异烟肼、利福平等药物较易产生耐药性，耐药菌株多伴有毒力的减弱。

（二）致病性

1. 致病物质

（1）**荚膜**　主要成分是多糖，能黏附在宿主细胞上，可抵抗吞噬细胞的吞噬作用。

（2）**类脂（liqid）**　含量约占细胞壁干重的 60%，与细菌毒力有密切关系。与致病性有关的有：①磷脂（phosphatide）：能刺激单核细胞增生，并可抑制蛋白酶的分解作用，使病灶形成结核结节和干酪样坏死。②分枝菌酸（mycolicacid）：与结核杆菌的抗酸性有关。③索状因子（cordfactor）：可损伤线粒体膜，抑制中性粒细胞游走和吞噬，与慢性肉芽肿形成有关。④蜡质 D（wax – D）：是糖肽脂与分枝菌酸的复合物，能引起迟发型超敏反应。⑤硫酸脑苷脂（sulfatides）：有毒菌株细胞壁上的一种成分，可抑制吞噬细胞中吞噬体与溶酶体融合，有利于细菌在细胞内长时间生存。

（3）蛋白质　结核分枝杆菌菌体内具有多种蛋白质，其中有的可与蜡质 D 结合致机体发生迟发型超敏反应。

2. 所致疾病　结核分枝杆菌侵入组织细胞，在细胞内大量繁殖可引起炎症反应和迟发型超敏反应。细菌可通过呼吸道、消化道或皮肤黏膜破损处侵入机体，侵犯相应部位组织器官，引起结核病，以肺结核最多见。

（1）肺部感染　分原发感染和继发感染。①原发感染：多见于儿童。结核分枝杆菌随飞沫经呼吸道进入体内到达肺泡，由于菌体成分的作用，细菌能发挥抗吞噬作用，被巨噬细胞吞噬后在其中大量生长增殖，导致巨噬细胞裂解死亡。此过程可重复，引起机体渗出性炎症反应，称为原发灶。灶内细菌经淋巴管扩散至肺门淋巴结，可引起肺门淋巴结肿大。原发灶、淋巴管炎以及肿大的肺门淋巴结称为原发综合征。随着机体逐渐启动特异性细胞免疫功能，也同时表现迟发型超敏反应，绝大部分原发感染可经纤维化或钙化而自愈，但病灶内可有少量细菌潜伏，作为内源性感染的来源。少数免疫力低下的感染者，病原菌可经血流扩散至全身，引起全身粟粒型结核。②继发感染：多见于成人，内源性感染和外源性感染均可发生。由于机体已建立了对结核分枝杆菌的特异性细胞免疫，故病灶常较局限，一般不累及邻近的淋巴结，主要表现为慢性淋巴肉芽肿性炎症，形成干酪样坏死、纤维化和空洞，病人痰液中含有大量的病原菌，称为开放性肺结核。

（2）肺外感染　少数肺结核患者免疫力低下，结核杆菌可经血液和淋巴液扩散，引起肺外结核，如脑、肾、骨与关节、生殖系统等。对于免疫力极低及长期使用免疫抑制剂的患者，甚至可发展为全身粟粒型结核或播散型结核。结核分枝杆菌亦可经消化道及皮肤破损处侵入人体可引起肠结核、结核性腹膜炎及皮肤结核。

（三）免疫性与超敏反应

1. 免疫性　人类对结核分枝杆菌的感染率较高，但发病率很低，表明人类对该病原菌具有较强的抵抗力。人体对结核的免疫力是否能维持，依赖于结核杆菌在体内是否存在，该免疫称为传染性免疫或有菌免疫，当体内的细菌全部消失时，免疫力也随之消失。

2. 超敏反应　在人体形成特异性细胞免疫时，迟发型超敏反应即存在，二者均由效应 T 细胞介导。此结果可用郭霍现象（Koch's phenomenon）来解释。将结核分枝杆菌初次注入健康豚鼠皮下，10～14 天后，注射局部发生坏死，溃疡深而不愈，附近淋巴结肿大，细菌扩散至全身，表现为原发感染，此时结核菌素测试结果为阴性。若将等量结核分枝杆菌再次注入曾感染过并已康复的豚鼠皮下，经 1～2 天，局部可迅速出现溃疡，但浅而易愈合，附近淋巴结不肿大，结核杆菌很少扩散，表现为继发感染，结核菌素测试结果为阳性。由此可以得出，原发感染由于机体尚未形成特异性免疫应答，不出现超敏反应，故病变发生缓慢，病菌易扩散。而继发感染时机体已经建立特异性细胞免疫，所以溃疡发生快、浅且容易愈合。越来越多的研究结果表明，通过测定机体对结核分枝杆菌是否发生超敏反应即可判断机体对结核分枝杆菌是否存在免疫力，基于此机制建立了结核菌素试验。

3. 结核菌素试验 是应用结核菌素检测机体对结核杆菌是否发生迟发型超敏反应的一种皮肤试验，用来判断机体对结核杆菌是否存在免疫力。

（1）结核菌素试剂 ①旧结核菌素（old tuberculin，OT）：甘油肉汤对结核分枝杆菌进行培养，将培养物加热、浓缩、过滤所得的结核蛋白。②纯蛋白衍生物（purified protein derivative，PPD）：PPD 是 OT 经三氯醋酸沉淀后得到的纯化物，是常用的结核菌素试剂。PPD 又分两种：人结核分枝杆菌制成的 PPD - C 和卡介苗制成的 BCG - PPD。

（2）试验方法 取 PPD 5 个单位（0.00002mg 为 1 单位）注入前臂掌侧皮内，经48~72 小时，观察注射局部的变化结果。若局部红肿硬结直径大于 5mm，为阳性，大于 15mm 则为强阳性，小于 5mm 则为阴性。

（3）意义分析 阳性结果表明机体感染过结核杆菌或卡介苗接种成功，有一定免疫力，对结核杆菌有迟发型超敏反应。强阳性反应表明机体可能有活动性结核病。阴性结果则表明机体未感染过结核分枝杆菌或未接种过卡介苗，无特异性免疫力。但是处于感染早期、T 细胞尚未致敏、老年人、患严重结核、其他传染病、恶性肿瘤、获得性免疫功能低下或使用免疫抑制剂等患者，均可呈现假阴性反应。

（4）试验应用 该试验可用于以下几种情况：①选择卡介苗接种对象及测定人工免疫效果。②为婴幼儿结核病诊断提供参考。③辅助测定肿瘤患者等的细胞免疫功能状态。④在未接种卡介苗的人群中做病菌感染的流行病学调查。

（四）微生物学检查

1. 标本采集 采取不同部位的标本进行检查，如痰、尿、粪、脑脊液、血液等。痰液、尿液或粪便标本杂菌多，需经 4% NaOH 或 3% HCL 或 6% H_2SO_4 作用 15 分钟杀菌，再离心集菌。

2. 涂片染色镜检 标本直接涂片或集菌后涂片，抗酸染色后镜检，发现抗酸阳性菌时，即可作出初步诊断。可重复涂片检查以提高阳性率。

3. 分离培养 标本接种于固体罗氏培养基，37℃培养，每周观察 1 次，一般 3~5 周形成肉眼可见菌落。观察菌落特点及涂片染色等进行鉴定。

4. 动物实验 将集菌后的标本注入易感动物豚鼠腹股沟皮下，3~4 周后若观察到局部淋巴结肿大，结核菌素试验结果阳性，即可进行解剖。

5. 快速诊断 目前利用聚合酶链反应（PCR）技术的高度敏感性和特异性，可获得结果，用于结核病的早期和快速诊断。但要注意 PCR 技术过程中要防止污染，以免导致实验结果的假阳性和假阴性。

（五）防治原则

加强宣传教育，对结核患者及时隔离治疗。人工免疫卡介苗（BCG），免疫对象为新生儿和结核菌素试验阴性的儿童。接种后 6~8 周结核菌素试验阳性，可判定接种者已产生特异性免疫力。常用于治疗结核病的药物有异烟肼、利福平、乙胺丁醇等。一般联合用药发挥协同作用并减少耐药性的产生。

二、麻风分枝杆菌

麻风分枝杆菌（*M. leprae*）简称麻风杆菌，引起麻风病。该病是一种潜伏期长的慢性传染病，损伤皮肤、黏膜和外周神经组织，部分病例可侵犯深部组织和内脏器官。麻风呈世界性流行，1997年世界卫生组织（WHO）估计全球有超过100万麻风患者。我国许多地区也有本病的发生。

（一）生物学性状

麻风分枝杆菌形态和染色均与结核分枝杆菌相似。菌体细长略弯曲，无荚膜，无鞭毛，不形成芽胞。此菌是一种典型的胞内寄生菌，被感染的细胞胞浆呈泡沫状称为泡沫细胞（foam cells）或麻风细胞，这是重要的鉴别特点。

（二）致病性

麻风患者是麻风病的唯一传染源。细菌经鼻腔、口腔分泌物、皮疹渗出液、痰、汗液、乳汁、阴道分泌物及精液排出，主要通过呼吸道、皮肤黏膜破损处和直接接触等方式对人体传播。人对麻风杆菌有较强的抵抗力，以细胞免疫为主。

本病潜伏期及病理过程与机体免疫力有关。大部分病人分为结核样型和瘤型麻风。我国以结核样型多见。瘤型麻风病情重、传染强，主要侵犯皮肤、黏膜，可累及神经及深部脏器。镜下可见大量麻风细胞和肉芽肿。结核样型麻风多为自限型疾病，传染性小，病变主要在皮肤与外周神经。

麻风病的诊断以微生物学检查为主要方法。直接取病人鼻黏膜或皮损处检材做涂片，经抗酸染色后镜检，根据麻风分枝杆菌和麻风细胞特点进行诊断。

（三）防治原则

目前对麻风病无特异性疫苗，对疑似病人要早发现、早隔离、早治疗。麻风杆菌与结核杆菌有共同抗原，因此在某些高发国家和地区用BCG来预防麻风，可收到一定效果。治疗药物以砜类、利福平、氯苯吩嗪等为主，建议采用联合用药。

复习思考题

1. 简述结核分枝杆菌的致病性和防治原则。
2. 简述结核菌素试验的方法和意义。

第六节 其他致病菌

■■■导学要点

1. 白喉棒状杆菌的生物学性状、致病物质、所致疾病、防治原则。
2. 常见动物源性细菌的生物学性状、致病性、防治原则。
3. 鲍特菌属、螺杆菌属、弯曲菌属、嗜血杆菌属、假单胞菌属、军团菌属的生物学性状及致病性。

一、棒状杆菌属

棒状杆菌属（*Corynebacterium*）是一群革兰染色阳性杆菌。该属种类繁多，主要有白喉棒状杆菌（*C. diphtheriae*）、假白喉棒状杆菌（*C. pseudodiphtheriticum*）、微小棒状杆菌（*C. minutissmum*）、溃疡棒状杆菌（*C. ulcerans*）、结膜干燥棒状杆菌（*C. rerosis*）等，大多为条件致病菌。白喉棒状杆菌具有较强传染性，能引起人类疾病。

白喉棒状杆菌简称白喉杆菌，引起白喉，该病是一种急性呼吸道传染病，因患者咽喉部出现灰白色假膜，故得名。

（一）生物学性状

1. 形态染色　菌体细长略有弯曲，一端或两端膨大呈棒状。排列不规则，可呈 L、Y、V 形或栅栏状。革兰染色阳性。奈瑟（Neisser）或阿尔伯特（Albert）染色，菌体一端或两端可见着染颗粒，这些与菌体着色不同的颗粒，称为异染颗粒（metachromatic granules），是本菌的主要特征，具有鉴别意义。

2. 培养特性　该菌需氧或兼性厌氧，37℃时生长良好，营养要求高，在吕氏血清培养基上生长迅速，菌落光滑细小、灰白色，形态典型，异染颗粒明显。在含 0.03% 亚碲酸钾的血平板上，能吸收碲盐并将其还原为金属碲，使菌落呈黑色。

3. 抵抗力　对湿热敏感，煮沸 1 分钟即死亡。对普通化学消毒剂敏感，耐干燥、耐冷，对日光的抵抗力较强。对青霉素及红霉素敏感。

（二）致病性与免疫性

1. 致病物质　白喉毒素是白喉棒状杆菌的主要致病物质，化学性质为蛋白质，毒性强，抗原性强，由 A、B 两个亚单位构成。B 亚单位无毒性，能与心肌细胞、神经细胞等易感细胞膜表面受体结合，使 A 亚单位进入细胞。A 亚单位有毒性，可使辅酶 I（NAD）上的腺苷二磷酸核糖（ADPR）与延伸因子 II（EF-2）结合，使 EF-2 失活，以此影响细胞蛋白质的合成，导致组织病变和坏死。此外，索状因子（cord factor）和

K抗原的作用，也利于细菌的定植和侵袭。

2. 所致疾病 引起人类白喉，传染源是白喉患者或带菌者。细菌进入机体后，分布在鼻咽部，经呼吸道飞沫传播。在鼻咽部黏膜表面生长繁殖并产生外毒素，引起局部和全身中毒症状。血管渗出的纤维蛋白将炎性细胞、黏膜坏死组织和细菌聚集在一起形成灰白色假膜，与黏膜下组织紧密粘连，如假膜脱落可致呼吸道阻塞，严重者可窒息死亡。细菌一般不入血，但其产生的外毒素可吸收入血，能迅速与心肌细胞、外周神经、肾上腺组织细胞结合，引发心肌炎、软腭麻痹、声音嘶哑、吞咽障碍及肾上腺功能障碍等全身中毒症状。

3. 免疫性 人工预防接种或病后，免疫力牢固。主要依靠抗毒素发挥中和作用。

（三）微生物学检查

1. 标本 用无菌棉拭子采取患者病变部位假膜及边缘分泌物。

2. 涂片镜检 将标本直接涂片，分别用美蓝染色和革兰染色后镜检。如观察到典型的革兰阳性棒状杆菌并有异染颗粒，结合临床症状可作出初步诊断。

3. 分离培养 吕氏血清斜面培养基可分离培养，依据菌落形态、颜色等鉴定。必要时结合生化反应和毒力试验。

4. 毒力试验 此为鉴别产毒白喉杆菌与其他白喉杆菌的重要试验，可用琼脂Elek平板毒力试验和动物试验两种方法。

（四）防治原则

特异性预防采用注射白喉类毒素。国内主要使用白喉类毒素、百日咳菌苗、破伤风类毒素制成的白百破三联疫苗进行人工免疫。对易感人群可用白喉抗毒素进行紧急预防。发现白喉患者要及早隔离，治疗期要使用足量白喉抗毒素和抗生素。

二、其他常见的致病菌

（一）动物源性细菌

引起人畜共患病的病原菌称为动物源性细菌。动物源性细菌主要有布鲁菌属、耶尔森菌属和芽胞杆菌属等。

1. 布鲁菌属 简称布氏杆菌，可导致动物和人感染布病。该属细菌有6个生物种，我国流行的是羊、牛、猪布氏杆菌三种，其中以羊布氏杆菌常见。

本菌是革兰阴性小杆菌，无鞭毛，无芽胞。专性需氧，初次分离时需供给5% ~ 10% CO_2环境。生长缓慢。常用肝浸液培养基培养。在自然界中该属抵抗力强，对热、化学消毒剂敏感。

致病因素主要是内毒素、荚膜及透明质酸酶。最易感染牛、羊、猪等动物，造成母畜流产。人类感染该病菌主要通过接触病畜及其分泌物或接触污染的畜产品，皮肤、消化道、眼结膜等为其感染途径。吞噬细胞将细菌吞噬，然后带至淋巴结等部位生长繁殖形成感染灶，继之入血引起菌血症。临床症状可见发热、乏力、关节痛等。此后，病菌进入肝、脾、骨髓、淋巴结等组织形成新的感染灶，进而血流中的细菌逐渐消失，体温亦趋于正常。若细菌在新感染灶中繁殖到一定程度，便可再次进入血流出现菌血症，体温也再度升高。如此反复发热呈波浪式，称波浪热。布氏杆菌为胞内寄生菌，一般认为是细胞免疫起主要作用。疾病的实验室诊断主要依靠病原体分离鉴定、血清学试验及皮肤试验等。

有效的预防措施是加强养殖管理、控制病畜，切断传播途径，对畜群接种减毒活疫苗，对易感人群采用减毒活疫苗皮上划痕法接种，有效期 1 年。治疗药物有四环素、青霉素等。

2. 耶尔森菌属　肠杆菌科，革兰阴性小杆菌，包括 11 个菌种。鼠疫耶尔森菌（Y. pestis）俗称鼠疫杆菌，与人类关系密切，引起鼠疫。该病是一种烈性传染病，属于我国法定的甲类传染病，死亡率可达 30%。该菌两端钝圆浓染，有荚膜，无鞭毛，不形成芽胞。镜下可见着色极浅的菌影。

鼠疫耶尔森菌毒力强，致病物质有：①内毒素、荚膜；②外膜抗原，存在于菌体表面，具有抗吞噬功能；③鼠毒素（murine toxin），为外毒素，菌体裂解后释放，可导致局部坏死和毒血症。

鼠疫杆菌寄居于啮齿动物体内，在人类鼠疫发生前，一般先在鼠类中流行。随着病鼠大量死亡，失去宿主的鼠蚤转向人群，引起人类感染鼠疫。临床常见病型有腺鼠疫、败血性鼠疫和肺鼠疫。鼠疫毒素主要作用于全身周围血管及淋巴管，可致微循环障碍，患者临死前，皮肤高度发绀，故有"黑死病"之称。

灭鼠、灭蚤可从根本上预防本病，流行区可接种疫苗。感染后应尽早使用足量抗菌药物进行治疗。

3. 芽胞杆菌属　芽胞杆菌属（Bacillus）是一大类需氧或兼性厌氧、革兰阳性杆菌。有氧条件下可形成芽胞，广泛分布于土壤和尘埃中。该属细菌种类繁多，炭疽芽胞杆菌为主要致病菌。

炭疽芽胞杆菌（B. anthracis）俗称炭疽杆菌，引起动物和人类炭疽病。

革兰阳性大杆菌，菌体两端平切，在培养基中呈长链状排列；适宜的外环境或人工培养基中易形成椭圆形芽胞，位于菌体中央且小于菌体宽度。无鞭毛。需氧，普通培养基生长良好，可见表面粗糙的灰白色、无光泽菌落，边缘不整齐。该菌芽胞抵抗力极强，在室温干燥环境下可存活 20 年之久，在皮毛中可存活数年。121.3℃高压蒸汽灭菌15 分钟可致芽胞死亡。

致病因素主要为荚膜和炭疽毒素。荚膜发挥抗吞噬作用，炭疽毒素引起水肿和坏死。人类对炭疽芽胞杆菌易感，引起炭疽病。临床类型有皮肤炭疽、肺炭疽和肠炭疽，可见皮肤起水疱、脓疱，中心坏死呈黑色形成焦痂，严重的有支气管肺炎症状、连续性呕吐及中毒性肠麻痹，以上症状 2～3 天内可急剧加重出现败血症，也可产生中毒性休克或毒血症致人死亡。病后免疫力牢固。

微生物学检查采取渗出液、血液、痰、粪便等标本。一般不解剖。无菌条件下样本先涂片，用1：1000升汞溶液固定5分钟以杀灭芽胞，然后染色镜检。如做动物试验，可将标本皮下注射小鼠炭疽杆菌，可致动物2~3天内死亡。防治原则重在预防，加强养殖管理，病畜立即隔离处死、焚烧或深埋。对密切接触人员进行炭疽减毒活疫苗接种。治疗可选青霉素等。

（二）鲍特菌属

鲍特菌属常寄居于上呼吸道。对人有致病作用的菌种为百日咳鲍特菌，亦称百日咳杆菌，引起人类百日咳。因病程较长，故得名，儿童易感。

本菌为革兰阴性小杆菌。无鞭毛，无芽胞。专性需氧。常用含甘油、马铃薯、血液的鲍金（Border – Gengou）培养基培养，2~3天后可见细小、光滑、不透明的银灰色珍珠状菌落，周围有不透明的溶血环。

该菌的致病物质有荚膜、内毒素、百日咳毒素、菌毛等。传染源为患者和带菌者，经飞沫传播。细菌黏附于纤毛上皮细胞，在局部繁殖并释放毒素，引起局部炎症、坏死，黏稠分泌物增多又不能及时排出，导致患者剧烈咳嗽。潜伏期1~2周。病程分为三期：①卡他期：类似普通感冒，表现低热、喷嚏、轻度咳嗽，此时呼吸道分泌物传染性强，持续近2周；②痉挛期：产生阵发性痉挛性咳嗽，可伴有呕吐、呼吸困难、发绀等。咳时伴有特殊吸气吼声（鸡鸣样吼声），持续1~6周；③恢复期：阵咳减轻趋于好转，完全恢复仍需数周至数月。

百日咳病后可获持久的体液免疫。预防主要以百日咳死疫苗（或百白破三联疫苗）人工主动免疫。治疗首选红霉素、氨苄西林等。

（三）螺杆菌属

螺杆菌属（*Helicobacter*）是20世纪末从弯曲菌属中划分出来的新菌属。代表菌种是与人类疾病关系密切的幽门螺杆菌。

幽门螺杆菌为革兰阴性，菌体弯曲，呈螺旋状、U形、S形。单鞭毛或多鞭毛，有动力运动活泼。微需氧，最适生长温度为37℃，营养要求高，血平板上生长良好。培养3~4天，才可见针尖状、圆形、透明的无色光滑菌落。

幽门螺杆菌与慢性胃炎、消化性溃疡有密切关系，与胃腺癌、黏膜相关淋巴组织（mucosa – associated lymphoid tissue，MALT）淋巴瘤也存在关联。人类为主要传染源，经消化道传播，自然人群总感染率为50%~90%。

微生物学检查可采取消化道黏膜组织标本，直接涂片做革兰染色镜检。观察到形态典型的弯曲菌即可初步诊断。再将标本接种于选择培养基，依据菌落特点进行鉴定。抗菌药物通常选用阿莫西林、克拉霉素、甲硝唑、替硝唑、四环素、多西环素、呋喃唑酮等。

（四）弯曲菌属

弯曲菌属（*Campylobacter*）是一类革兰阴性细菌，形态弯曲。广泛分布于动物界，引起多种疾病。已知 13 个菌种中，空肠弯曲菌对人类有致病性。

空肠弯曲菌（*C. jejuni*）形态细长弯曲，呈 S 形或逗点状，有鞭毛，无荚膜。微需氧。营养要求高，在血平板上培养 48 小时，可呈现两类菌落：一类为圆形、凸起、发亮、边缘整齐的不溶血单个小菌落；另一类为灰色、湿润有光泽、边缘不整齐、有扩散倾向的溶血菌落。抵抗力弱，不耐干燥和一般消毒剂，阳光直射可杀灭。

空肠弯曲菌是禽类肠道正常菌群，通过污染食物和水源导致人类感染，病人粪便也是传染源。病菌能产生霍乱样肠毒素，引起婴儿急性肠炎。预防措施以加强人畜粪便的卫生管理为主，注意饮食卫生。治疗药物选用红霉素、庆大霉素等抗生素。

（五）嗜血杆菌属

嗜血杆菌属（*Haemophilus*）是一群革兰阴性小杆菌。无鞭毛。因人工培养时须提供新鲜血液成分才能良好生长，故名嗜血杆菌。该属有 17 个种，最常见的致病菌是流感嗜血杆菌。

流感嗜血杆菌（*H. influenzae*）简称流感杆菌，为流感继发感染常见的细菌种类，也可引起化脓性感染。

新鲜的标本中，流感杆菌呈短小杆状。恢复期病灶或长期人工培养，结果呈现多形态性。营养要求高，常用巧克力色培养基培养流感杆菌。将流感嗜血杆菌与金葡菌一起培养时，因后者可产生 V 因子，故在葡萄球菌菌落周围的流感杆菌菌落较大，远则渐小，称之为"卫星现象"。

该菌通过其菌毛、荚膜、IgA 蛋白酶等发挥定植及抗吞噬等作用。引起原发感染和继发感染。前者多表现为急性化脓性感染，如化脓性脑膜炎、鼻咽炎、心包炎等，以小儿居多；后者常继发于流感、百日咳、麻疹、结核病等，表现有慢性支气管炎、鼻窦炎等，以成人居多。

（六）假单胞菌属

假单胞菌属（*Pseudomonas*）是革兰阴性细菌，形态直杆状或稍有弯曲。绝大多数有单端单鞭毛或单端丛鞭毛，无芽胞。专性需氧。该属细菌种类繁多，分布广泛。对人致病的有铜绿假单胞菌。

铜绿假单胞菌（*P. aerugionsa*）俗称绿脓杆菌，可产生水溶性色素，感染患者后使脓汁呈绿色，故得名。医院内广泛分布，如厕所、水槽、内窥镜等处。可引起住院病人多种感染。

本菌为直或稍弯的杆菌，两端钝圆，有鞭毛，无芽胞。普通培养基生长良好，血平板上产生透明溶血环。需氧。对外界抵抗力强，对青霉素等抗生素有天然耐药性，对庆大霉素敏感，但易产生耐药性变异。

铜绿假单胞菌为条件致病菌，是医院内感染的主要细菌。感染部位可涉及任何组织。临床如创伤感染、大面积烧伤、气管切开、内窥镜检查等，可引发下呼吸道感染及尿路感染。也可引起婴儿严重的流行性腹泻。

微生物学检查可采集脓汁、渗出液、血液等标本，分离培养。根据菌落特点、色素、生化反应等进行鉴定。也可用血清学试验，噬菌体分型做院内感染的追踪调查。

防治原则要求预防院内感染，严格无菌操作，同时提高入院患者免疫力。加强消毒灭菌工作，避免医务人员与入院患者的交叉感染。治疗时合理选择有效抗生素，如第四代头孢菌素、磺苄西林、多黏菌素 B 等均较好。

（七）军团菌属

军团菌属（*Legionella*），在自然环境中普遍存在，引起人类军团病。1976 年美国费城的一次退伍军人大会期间，暴发一种原因不明的肺炎，当时称为军团病。当时 149 人参加会议，最终 34 人死亡。从 4 例死亡者的肺组织中分离到一种新的革兰阴性杆菌。随后引起人们注意。2 年后的一次军团病国际会议上将该病菌命名为嗜肺军团菌，是军团菌属的主要致病菌。

嗜肺军团菌（*L. pneumophila*）为革兰阴性杆菌，呈显著多形性，有鞭毛，无荚膜。专性需氧。营养要求高，须提供含盐酸半胱氨酸和铁离子的培养基才能良好生长。生长缓慢，5～7 天可形成圆形菌落，直径 3～4mm。本菌在自然界中分布广泛，抵抗力较强，耐酸，对普通化学消毒剂敏感。

本菌的致病物质有外毒素、内毒素和多种酶类，经呼吸道传播。军团菌病有三种临床类型：流感样型、肺炎型和肺外感染型。流感样型类似感冒，感染症状较轻，主要表现为发热、头痛、肌肉酸痛等，预后良好；肺炎型以肺部症状为主，可出现高热、寒战、剧烈头痛、咯血，可导致死亡；肺外感染型为继发性感染，患者发生菌血症而出现脑、肾、肠、肝等多脏器感染症状。患者感染后可产生细胞免疫。

采取常规标本如痰、气管分泌物、血液等，接种于鲍金培养基或血平板上，依据形态、菌落、生化等生物学性状以进一步鉴定。尚无特异性疫苗应用。治疗可用红霉素、利福平等。

复习思考题

1. 简述白喉棒状杆菌的致病性和防治原则。
2. 简述铜绿假单胞菌的致病性。

第九章　其他原核细胞型微生物

导学要点

1. 衣原体、支原体、立克次体、螺旋体、放线菌的致病性。
2. 其他原核细胞型微生物的生物学特性。
3. 其他原核细胞型微生物的防治原则。

其他原核细胞型微生物包括衣原体、立克次体、支原体、螺旋体和放线菌。本章主要介绍其他原核细胞型微生物的概念、特点及引起的主要疾病。

第一节　衣　原　体

一、生物学特性

衣原体（chalmydiae）是一类严格真核细胞内寄生，有独特发育周期，能通过细菌滤器的原核型微生物。衣原体的共同特征是：①具有独特的发育周期，类似细菌的二分裂方式繁殖；②有 DNA 和 RNA 两种类型的核酸；③有细胞壁，革兰阴性，圆形或椭圆形；④含有核糖体；⑤具有独立的酶系统，能进行多种代谢，但缺乏产生代谢能量的作用，必须依靠宿主细胞的代谢中间产物作为能量来源，因而具有严格的细胞内寄生性；⑥对多种抗生素敏感。

衣原体在宿主细胞内生长繁殖，有特殊的发育周期。可观察到两种大小、形态结构不同的衣原体颗粒。较小而致密的称原体（elementary body，EB），卵圆形，直径为 $0.2 \sim 0.4\mu m$，在光学显微镜下勉强可见。原体有高度传染性，但无繁殖能力。另一种大而疏松的称始体，也称网状体（initial body，EB），呈圆形或不规则形，直径为 $0.5 \sim 1.2\mu m$，是衣原体的繁殖型，无感染性。原体感染宿主细胞后被细胞膜包围形成空泡，在空泡内原体增大，发育成为始体。始体以二分裂形式繁殖，在空泡内形成许多子代原体，成熟的子代原体从细胞中释出，再感染新的易感细胞，开始新的发育周期。

衣原体为专性细胞内寄生。可于鸡胚卵黄囊中繁殖。沙眼衣原体是我国学者汤飞凡

1956年用鸡胚卵黄囊接种法首次在世界上分离成功的，从而促进了有关衣原体的研究。

衣原体分布广泛，常寄生于人类、哺乳动物及禽类，仅少数致病。能引起人类疾病的衣原体有沙眼衣原体（*C. trachomatis*）、肺炎衣原体（*C. pneumonia*）、鹦鹉热衣原体（*C. psittaci*）等，前两者与人类疾病关系密切。

二、致病性与免疫性

（一）沙眼衣原体

沙眼衣原体主要寄生于人类黏膜上皮细胞，无动物宿主。主要引起以下疾病：

1. 沙眼 由沙眼生物变种A、B、Ba、C血清型引起。主要经眼–眼或眼–手–眼传播。当沙眼衣原体感染眼结膜上皮细胞后，在其中增殖并在胞浆内形成包涵体，引起局部炎症。早期出现眼睑结膜急性或亚急性炎症，症状是流泪、有黏性或脓性分泌物、结膜充血、滤泡增生等。晚期可出现结膜瘢痕、眼睑内翻、倒睫、角膜血管翳等引起的角膜损害，影响视力或致盲。据统计，沙眼是目前世界上致盲的第一病因。

2. 包涵体结膜炎 由沙眼生物变种D～K血清型引起。包括婴儿结膜炎和成人结膜炎。前者系婴儿通过产道时感染，引起急性化脓性结膜炎（包涵体脓漏眼），其分泌物内含大量衣原体。成人感染可因两性接触，经手–眼途径或污染的游泳池水感染，引起滤泡性结膜炎，又称游泳池结膜炎。病变类似沙眼，但不出现角膜血管翳，无结膜瘢痕，一般经数周或数月痊愈，无后遗症。

3. 泌尿生殖道感染 由沙眼生物变种D～K血清型引起，经性接触传播。男性多表现为非淋菌性尿道炎，伴有排尿困难和稀薄的脓性尿道分泌物。不经治疗可缓解，但多数转变成慢性，周期性加重，并可合并附睾炎、直肠炎等。女性能引起尿道炎、宫颈炎、输卵管炎、盆腔炎等，可导致不孕症和宫外孕。衣原体性泌尿生殖道炎症是目前世界严重的性传播疾病（sexualtransmitteddiseases，STD）之一，在我国有逐年上升的趋势。

4. 性病淋巴肉芽肿 由沙眼衣原体LGV生物变种L1、L2、L2a及L3引起。LGV主要通过性接触传播。男性侵犯腹股沟淋巴结，引起化脓性淋巴结炎和慢性淋巴肉芽肿，常形成瘘管。女性可侵犯会阴、肛门、直肠，引起会阴–肛门–直肠组织狭窄。

（二）鹦鹉热衣原体

鹦鹉热衣原体首先从鹦鹉体内分离出来，主要在鸟类及家禽中传播，引起鸟、禽类的腹泻或隐性感染。人因接触受染的动物而感染，临床表现多为非典型性肺炎。患者有发热、头痛、干咳等症状，可并发心肌炎。

（三）肺炎衣原体

肺炎衣原体寄生于人类，是呼吸道疾病的重要病原体，常引起肺炎、支气管炎、咽炎、鼻窦炎等急性呼吸道感染。近年研究发现，肺炎衣原体与冠状动脉硬化和心脏病的发生有关，但其具体机制尚有待深入研究。

机体感染衣原体后，体内能产生特异性免疫，但免疫力不强，因此易造成持续感染和反复感染。

三、防治原则

沙眼无特异的预防方法，注意个人卫生，不使用公共毛巾、浴巾和脸盆，避免直接或间接接触传染，是预防沙眼的重要措施。人类的鹦鹉热已公认为是一种养禽业的职业病，从事禽类加工和运输的人员应注意加强防护。治疗首选四环素。

第二节 立克次体

一、生物学特性

立克次体是一类以节肢动物为传播媒介，严格细胞内寄生的原核型微生物。立克次体的共同特点：①专性细胞内寄生；②具有细胞壁，以二分裂方式繁殖；③含有 RNA 和 DNA 两种核酸；④以节肢动物作为传播媒介或储存宿主；⑤多数引起自然疫源性疾病；⑥对多种抗生素敏感。

对人类致病的立克次体有 3 个属，包括立克次体属（*Rickettsia*）、东方体属（*Orientia*）、埃立克体属（*Ehrlichia*）等。立克次体属又分成 2 个生物群：斑疹伤寒群和斑点热群。

立克次体的大小介于细菌和病毒之间，为 $(0.8 \sim 2.0)\,\mu m \times (0.3 \sim 0.6)\,\mu m$，光镜下可见。形态以球杆状或杆状多见。革兰阴性，但着色不明显，常用 Giemnez 或 Giemsa 法染色，Giemsa 法染色立克次体被染成蓝紫色。在感染细胞内，不同立克次体分布的位置不同，具有鉴别作用。如普氏立克次体常散在于胞质中，恙虫病立克次体靠近核旁成堆排列，而斑点热群立克次体则在胞质和核内均可发现。

立克次体有 2 种主要抗原，一种为群特异性抗原，耐热，与细胞壁表面的脂多糖成分有关；另一种为种特异性抗原，不耐热，与细胞壁成分有关。斑疹伤寒等立克次体与变形杆菌某些菌株（如 OX19、OX2、OXK 等）的菌体抗原（O）有共同的抗原成分，故可用这些菌株代替相应的立克次体抗原进行非特异性凝集反应，检测患者血清中的相应抗体。这种交叉凝集试验称为外斐反应（Weii – Felix reaction），可用于辅助诊断立克次体病。

立克次体的致病物质主要有内毒素和磷脂酶 A。内毒素的主要成分是脂多糖，具有与肠道杆菌内毒素相似的多种生物学活性。磷脂酶 A 可溶解细胞膜或细胞内吞噬体膜，增强对易感细胞的侵袭力。

立克次体引起人畜共患性疾病，其流行有明显的地区性。预防立克次体病的重点是控制和消灭中间宿主及储存宿主，讲究卫生，加强个人自身防护。消灭体虱、灭鼠、杀灭媒介节肢动物等可有效地预防流行性斑疹伤寒、恙虫热、斑点热等。

特异性预防可接种灭活疫苗。活疫苗正处于实验阶段。治疗可用氯霉素、四环素类抗生素，对各种立克次体均有效，能明显缩短病程，降低病死率。但病原体的最终清除仍有赖于机体免疫功能，由于立克次体为细胞内感染，故细胞免疫更为重要。禁用磺胺类药物，因其不能抑制立克次体，反而有促进其繁殖的作用。

二、致病性与免疫性

（一）普氏立克次体

普氏立克次体（*R. prowazekii*）是流行性斑疹伤寒的病原体。患者是唯一传染源，人体虱为媒介，传播方式是虱-人-虱。虱叮咬病人后，立克次体进入虱肠管上皮细胞内繁殖。当感染的人虱再去叮咬健康人时，立克次体随粪便排泄在人的皮肤上，人由于瘙痒而抓伤，经搔抓的皮肤破损处侵入人体。立克次体在干燥虱粪中能保持感染性2个月左右，也可通过呼吸道或眼结膜发生感染。

立克次体侵入皮肤后，先在局部淋巴组织或小血管内皮细胞中大量增殖，导致细胞破裂，引起第一次立克次体血症。立克次体随血流扩散至全身组织器官的小血管内皮细胞，大量繁殖后再一次释放入血，引起第二次立克次体血症。其主要病理改变为血管内皮细胞增生、血栓形成及血管壁坏死，并伴有神经系统、心血管系统或其他实质脏器损害。人感染立克次体的潜伏期为10~14天，发病急，主要表现为高热、剧烈头痛、皮疹等。

病后患者可获得牢固免疫力，而且与斑疹伤寒立克次体的感染有交叉免疫。

（二）莫氏立克次体

莫氏立克次体（*R. moseri*）是地方性斑疹伤寒的病原体。地方性斑疹伤寒的临床症状与流行性斑疹伤寒相似，只是症状较轻，病程较短，很少累及中枢神经系统及其他实质脏器。

（三）恙虫病立克次体

恙虫病立克次体（*R. tsutsugamushi*）又称恙虫病东方体，是恙虫病的病原体。恙虫病是一种自然疫源性疾病，恙虫病立克次体通过恙螨的叮咬在鼠间传播。人被恙螨叮咬后，叮咬处会出现红色丘疹，形成水疱后破裂，溃疡中央呈黑色焦痂。患者还会出现发热、全身淋巴结肿大及内脏器官的病变。

恙虫病因病原体抗原型别多、抗原性弱，目前仍无安全有效的疫苗。

三、防治原则

立克次体的预防主要依靠个人防护、灭恙螨、灭鼠及药物治疗等综合措施。

第三节 支 原 体

一、生物学特性

支原体（mycoplasma）是一类无细胞壁，可通过除菌滤器，能在无生命培养基中生长繁殖的最小原核型微生物。因其在生长中能形成有分支的长丝，故称为支原体。支原体体在自然界中分布广泛，种类较多，与人类感染有关的是支原体属（*Mycoplasma*）和脲原体属（*Ureaplasma*）。

支原体的大小为 0.2～0.3μm，因其无细胞壁，故形态呈多形性，有球、杆、丝状等。常用 Giemsa 法染色，呈淡紫色。支原体细胞膜厚 7.5～10mm，电镜下分内、中、外三层。内、外层含蛋白质及糖类；中间层含脂质，其中胆固醇含量较多，约占 36%。故凡能作用于胆固醇的物质如两性霉素 B、皂素、洋地黄苷等均可引起支原体细胞膜破裂而死亡。支原体基因组是一环状 DNA，分子量比细菌小。

支原体营养要求较高，在牛心浸液中添加 10%～20% 动物血清及 10% 新鲜酵母浸液的低琼脂培养基中培养。支原体生长较慢，主要以二分裂繁殖，2～3 天后形成"油煎蛋"样小菌落。菌落中心较厚，向下长入培养基，周边由较薄的颗粒层包绕。

支原体因无细胞壁，对理化因素的抵抗力比较弱。支原体对热、干燥及对石炭酸、来苏儿等化学消毒剂敏感；低温或冷冻干燥可将其长期保存。作用于细胞壁的抗生素对支原体无效，红霉素、四环素、卡那霉素等抑制或影响蛋白质合成的抗生素对支原体有杀伤作用。

二、主要致病性支原体

（一）肺炎支原体

肺炎支原体（*M. pneumoniae*）是引起支原体肺炎（亦称原发性非典型性肺炎）的病原体，其病理改变以间质性肺炎为主，也可引起上呼吸道感染和慢性支气管炎等。肺炎支原体主要经飞沫通过呼吸道传播，潜伏期 2～3 周，常发生于夏秋季，青少年多见（1～15岁）。支原体肺炎约占非细菌性肺炎的 1/2，感染后一般症状较轻，可表现为头痛、发热、咳嗽等一般症状，严重者可出现高热，剧烈而持久的咳嗽，病程长，可引起肺外器官或组织病变，如心肌炎、心包炎、脑膜炎等。使用红霉素、阿奇霉素等抗生素可缩短病程，减少并发症。

（二）解脲脲原体

解脲脲原体（*U. urealyticum*）是泌尿生殖道感染的常见病原体之一，主要经性接触传播，引起非淋球菌性尿道炎、前列腺炎、附睾炎、盆腔炎、阴道炎、输卵管炎等。大约80% 孕妇的生殖道内带有解脲脲原体，所以也可经胎盘传给胎儿，引起早产、死胎，或分娩时感染新生儿。此外，解脲脲原体可以阻碍精子运动，干扰精子与卵子的结合，在一定条件下可引起不孕症。

要加强卫生宣传教育，注意公共卫生和个人卫生，控制传染源，切断性传播途径。感染者可用红霉素、四环素、喹诺酮类药物治疗。

第四节　螺　旋　体

螺旋体（spirochete）是一类细长、柔软、弯曲呈螺旋状、运动活泼的原核型微生物。具有与细菌相似的细胞壁和原始核质，以二分裂方式繁殖，对抗生素敏感。其胞壁与胞膜之间有与原虫相似的弹性轴丝，借助它的屈曲和收缩能自由活泼地运动。

螺旋体广泛分布在自然界和动物体内，种类很多，对人有致病性的有 3 个属：密螺旋体属（*Treponema*）、疏螺旋体属（*Borrelia*）和钩端螺旋体属（*Leptospira*）。

一、密螺旋体属

密螺旋体属有 8～14 个细密而规则的螺旋，对人致病的有苍白密螺旋体和品他密螺旋体。常见致病的主要是梅毒螺旋体，它是苍白密螺旋体的苍白亚种，是梅毒的病原体。

（一）生物学性状

梅毒螺旋体细长，大小为（6～20）μm×（0.1～0.2）μm，螺旋致密而规则，两端尖直。常用 Fontana 镀银染色法，菌体被染成深棕色。

梅毒螺旋体抵抗力极弱，对温度和干燥特别敏感。离体后干燥 1～2 小时或 50℃ 5 分钟死亡。在血液中 4℃ 放置 3 天可死亡，故血库冷藏 3 天以上的血液已无传染梅毒的危险。对化学消毒剂敏感，在 10～20g/L 石炭酸内数分钟死亡。对青霉素、四环素、红霉素敏感。

（二）致病性与免疫性

人是梅毒螺旋体唯一的宿主。因感染方式不同，可分为先天性梅毒和后天性梅毒。

先天性梅毒又称胎传梅毒。梅毒螺旋体经胎盘进入胎儿的血液循环，造成流产或死胎，或引起先天畸形，如间质性肺炎、锯齿形牙、神经性耳聋等症状，称为梅毒儿。

后天梅毒是出生后感染的，又称获得性梅毒，95% 是由性接触感染的，分为三期，具有反复隐伏和再发的特点。①一期梅毒：梅毒螺旋体侵入皮肤黏膜约 3 周后，侵入局部出现无痛性硬结及溃疡，称硬性下疳；硬结及溃疡直径约 1cm，多见于外生殖器，溃疡渗出液中含大量梅毒螺旋体，有极强的传染性，经 1～2 个月，下疳常自然愈合，进入血液中的螺旋体则潜伏在体内，经 2～3 个月无症状的潜伏期后进入第二期。②二期梅毒：全身皮肤黏膜出现梅毒疹，周身淋巴结肿大，也可累及骨、关节、眼及其他器官，在梅毒疹及淋巴结中有大量螺旋体，具有极强的传染性。若不经治疗，症状在 1～3

个月后自然消退而痊愈，但常发生复发性二期梅毒，少数患者经 2 ~ 4 年的潜伏期，又可被激活而进入第三期。③三期梅毒：又称晚期梅毒。发生于感染后 2 年，亦可在 10 ~ 15 年后。主要表现为皮肤黏膜的溃疡性损害和内脏器官的肉芽肿样病变，重症患者可引起心血管及中枢神经系统损害，出现梅毒瘤、动脉瘤、脊髓痨及全身麻痹等。肝、脾、骨骼常被累及。此期病灶中不易查到螺旋体，传染性小，但由于侵害多种脏器，破坏性大，可危及生命。

梅毒螺旋体感染的免疫以细胞免疫为主，为传染性免疫。

（三）防治原则

梅毒是一种性传播疾病，预防的主要措施是加强卫生宣传教育和严格社会管理。对患者应早期诊断、早期治疗。治疗多采用青霉素，治疗期间要监测患者血清中抗体的动态变化，治疗 3 个月至 1 年后，以血清中抗体转阴为治愈指标，否则要继续治疗。

二、疏螺旋体属

疏螺旋体属（*Borrelia*）亦称包柔螺旋体属，对人致病的主要有回归热螺旋体、奋森螺旋体和伯氏疏螺旋体。

（一）回归热螺旋体

回归热螺旋体（*Borrelia recurrentis*）是回归热的病原体，以节肢动物为传播媒介。回归热是一种以周期性反复发作为特征的急性传染病，按回归热传播媒介的不同，可分为两类。一种以人虱为传播媒介，引起流行性回归热；另外一种以蜱为传播媒介，引起地方性回归热，在我国已少见。

（二）奋森螺旋体

奋森螺旋体（*Borrelia vincenti*）寄居在人类口腔中，一般不致病。当机体抵抗力降低时，常与寄居在口腔的梭形梭杆菌协同引起奋森咽峡炎、齿龈炎、口腔坏疽等。

（三）伯氏疏螺旋体

伯氏疏螺旋体（*Borrelia burgdorferi*）是 1982 年美国科学家 Burgdorfer 自硬蜱体内分离出来，并由 Barbour 从患者体内分离培养证实为莱姆病（Lyme disease）的病原体，因于 1977 年在美国康涅狄格州 Lyme 镇发现本病，故名。世界上许多国家有 Lyme 病流行，我国已有 27 个省区有该病发生。

莱姆病是以蜱为传播媒介，以野生动物为储存宿主的自然疫源性疾病。在蜱叮咬处引起以红斑性丘疹为主的皮肤病变，严重者可引起关节、心脏、神经系统等多脏器损害。

三、钩端螺旋体属

钩端螺旋体（Leptospiraceae）简称钩体，种类很多。致病性钩端螺旋体能引起人畜共患的钩端螺旋体病，简称钩体病，我国绝大多数地区都有不同程度的流行，对人民健康危害很大，是我国重点防治的传染病之一。

（一）生物学性状

菌体纤细，呈圆柱形，长短不一，大小为（6～20）μm×（0.1～0.2）μm，具有细密而规则的螺旋。菌体一端或两端弯曲呈钩状，常为"C""S"等形状。在暗视野显微镜下可见钩体像一串发亮的微细珠粒，运动活泼。革兰阴性，但着色较难。常用 Fontana 镀银染色法，菌体染成棕褐色。钩端螺旋体是唯一可用人工培养基培养的螺旋体。

钩端螺旋体的抵抗力较其他致病螺旋体强。夏季在中性的湿土或水中能活 20 天以上，甚至数月之久，这对本菌的传播有重要意义。但对干燥、热、直射日光的抵抗力均较弱，56℃10 分钟即死亡。对多种消毒剂如 0.2% 来苏儿、1% 石炭酸等较敏感。对青霉素、金霉素等抗生素敏感。

（二）致病性

钩端螺旋体的致病物质主要有溶血毒素、细胞毒因子和内毒素样物质。溶血毒素不耐热，对氧稳定，能破坏红细胞而溶血。细胞毒性因子能引起小鼠肌肉痉挛、呼吸困难而死亡。内毒素样物质不同于一般细菌的内毒素，但也能使动物发热，引起炎症和坏死。此外，钩端螺旋体在宿主体内的代谢产物如有毒脂类以及某些酶类，可损害毛细血管壁，使其通透性升高，引起广泛出血。损害肾脏，引起血尿、蛋白尿等。

钩端螺旋体病为自然疫源性疾病，在野生动物和家畜中广泛流行，其中以鼠类和猪为主要传染源和储存宿主，人群对钩端螺旋体普遍易感。动物感染后大多呈无症状的"带菌"状态，但钩体不断从尿中排出，人由于接触疫水或进食被污染的食物或饮水而感染。孕妇感染钩体后，可经胎盘感染胎儿引起流产，也可经吸血昆虫传播。

钩端螺旋体通过皮肤黏膜侵入机体，即在局部繁殖，经 7～10 天潜伏期后，进入血流引起钩体血症，随后钩端螺旋体随血流侵入肝、脾、肾、肺、心、淋巴结和中枢神经系统等组织器官，患者出现发热、恶寒、全身酸痛、头痛、结膜充血、腓肠肌痛、淋巴结肿大、主要脏器受损等典型钩体病的表现。由于钩端螺旋体的菌型、毒力、数量不同，以及机体免疫力强弱不同，其疾病类型、病程长短和症状轻重差异很大，临床上常见有流感伤寒型、黄疸出血型、肺出血型、脑膜脑炎型、肾功能衰竭型等。

（三）防治原则

钩端螺旋体病主要在多雨、鼠类等动物活动频繁的夏秋季节流行。因此，防鼠灭鼠，加强病畜管理；保护水源，避免或减少与疫水接触是主要的预防措施。对流行区的居民及易感人群可接种钩端螺旋体外膜疫苗。治疗钩体病首选青霉素，对青霉素过敏者可用庆大霉素或金霉素。

第五节 放 线 菌

一、生物学特性

放线菌（actinomycetes）是一类丝状、呈分枝生长的原核型微生物。由于在感染组织中或培养中，菌丝缠绕成团呈放线状排列，故称为放线菌。放线菌种类较多，大多为人体的正常菌群，引起内源性感染。对人致病的主要有放线菌属和诺卡菌属中的某些放线菌。

二、常见的放线菌

（一）放线菌属

放线菌属（*Actinomyces*）正常寄居在人和动物的口腔、上呼吸道、胃肠道和泌尿生殖道。致病的有衣氏放线菌（*A. israelii*）、牛放线菌（*A. bouis*）、内氏放线菌（*A. naeslundii*）、黏液放线菌（*A. viscous*）和龋齿放线菌（*A. adontolyticus*）等。衣氏放线菌是引起人类放线菌病的主要病原。

放线菌主要引起软组织的化脓性炎症，炎症中心部位形成坏死脓肿，并常伴有多发性瘘管形成。在患者病灶组织和瘘管流出的脓样物质中，可见硫黄样颗粒（sulfur granule），是放线菌在组织中形成的菌落。将硫黄样颗粒制成压片，在显微镜下可见颗粒呈菊花状。硫黄样颗粒的检测有助于放线菌感染的诊断。

放线菌大多存在于正常人口腔等与外界相通的腔道，属正常菌群。在机体抵抗力减弱、口腔卫生不良、拔牙或外伤时引起内源性感染。根据感染途径和涉及的器官，临床分为面部、颈部、胸部、腹部、盆腔和中枢神经系统等不同部位放线菌病。最常见的为面、颈部感染，约占患者的60%。

面颈部放线菌病大多有近期口腔炎、拔牙史或下颌骨骨折史，患者表现为后颈面肿胀，不断产生新结节、多发性脓肿和瘘管形成。病原体可沿导管进入唾液腺和泪腺，或直接蔓延至眼眶和其他部位，若累及颅骨可引起脑膜炎和脑脓肿，也可引起吸入性肺部感染，肺部病灶、症状和体征似肺结核。病变还可扩展到心包、心肌，并能穿破胸膜和胸壁，在体表形成多发性瘘管，排出脓液。腹部感染常形成大包块与腹壁粘连，有便血与排便困难，疑为结肠癌，术后切面见多个散在的硫黄样颗粒。盆腔感染大多继发于腹部感染。原发性皮肤放线菌病常由外伤或昆虫叮咬引起，先出现皮下结节，然后结节软化破溃形成瘘管。中枢神经系统感染常继发于其他病灶。

放线菌与龋齿和牙周炎有关，内氏和黏液放线菌能产生一种黏性很强的多糖物质6－去氧肽洛糖，使口腔中其他细菌也黏附在牙釉质上，形成菌斑。细菌分解食物中糖类产生的酸可腐蚀釉质，形成龋齿。细菌并能进一步引起齿龈炎和牙周炎。患者血清中检测到的抗体无诊断意义，机体对放线菌的免疫主要靠细胞免疫。

注意口腔卫生、及时治疗牙病和牙周炎是预防放线菌病的主要方法。患者的脓肿和瘘管应及时进行外科清创处理，同时长期应用大剂量青霉素进行治疗，也可用甲氧苄啶、磺胺甲基异恶唑（TMP – SMZ）、克林达霉素、红霉素或林可霉素等治疗。

（二）诺卡菌属

诺卡菌属（*Nocardia*）广泛分布于土壤，不属于人体正常菌群。对人致病的主要有星形诺卡菌（*N. asteriodes*）、巴西诺卡菌（*N. brasiliensis*）和豚鼠诺卡菌（*N. caviae*）。我国以星形诺卡菌感染为多见。

星形诺卡菌可由呼吸道或侵入创口引起化脓性感染，特别是免疫力低下的感染者，如白血病或艾滋病患者及肿瘤患者、器官移植使用免疫抑制剂治疗的患者。此菌可引起与结核相似的肺部病变；通过血行播散，可引起脑膜炎与脑脓肿。对于有创伤的皮肤，可引起化脓和坏死，并伴有脓肿和慢性瘘管形成。巴西诺卡菌可侵入皮下组织引起慢性化脓性肉芽肿，好发于脚和腿部，称为足菌肿（mycetoma）。

复习思考题

1. 简述肺炎支原体和解脲脲原体分别引起的主要疾病。
2. 简述立克次体的共同特点。
3. 简述沙眼衣原体所致疾病及传播方式。

第十章　真　菌

■■ 导学要点

1. 真菌的概念以及形态结构，培养特性和抵抗力，致病性与免疫性。
2. 真菌的检测方法和防治原则。
3. 浅部真菌感染和深部真菌感染的区别。
4. 常见的深部致病真菌有哪些。

第一节　真菌概述

真菌（fungus）是一种真核细胞型微生物，有典型的细胞核和完善的细胞器。真菌种类繁多，在自然界中分布广泛。大多对人无害，能引起人类疾病的约有 300 种。近年来真菌感染明显上升，这与滥用抗生素引起菌群失调和应用激素、抗癌药等导致免疫力低下有关。同时，临床研究发现，真菌与某些中药材霉变也有密切的关系。

一、真菌的生物学性状

（一）形态与结构

真菌与细菌在大小、结构和化学组成方面有很大差异。真菌比细菌大数倍至数十倍。真菌的形态多种多样，在不同条件下呈多形性。其结构也比较复杂，其细胞壁不含肽聚糖，主要由多糖（75%）和蛋白质（25%）组成。真菌的细胞壁一般由四层不同的结构组成。从外到内分别为糖苷类、糖蛋白、蛋白质、几丁质微原纤维。因真菌的细胞缺乏肽聚糖，故 β-内酰胺类抗生素对真菌无效。真菌按其结构可分为单细胞和多细胞两大类。

1. **单细胞真菌**　呈圆形或卵圆形，如酵母菌或类酵母菌，对人致病的主要有新型隐球菌、白假丝酵母菌。这类真菌以出芽方式繁殖，芽生孢子成熟后脱落成独立个体。

2. **多细胞真菌**　多细胞真菌由菌丝和孢子组成，菌丝伸长分枝，交织成团，称为丝状菌，又称霉菌，常见的有孢子丝菌、皮肤癣真菌等。有些真菌可因环境条件和营养、温度、氧气等改变，两种形态可互变，这类真菌称二相真菌。多细胞真菌的菌丝和孢子形态不同，此为鉴别真菌的重要依据。

（1）菌丝　真菌孢子在适宜环境条件下，出芽形成芽管，再逐渐延长呈长丝状，称为菌丝（图 10 − 1）。菌丝继续生长形成许多分枝，并交织成团，称菌丝体。菌丝按其功能可分为：①营养菌丝：菌丝向下伸入培养基中吸取营养，以供生长，称营养菌丝；②气中菌丝：部分菌丝向上生长，露出培养基表面的菌丝，称气生（中）菌丝；③生殖菌丝：能产生孢子的气中菌丝，称生殖菌丝。

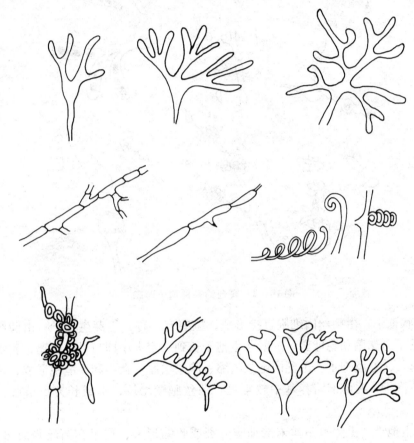

图 10 − 1　各种菌丝

菌丝按其结构可分为有隔菌丝和无隔菌丝两类：①有隔菌丝：大部分真菌的菌丝在一定间距形成间隔称隔膜，将菌丝分成一连串的细胞。隔膜中有小孔，可允许胞浆流通。②无隔菌丝：菌丝中无隔将其分段，整条菌丝是一个细胞，含有多个核，是一种多核单细胞。不同的真菌有不同的菌丝，故菌丝形态有助于真菌的鉴别。

（2）孢子　孢子是真菌的繁殖器官，一条菌丝可长出多个孢子。在适宜的条件下孢子可发芽伸出芽管，发育成菌丝。真菌的孢子与细菌的芽管不同，它的抵抗力不强，加热至 60℃ ~70℃ 可将其杀死。真菌孢子可分为有性孢子和无性孢子两种。有性孢子是由同一菌体或不同菌体上的两个细胞融合经减数分裂而成；无性孢子是生殖菌丝上的细胞分化或出芽生成。病原性真菌大多为无性孢子，无性孢子根据其形态可分为三种（图10-2）。

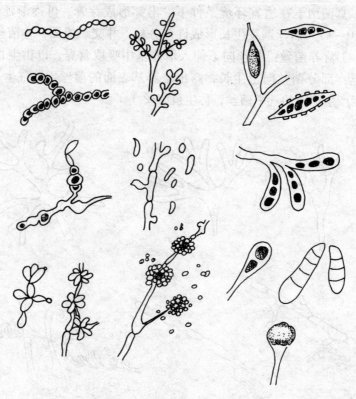

图 10-2　真菌的各种孢子形态

1）叶状孢子　由菌丝内细胞直接形成，主要有三种：①芽生孢子：由菌细胞出芽生成。常见于念珠菌和隐球菌。一般芽生孢子长到一定大小即与母体脱离，若不脱离则形成假菌丝。②厚膜孢子：菌丝内胞浆浓缩、胞壁增厚，在不利环境中形成，抵抗力增强。③关节孢子：在陈旧培养基中较常见。菌丝胞壁增厚，形成长方形节段，呈链状排列。

2）分生孢子　由生殖菌丝末端细胞分裂或收缩形成，也可在菌丝侧面出芽形成。根据其大小、组成和细胞的多少可分为：①大分子孢子：通常体积较大，由多个细胞组成，常呈梭状、棍棒状、梨状。②小分子孢子：体积较小，一个孢子只有一个细胞，有球形、卵圆形、梨形及短棍棒状等。

3）孢子囊孢子　菌丝末端膨大成囊状，内含许多孢子，孢子成熟则破囊而出，如毛霉菌、根霉菌的孢子囊孢子。

（二）培养特性

真菌的营养要求不高，在沙保弱培养基，含4%葡萄糖，1.0%蛋白胨，pH值4.0~6.0，22℃~28℃，较高的湿度与氧的条件下，生长良好，大多于1~2周出现典型菌落。真菌菌落一般有三种类型：

1. 酵母型菌落　为单细胞真菌的菌落，形态与细菌菌落相似，以出芽形式繁殖，如新型隐珠菌。

2. 类酵母型菌落　外观似酵母菌落，但可见伸入培养基中的假菌丝，它是由伸长的芽生孢子形成，如白色念珠菌。

3. 丝状菌落　是多细胞真菌的菌落形式，由许多疏松的菌丝体构成。菌落成棉絮状、绒毛状或粉末状，菌落正背两面呈现不同的颜色。丝状型菌落的形态、结构与颜色等特征，可作为鉴别真菌的重要依据。

真菌易于发生变异，在培养基上人工传代或培养时间过久，其形态、培养特征、毒力均可发生变异。

（三）抵抗力

真菌对干燥、紫外线及一般化学消毒剂有较强抵抗力。对 2.5% 碘酒、2% 石炭酸、10% 福尔马林敏感，一般可用福尔马林熏蒸被真菌感染的房间。对热抵抗力不强，一般 60℃1 小时可杀死真菌菌丝和孢子。灰黄霉素、制霉菌素、二性霉素 B、克霉素、酮康唑、伊曲康唑等对多种真菌有抑制作用。

二、真菌的致病性与免疫性

（一）真菌的致病性

1. 致病性真菌感染　主要为一些外源性真菌感染，可引起皮肤、皮下组织和全身性真菌感染。如各种癣症、皮下组织真菌感染等。

2. 条件致病性真菌感染　主要是由一些内源性真菌引起，如白假丝酵母菌、曲霉菌、毛霉菌。这些真菌的致病性不强，感染与机体免疫力降低及菌群失调有关，常发生于长期应用抗生素、激素、免疫抑制剂、化疗和放疗的患者。

3. 真菌超敏反应性疾病　吸入或食入某些菌丝或孢子时，可引起各种类型的超敏反应，如荨麻疹、变应性皮炎与哮喘等。

4. 真菌性中毒症　粮食受潮霉变，摄入真菌或其产生的毒素后可引起急、慢性中毒称为真菌中毒症。因毒素不同，有的引起肝、肾损害，有的引起血液系统变化，有的作用于神经系统引起抽搐、昏迷等症状。

5. 真菌毒素与肿瘤　近年的研究发现，某些真菌的代谢产物与恶性肿瘤的发生有关，其中研究最多的是黄曲霉菌毒素。此毒素毒性最强，小剂量就可导致癌变。在恶性肿瘤的高发地区其花生、玉米、大豆等粮油作物中，黄曲霉素污染率很高，黄曲霉素的含量高达 1ppm。医学研究业已证明，黄曲霉菌毒素与恶性肿瘤，尤其是与原发性肝癌、食管癌、胃癌的发生密切相关。

（二）免疫性

1. 非特异性免疫　人类对真菌感染有天然免疫力。包括皮肤分泌短链脂肪酸和乳酸的抗真菌作用，血液中转铁蛋白扩散至皮肤角质层的抑真菌作用，中性粒细胞和单核巨噬细胞的吞噬作用，以及正常菌群的拮抗作用。

2. 特异性免疫　真菌因胞壁厚，抗体和补体不能完全杀灭它。但特异性抗体可阻止真菌转为菌丝以提高吞噬率，并抵制真菌吸附于体表。真菌感染以细胞免疫为主，T细胞分泌的细胞因子可以加速表皮角化和皮屑形成，随皮屑脱落，将真菌排除；以T细胞为主导的迟发型超敏反应引起免疫病理损伤能局限和消灭真菌，以终止感染。

三、真菌的微生物学检查法

（一）标本采集

浅部感染真菌的检查可用70%乙醇棉球擦拭局部后取皮屑、毛发、指（趾）甲屑等标本。深部感染真菌的检查可根据病情取痰、血液、脑脊液等标本。

（二）直接镜检

浅部感染真菌的病变标本如毛发、皮屑、甲屑等置玻片上，滴加10% KOH，覆盖玻片微热熔化角质层，再将玻片压紧，用吸水纸吸去周围多余碱液，在显微镜下观察。见皮屑、甲屑中有菌丝，或有成串孢子，即可初步诊断为癣菌感染，但不能确定菌种。深部感染真菌标本如痰、脑脊液亦可做涂片，用革兰染色（白色念珠菌）或墨汁负染色（隐球菌）观察形态特征。

（三）分离培养

直接镜检不能确诊时应做真菌培养。皮肤、毛发、甲屑标本经70%乙醇或2%石炭酸浸泡2~3分钟杀死杂菌，无菌盐水洗净后接种于含抗生素的沙保培养基上，25℃~28℃数日至数周，观察菌落特征。必要时做小培养，于镜下观察菌丝、孢子特征进行鉴定。若标本为血液需先增菌，脑脊液则取沉淀物接种于血平板上37℃培养。若疑为假丝酵母菌，取菌落研种于0.5mL血清试管内，37℃1小时后涂片革兰染色，见有假丝酵母菌细胞长出芽管即可初步确定。

四、真菌感染的防治原则

真菌感染尚无特异预防，主要注意公共卫生和个人卫生。局部治疗可用5%硫黄软膏、咪康唑霜、克霉唑软膏或0.5%碘伏。若疗效不佳或深部感染可口服抗真菌药物，如二性霉素B、制霉菌素、咪康唑、酮康唑、氟康唑和伊曲康唑等。

第二节　常见的致病性真菌

按真菌的侵犯部位和临床表现，可分为浅部感染真菌和深部感染真菌。

一、浅部感染真菌

（一）表面感染真菌

这类真菌主要寄居于人体皮肤和毛干的最表层。因不接触组织细胞，很少引起宿主的细胞反应。在我国主要有秕糠马拉癣菌，可导致皮肤表面出现黄褐色的花斑癣，如汗渍斑点，俗称汗斑。诱发因素为高温多汗。由于此菌能产生对黑色素细胞有抑制作用的二羧酸，使花斑癣局部色素减退。

（二）皮肤癣真菌

皮肤癣菌有嗜角质蛋白的特性，使其侵犯部位只限于角化的表皮、毛发和指（趾）甲，其中以手足癣最多见。皮肤癣菌分毛癣菌、表皮癣菌、小孢子癣菌 3 个属。在沙保弱培养基上形成丝状菌落。根据菌落形态、颜色和所产生的大分生孢子，可对皮肤癣菌作出初步鉴定。

一种皮肤癣菌可在不同部位引起病变，相同部位的病变也可由不同的皮肤癣菌引起。3 种癣菌均可侵犯皮肤，引起手足癣、体癣、股癣、叠瓦癣等。毛癣菌和表皮癣菌可侵犯指（趾）甲，引起甲癣（俗称灰指甲），使指甲失去光泽，增厚变形。此外，毛癣菌与小孢子癣菌还可侵犯毛发，引起头癣、黄癣和须癣。

（三）皮下组织感染真菌

引起皮下组织感染的真菌主要有着色真菌和孢子丝菌。一般经外伤感染，在局部皮下组织繁殖，亦可缓慢向周围组织扩散。

1. 着色真菌 是一些在分类上接近、引起疾病症状相似的真菌的总称。感染均发生在暴露部位，病损皮肤变黑，故称着色真菌病。在我国主要有卡氏枝孢霉菌和裴氏着色芽生菌。这类真菌在沙保弱培养基上生长缓慢，常需培养数周。菌落棕褐色，表面有极短的菌丝。主要侵犯人类的肢体皮肤，潜伏期约 1 个多月，长者数月乃至 1 年，病程可长达几十年。早期皮肤患处发生丘疹，丘疹增大形成结节，结节融合成疣状或菜花状。随着病情发展，原病灶结疤愈合，新灶又在四周产生。日久疤痕广泛，影响淋巴回流，形成肢体象皮肿。免疫功能低下时，亦可侵犯中枢神经，或经血行扩散。

2. 孢子丝菌 属于腐生性真菌，广泛存在于土壤、植物、木材上，常因外伤接触带菌的花草、荆棘等引起感染。感染的主要病原为申克孢子丝菌，此菌经微小损伤侵入皮肤，然后沿淋巴管分布，引起亚急性或慢性肉芽肿，使淋巴管形成链状硬结，称为孢子丝菌下疳。也可经口进入肠道或经呼吸道进入肺，随后经血行播散至其他器官引起深部感染。此病在我国传播较广，以东北较多，约占全国已发现病例的 70%。

二、深部感染真菌

深部或系统性感染真菌是指能侵袭深部组织和内脏以及全身的真菌。深部感染真菌主要有假丝酵母菌、新型隐球菌、曲霉菌、毛霉菌（表10-1）。

表10-1　常见的深部致病真菌

菌名	形态特征	致病性
组织胞浆菌 （荚膜组织胞浆菌）	双相真菌，位于单核细胞或中性粒细胞内形成菌丝及大分生孢子	经呼吸道感染。多引起肺部病变，有钙化灶，发热、咳嗽、胸痛等
白假丝酵母菌 （白色念珠菌）	G⁻菌，菌体圆形或椭圆形，可见芽管、芽生孢子及假菌丝，在培养基中长出厚膜孢子	内源性感染，条件致病黏膜感染，引起鹅口疮、口角炎、霉菌性阴道炎等；皮肤感染：皮肤皱褶潮湿处如腋窝、乳房下、腹股沟、肛门周围，易与湿疹混淆；侵犯指甲：甲沟炎；内脏感染：肺炎、支气管炎、食管炎、肠炎、膀胱炎、肾盂肾炎、脑膜炎、脑脓肿等
新型隐球菌	菌体圆形或椭圆形，有宽厚荚膜	一般为外源性感染，人呼吸道感染引起肺炎、慢性脑膜炎等
黄曲霉菌	多细胞	肝炎、肝硬化及肝癌

（一）白假丝酵母菌

白假丝酵母菌（candida albicans），又称白色念珠菌，菌体圆形或卵圆形，革兰染色阳性，着色不均匀。以出芽繁殖，称芽生孢子。孢子伸长成芽管，不与母体脱离，形成较长的假菌丝。芽生孢子多集中在假菌丝的连接部位。各种临床标本及活检组织标本中，除芽生孢子外，还可见大量假菌丝，表明白假丝酵母菌处于活动状态，有诊断价值。

白假丝酵母菌可侵犯人体多个部位，机体抵抗力降低是其入侵的主要原因。主要引起以下病变：①皮肤黏膜感染：皮肤感染好发于皮肤皱褶处，如腋窝、腹股沟、乳房下、肛门周围、会阴部以及指（趾）间等潮湿部位，易与湿疹混淆。黏膜感染则有鹅口疮、口角糜烂、外阴与阴道炎等，其中以鹅口疮最多。鹅口疮的病灶与白喉相似，除去表面白斑即露出下面坏死组织，易误诊为白喉。鹅口疮多见于体质虚弱的初生婴儿，尤以人工喂养者较多。但当口腔正常菌群建立后就很少见到。鹅口疮一般仅限于局部，症状较轻，一旦扩散至内脏可导致死亡。②内脏感染：有肺炎、支气管炎、食管炎、肠炎、膀胱炎和肾盂肾炎等。偶尔也可引起败血症。③中枢神经感染：可有脑膜炎、脑脓肿等。

（二）新型隐球菌

新型隐球菌（cryptococcus sneoformans）为圆形的酵母型菌，外周有荚膜，折光性强。一般染色法不被着色难以发现，故称隐球菌。用印度墨汁做负染后镜检，可见在黑色的背景中有圆形或卵圆形的透亮菌体，内有1个较大与数个小的反光颗粒，为双壁细胞，外包有一层透明的荚膜。荚膜可比菌体大1~3倍，菌体常见有出芽，但不生成假菌丝。

新型隐球菌广泛分布于自然界，主要传染源是鸽子，鸽粪中有大量存在。人因吸入被鸽粪污染的空气而感染，在肺部引起轻度炎症，或隐性感染，亦可经破损皮肤及肠道入侵。当机体免疫功能下降时，可引起支气管肺炎。部分患者发生血行播散，最易受累的是中枢神经系统，引起慢性脑膜炎。也可播散至骨骼、肌肉、淋巴结、皮肤黏膜引起慢性炎症和脓肿。

（三）曲霉菌

曲霉菌（aspergillus）广布于自然界，生长迅速，在沙保弱培养基上形成丝状菌落。开始为白色，随着分生孢子的产生而呈各种颜色。引起人类疾病最多见的是烟曲霉菌，主要由呼吸道入侵，引起支气管哮喘或肺部感染。在扩大的支气管和鼻窦中形成曲霉栓子或在肺中形成曲霉球，系大量曲霉菌繁殖成丛与纤维素、黏液以及炎症的细胞碎片等凝聚而成。此时 X 线显示肺内有空洞，其致密阴影在空洞内可随体位改变而移位，应与结核球和肺癌区别。严重病例可播散至全身。

（四）毛霉菌

毛霉菌（mucor）广布于自然界，一般为面包、水果上和土壤中的腐生菌。引起疾病的主要菌种为丝生毛霉菌，可侵犯血管壁，引起血栓和组织坏死。多继发于糖尿病或其他慢性消耗性疾病，病情急、症状严重者可以致死。依据临床表现分为：①脑型毛霉菌病：系毛霉菌从鼻腔、副鼻窦沿小血管到达脑部，引成血栓及坏死。②肺毛霉菌病：主要表现为支气管肺炎，亦有肺梗死及血栓形成。③胃肠道毛霉菌病：多见于回肠末端、盲肠、结肠，食道和胃亦可累及。

复习思考题

1. 找出真菌在生物学特性上与细菌的不同。
2. 简述真菌的致病性，列举常见的致病性真菌。

第十一章 病毒学概论

■导学要点

1. 病毒的概念与特性。
2. 病毒的结构与化学组成。
3. 病毒的感染与免疫。
4. 病毒感染的防治原则。

　　病毒在自然界的分布十分广泛，除了感染人体，还可感染动物、植物。常见的病毒性疾病有流行性感冒、肝炎、麻疹、狂犬病、艾滋病等。病毒性疾病具有传染性强、流行广泛、缺少有效药物、引起持续性感染等特点。某些病毒还与肿瘤、自身免疫病的发生密切相关，近来不断发现新病毒引起的人类疾患。

　　病毒（virus）是指一群体积微小、结构简单、只含有一种类型核酸（DNA或RNA）、只能在易感的活细胞内以复制方式增殖的非细胞型微生物。其基本特征是：①体积微小，以纳米（nm）计算；②结构简单，缺乏细胞结构，只含一种类型核酸（DNA或RNA）；③严格活细胞内寄生，以复制方式繁殖。

第一节　病毒的基本性状

一、病毒的大小与形态

（一）病毒的大小

　　病毒体积微小，必须用电子显微镜放大数千至数万倍才能看到，常以纳米（nm，$1nm = 1/1000\mu m$）为测量单位，各种病毒体大小差别很大，可分为：①较大病毒：约300nm，如痘病毒；②中等病毒：介于50～250nm之间，绝大多数病毒在100nm左右，如流感病毒；③微小病毒：约20nm，如口蹄疫病毒。

（二）病毒的形态

　　病毒形态因种类不同而异，多数呈球形或近似球形，少数为弹状（如狂犬病病毒）

或砖状（如痘病毒）；感染细菌的病毒（噬菌体）呈蝌蚪状；植物病毒（如烟草花叶病毒）多呈杆状（图11-1）。

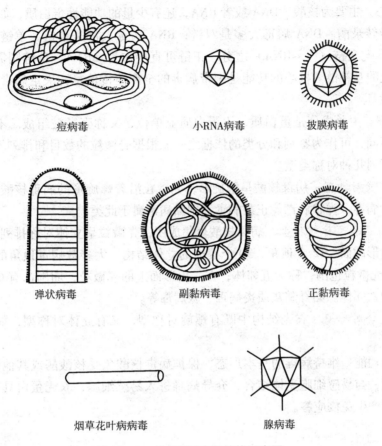

痘病毒　　　　　小RNA病毒　　　　披膜病毒

弹状病毒　　　　副黏病毒　　　　　正黏病毒

烟草花叶病病毒　　　　　　腺病毒

图 11-1　病毒的形态与结构示意图

二、病毒的结构与化学组成

病毒体是完整的、具有感染性的病毒颗粒，其基本结构主要由核心（核酸）和外面包绕的衣壳（蛋白质）组成，通常称为核衣壳。包膜病毒：指某些核衣壳外面还有一层包膜的病毒（图11-2）。

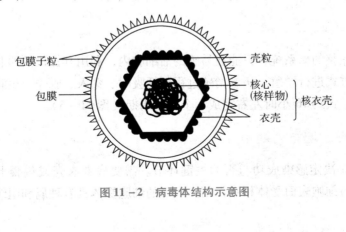

图 11-2　病毒体结构示意图

（一）核衣壳

1. 核心 主要为核酸，DNA 或者 RNA，还有少量的功能性蛋白质，如核酸聚合酶、转录酶或逆转录酶。DNA 病毒大多是双链；RNA 病毒大都是单链，单链 RNA 有正链（+ssRNA）与负链（-ssRNA）之分，正链可直接作为 mRNA，负链则需要合成具有 mRNA 功能的互补链。核心的功能是携带病毒的全部遗传信息，决定病毒的遗传特性，具有感染性。

2. 衣壳 主要成分是蛋白质，由蛋白质亚单位，又称壳微粒组成。不同病毒的壳微粒数目不同，可作为鉴别和分类的依据之一。根据壳微粒的数目和排列不同，病毒衣壳结构有下列几种对称类型。

（1）螺旋对称型 病毒核酸呈螺旋形，壳微粒沿着螺旋形的病毒核酸链对称排列，大多数杆状病毒、弹状病毒、正黏病毒和副黏病毒属于此类。

（2）20 面体立体对称型 病毒核酸聚集成团，壳微粒呈立体对称排列，构成 20 个呈等边三角形的面、12 个顶角、30 个棱边的立体结构。大多数病毒顶角的壳微粒是由 5 个相同的壳微粒包围，称为五邻体；在三角形面上的壳微粒，周围都有 6 个相同的壳微粒，称为六邻体。如脊髓灰质炎病毒、腺病毒等。

（3）复合对称型 衣壳结构中既有螺旋对称型，又有立体对称型，如痘病毒、噬菌体。

衣壳的功能：维持病毒的基本形态，保护病毒核酸免受核酸酶或其他因素的破坏；有黏附作用，与易感细胞受体结合，介导病毒进入易感细胞；衣壳蛋白具有免疫原性，可诱导机体产生免疫应答。

（二）包膜

包膜是包绕在核衣壳外的双层膜，来自宿主细胞的细胞膜或核膜，同时含有病毒基因编码的蛋白质。某些病毒包膜表面具有呈放射状排列的突起，称刺突，或包膜子粒，如流感病毒的血凝素、神经氨酸酶。有包膜的病毒对脂溶剂敏感。

包膜的功能：保护衣壳；包膜蛋白可与易感细胞上的受体结合，吸附或融合易感细胞；包膜蛋白具有免疫原性，可诱导机体产生免疫应答。

三、病毒的增殖

病毒缺乏完整的酶系统，只能在易感的活细胞内，利用其提供的原料、能量和场所以自我复制的方式进行增殖。病毒增殖过程包括吸附、穿入、脱壳、生物合成、装配与释放 5 个步骤，大约 10 小时左右完成 1 个复制周期（图 11-3）。

（一）病毒的增殖周期

1. 吸附 是决定感染成功与否的关键环节。需要病毒衣壳或包膜上特异性的吸附蛋白（VAP）与细胞表面受体相互作用。病毒的细胞受体具有种属和组织特异性，决定

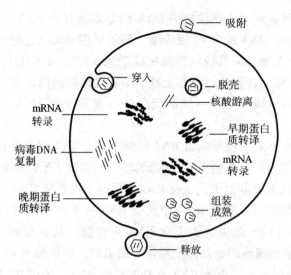

图 11 - 3 病毒复制图解

了病毒感染的宿主谱。

2. 穿入 不同病毒进入细胞内的方式不同。无包膜的病毒多以吞饮的形式进入易感细胞内，即病毒与细胞表面受体结合后，细胞膜内陷形成吞噬泡，病毒原封不动地进入到细胞质内；有包膜的病毒以融合的形式进入细胞，即病毒包膜与细胞膜密切接触，在融合蛋白的作用下，病毒包膜与细胞膜融合，直接将病毒的核衣壳释放至细胞质内（图 11 - 4）。

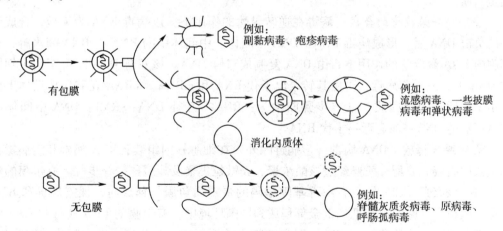

图 11 - 4 病毒侵入的方法

3. 脱壳 指病毒脱去蛋白质外壳，将病毒核酸释放出来的过程。有包膜病毒的脱壳包括脱包膜和脱衣壳两个步骤，无包膜病毒只需脱衣壳，方式因不同病毒而异。

4. 生物合成 指病毒核酸在细胞内依赖宿主细胞提供的原料，开始一系列生物合成反应，合成病毒蛋白质，复制出子代病毒核酸的过程。

病毒的生物合成过程基本可归纳为三大类，即 DNA 病毒、RNA 病毒和反转录病毒的生物合成。

（1）DNA 病毒的合成　人和动物的 DNA 病毒多是双链 DNA（dsDNA），其首先利用宿主细胞核内的依赖 DNA 的 RNA 聚合酶，转录早期 mRNA，翻译出早期蛋白，主要包括依赖 DNA 的 DNA 聚合酶及脱氧胸腺嘧啶激酶，然后以子代 DNA 分子为模板，大量转录晚期 mRNA，继而在胞质核糖体上翻译出病毒结构蛋白，主要为衣壳蛋白。基本步骤归纳为：DNA→早期 mRNA→早期蛋白质→复制子代 DNA→晚期 mRNA→晚期蛋白。

（2）RNA 病毒的合成　根据病毒 RNA 链的不同，RNA 病毒生物合成的步骤亦有差异。①双链 RNA 病毒合成：双链 RNA 病毒的复制与双链 DNA 病毒不同，双链 RNA 病毒仅由负链 RNA 为模板复制出子代正链 RNA，再由子代正链 RNA 为模板复制出子代负链 RNA。基本步骤归纳为：双链 RNA 中负链 RNA→子代正链 RNA→子代负链 RNA。②单正链 RNA 病毒合成：此类病毒不含 RNA 聚合酶，其本身即具有 mRNA 的功能。RNA 可直接附着于宿主细胞的核糖体上翻译早期蛋白，即依赖 RNA 的 RNA 聚合酶。在该酶的作用下，转录出与亲代正链 RNA 互补的负链 RNA。负链 RNA 起模板作用，转录出子代病毒的正链 RNA；正链 RNA 起 mRNA 作用翻译晚期蛋白，主要为病毒衣壳蛋白及其他结构蛋白。基本步骤归纳为：正链 RNA→早期蛋白质→负链 RNA→子代正链 RNA→晚期蛋白质。③单负链 RNA 病毒合成：大多数有包膜的 RNA 病毒都属于单负链 RNA 病毒。这种病毒含有依赖 RNA 的 RNA 聚合酶。病毒 RNA 在此酶的作用下，首先合成互补正链 RNA，再以其正链 RNA 为模板合成出与其互补的子代负链 RNA，同时翻译出病毒结构蛋白和酶。基本步骤归纳为：负链 RNA→正链 RNA→子代负链 RNA、晚期蛋白质。

（3）逆转录病毒的合成　病毒在逆转录酶的作用下，以病毒 RNA 为模板，合成互补的负链 DNA 后，形成病毒 RNA：DNA 中间体。中间体中的 RNA 由 RNA 酶水解，在细胞内 DNA 聚合酶的作用下，由 DNA 复制成双链 DNA。该双链 DNA 整合至宿主细胞的 DNA 上，成为前病毒，再由其转录出子代 RNA 和 mRNA。mRNA 在胞质核糖体上翻译出子代病毒的蛋白质。基本步骤归纳为：RNA→互补 DNA→RNA：DNA 中间体→DNA：双链 DNA→前病毒→子代 RNA。

5. 组装与释放　DNA 病毒（痘病毒除外）在细胞核内组装；RNA 病毒和痘病毒在细胞浆内组装。装配一般要经过核酸浓聚、壳微粒集聚及装灌核酸等步骤。有包膜的病毒还需在核衣壳外加一层含有病毒基因编码的蛋白质包膜。释放时，裸露病毒和 RNA 病毒，随宿主细胞的破裂把病毒全部释放到周围环境中。有包膜的 DNA 病毒和 RNA 病毒，则以出芽方式释放至细胞外，宿主细胞通常不死亡。有些病毒很少释放到细胞外，如巨细胞病毒通过细胞间桥或细胞融合，在细胞之间传播。致癌病毒的基因组与宿主细胞染色体整合，随细胞分裂而出现在子代细胞中。

从单个病毒吸附开始至所有病毒释放，此过程称为感染周期或复制周期。1 个病毒感染细胞后释放出的病毒数为 100~1000 个。

（二）与病毒增殖有关的异常现象

1. 顿挫感染　由于细胞缺乏病毒复制所必需的某些条件，病毒进入细胞后不能增殖产生子代病毒体的感染方式。如人腺病毒感染人胚肾细胞（容纳细胞）能正常增殖；感染猴肾细胞（非容纳细胞）则发生顿挫感染。

2. 缺陷病毒 病毒单独不具传染性，但它与另一种病毒共同培养时却能复制出完整的具有传染性的病毒体。如丁型肝炎病毒和腺病毒伴随病毒为缺陷病毒，乙型肝炎病毒和腺病毒分别是它们的辅助病毒。

四、病毒的干扰现象及干扰素

（一）干扰现象

两种病毒同时或先后感染同一宿主细胞时，可发生一种病毒抑制另一种病毒增殖的现象，称为病毒的干扰现象。干扰现象可发生在不同种病毒之间，也可发生在同种、同型或同株病毒之间，甚至灭活病毒也能干扰活病毒。病毒之间的干扰现象能阻止发病，也可以使感染终止。干扰现象发生的原因主要是病毒诱导宿主细胞产生了干扰素，也可能是病毒的吸附受到干扰或影响了宿主细胞代谢途径，从而阻止了另一种病毒的吸附和穿入等过程。

（二）干扰素

干扰素（interferon，IFN）是机体多种细胞受病毒或干扰素诱生剂刺激后产生的小分子糖蛋白，具有抗病毒、抗肿瘤和免疫调节等多种生物学活性。

1. 种类与性质 由人类细胞诱生的干扰素根据其来源及免疫原性可分为α、β、γ三种。IFN-α主要由白细胞产生，IFN-β主要由成纤维细胞产生，两者均属于Ⅰ型干扰素，其抗病毒作用强于免疫调节作用。IFN-γ主要由T细胞和NK细胞产生，属于Ⅱ型干扰素，其免疫调节作用强于抗病毒作用，是具有免疫调节作用的重要细胞因子。目前上市的3种干扰素均为基因工程产品。

2. 抗病毒活性 IFN对所有病毒均有一定的抑制作用，但并非直接灭活病毒，而是作用于敏感细胞表面的干扰素受体，诱导细胞合成抗病毒蛋白，通过抑制病毒蛋白质合成、影响病毒的组装与释放，发挥抗病毒作用。同时干扰素还能激活NK细胞和巨噬细胞，增强其抗病毒作用。

3. 抗病毒作用 特点：①广谱性：IFN对所有病毒均有一定的抑制作用；②间接性：IFN抑制病毒增殖而不是直接灭活病毒；③种属特异性：IFN一般只对产生IFN的同种系细胞发挥作用。

五、理化因素对病毒的影响

病毒受理化因素作用后，失去感染性称为灭活。灭活的病毒仍能保留其他特性，如免疫原性、红细胞吸附、血凝细胞融合等。灭活机制包括破坏病毒的包膜、使蛋白质变性、损伤病毒的核酸等。

（一）物理因素的影响

1. 温度　大多数病毒耐冷不耐热，在0℃以下生存良好，故常用低温保存病毒，多数病毒50℃~60℃30分钟、100℃数秒可被灭活，但乙型肝炎病毒100℃10分钟才能灭活。

2. 酸碱度　大多数病毒适宜的酸碱度为pH值5~9。肠道病毒在pH值3~5时稳定；鼻病毒在pH值3~5时迅速被灭活。

3. 电离辐射　X射线、γ射线可使核苷酸链发生致死性断裂；紫外线引起病毒的核苷酸形成双聚体，抑制病毒核酸的复制，但紫外线灭活后可出现多重复活。

（二）化学因素对病毒的影响

1. 脂溶剂　有包膜的病毒对脂溶剂敏感，如乙醚、氯仿、去氧胆酸盐、阴离子去污剂等。

2. 消毒剂　病毒对各种氧化剂、卤素、醇类物质敏感，H_2O_2、漂白粉、高锰酸钾、甲醛、过氧乙酸、次氯酸盐、酒精、甲醇等均可灭活病毒。

（三）其他

抗生素对病毒无抑制作用。近年研究证明，部分中草药对某些病毒有抑制作用，如板蓝根、大青叶、贯众等。

第二节　病毒的感染与免疫

病毒侵入机体并在体内增殖，与机体发生相互作用的过程称为病毒感染。病毒在自然界分布广泛，种类繁多，但对人类有致病性的只是其中的一小部分。病毒进入宿主易感细胞内增殖引起感染的结果取决于病毒与宿主力量的对比。

一、病毒的感染方式与途径

（一）水平传播

水平传播指病毒在人群个体之间的传播或受染动物与人之间的传播，是大多数病毒的传播方式。

1. 通过黏膜传播　黏膜上皮细胞表面具有许多病毒受体，因此这些病毒可通过呼吸道、消化道、泌尿生殖道等黏膜处侵入机体而引起感染。如流感病毒、脊髓灰质炎病毒等。

2. 通过皮肤传播　有些病毒通过昆虫叮咬、动物咬伤或机械性损伤等，从皮肤破损处侵入机体而引起感染，如流行性乙型脑炎病毒、狂犬病毒等。

3. 通过血源或医源性传播　有些病毒可经注射、输血、拔牙、手术、器官移植等操作通过血液传播而引起感染，如乙型肝炎病毒（HBV）、人类免疫缺陷病毒（HIV）等。

（二）垂直传播

垂直传播指病毒由亲代传给子代的传播方式，主要通过胎盘或产道传播，也可见于其他方式，如哺乳、生活的密切接触或病毒基因经生殖细胞遗传等。多种病毒可经垂直传播，如风疹病毒、巨细胞病毒、HIV、HBV等。

二、病毒感染的类型

（一）按有无临床症状分

1. 隐性感染　病毒进入机体后不引起临床症状的感染，又称亚临床感染，但有传染性。其发生率因病毒种类的不同而有差异，如天花病毒、麻疹病毒，感染者皆发病，几乎无隐性感染；而流行性乙型脑炎感染者大部分呈隐性感染。隐性感染后可获得免疫力。

2. 显性感染　病毒进入机体后大量增殖，使细胞和组织损伤，出现明显的临床症状，又称临床感染。

（二）按病毒在体内滞留时间分

1. 急性感染　出现临床症状、病程短、发病急，症状消失后病毒也消失。如流感、麻疹、急性病毒性肝炎。

2. 持续性病毒感染　无症状或呈慢性进行性过程，病毒在宿主体内长期存留数年、数十年，甚至终身。包括：①潜伏性病毒感染：原发感染后，病毒基因组潜伏于机体内，某些条件下可激活而急性发作，反复出现。如单纯疱疹病毒引起的急性口炎、水痘－带状疱疹病毒引起的水痘和带状疱疹；②慢性病毒感染：常发生在急性感染后，病程长，病毒仍长期存在于体内，并从体内不断排出，如乙型肝炎和传染性软疣；③慢发病毒感染（迟发病毒感染）：病毒感染后潜伏期长，发病缓慢，很久之后才出现症状，但一旦出现症状，则多为慢性进行性加重甚至死亡的疾病，如艾滋病、库鲁病等；④急性病毒感染的迟发并发症：急性感染后1年或数年，发生致死性并发症，如麻疹病毒感染引起的亚急性硬化性全脑炎。

三、病毒的致病机理

病毒对机体的致病作用包括病毒对感染细胞的直接损伤和机体免疫病理损伤两方面。

（一）病毒感染引起宿主细胞的变化

1. 杀细胞性感染　一般无包膜的病毒在宿主细胞内增殖后易引起细胞溶解死亡，

亦称杀细胞效应。细胞会出现肿胀、变圆、聚集、融合、裂解、坏死等现象，称为细胞病变效应。其机制是病毒在增殖过程中，阻断细胞的核酸与蛋白质合成，造成新陈代谢功能紊乱，导致细胞病变死亡。病毒杀细胞效应如发生在中枢神经系统等重要器官，可引起严重后果，甚至危及生命或出现严重后遗症，如脊髓灰质炎病毒、腺病毒感染。

2. 稳定状态感染 某些病毒在感染细胞内增殖却不引起细胞即刻裂解、死亡，称为稳定状态感染。常见于包膜病毒，如流感病毒、疱疹病毒等。这类病毒以出芽方式释放子代，宿主细胞不会立即溶解死亡，但感染可引起宿主细胞膜的改变：①出现新抗原：即细胞膜表面出现嵌合有病毒特异抗原的蛋白成分，可被机体的特异性抗体或 CTL（细胞毒性 T 淋巴细胞）识别，从而使感染细胞成为免疫应答的靶细胞；②细胞融合：某些病毒的酶类或感染细胞释放的溶酶体酶，能使感染细胞膜发生改变，导致感染细胞与邻近的细胞融合。细胞融合是病毒扩散的方式之一。

3. 包涵体形成 有些病毒感染细胞的胞浆或胞核内可出现光镜下可见的圆形、椭圆形或不规则形的斑块结构，称为包涵体。包涵体是由病毒颗粒或未装配的病毒成分组成，可作为病毒感染后留下的痕迹，对诊断某些病毒感染具有重要意义。

4. 细胞凋亡 当病毒感染宿主细胞后，通过病毒基因的表达，激活细胞的死亡基因，导致细胞出现胞膜鼓泡、胞核浓缩、染色体 DNA 降解等，最终导致细胞的凋亡。

5. 细胞转化 病毒基因组的整合与细胞转化。有些病毒在感染细胞的过程中将自己的基因组整合到宿主细胞的染色体上，称为病毒基因组的整合。基因整合有两种方式：①反转录 RNA 病毒先以 RNA 为模板反转录成 cDNA，再以 cDNA 为模板合成双链 DNA，此双链 DNA 全部整合于细胞染色体中，如 HIV；②DNA 病毒在复制中，偶然将部分 DNA 片段随机整合于细胞染色体 DNA 中。两种整合方式均可使细胞某些生物学性状发生改变，称为细胞转化。细胞转化后增殖变快，失去细胞间接触抑制，多发生肿瘤，如人乳头瘤病毒引起宫颈癌，乙型肝炎病毒引起肝细胞癌，EB 病毒引起鼻咽癌、恶性淋巴瘤等。

（二）病毒感染引起的免疫病理损伤

病毒诱导的免疫应答，可以表现为抗病毒保护作用，也可导致对机体的免疫病理损伤。

1. 抗体介导的免疫病理 在病毒感染中，病毒的包膜蛋白、衣壳蛋白都是良好的抗原，能刺激机体产生相应抗体，抗体与抗原结合可阻止病毒扩散导致病毒被清除。然而许多病毒的抗原可出现于宿主细胞表面，与抗体结合后，激活补体，破坏宿主细胞，引发 Ⅱ 型超敏反应；或抗体与可溶性的病毒抗原形成免疫复合物，通过 Ⅲ 型超敏反应引起局部组织损伤。

2. 细胞介导的免疫病理 由受染细胞表面的病毒抗原或自身抗原致敏的 T 细胞，通过直接杀伤或释放淋巴因子等作用，破坏病毒感染的靶细胞，即 Ⅳ 型超敏反应。

3. 免疫抑制作用 某些病毒感染可抑制免疫系统的功能，甚至使整个免疫系统的功能缺失。如 HIV 感染引起 $CD4^+T$ 淋巴细胞减少，导致机体细胞免疫功能和体液免疫功能均降低，出现 AIDS。有些病毒感染使外周血淋巴细胞对特异性抗原和促有丝分裂原的反应减弱引起免疫抑制，如麻疹病毒、风疹病毒、巨细胞病毒的感染等。

四、抗病毒免疫

（一）固有免疫的抗病毒作用

1. 干扰素 是机体多种细胞受病毒或干扰素诱生剂刺激后产生的小分子糖蛋白，是后天获得的重要的非特异性细胞因子。IFN 具有广谱抗病毒作用，但不能直接灭活病毒，而是通过诱导细胞合成抗病毒蛋白发挥效应。IFN 的抗病毒作用有相对的种属特异性，一般在同种细胞中活性最高，对异种细胞无活性。

2. 巨噬细胞和 NK 细胞 巨噬细胞在抗病毒感染中具有重要作用，它不仅可以吞噬、灭活病毒，还能产生多种生物活性物质参与抗病毒免疫，如果巨噬细胞功能受损，病毒易侵入血流引起病毒血症。NK 细胞是抗病毒感染中重要的非特异性杀伤细胞，可以杀伤病毒感染的靶细胞。此外，活化的 NK 细胞还可以通过释放细胞因子、活化靶细胞的核酸内切酶等破坏靶细胞。

3. 屏障作用 完整的皮肤黏膜及其附属腺体构成的皮肤黏膜屏障是抗病毒感染的第一道防线；发育完善的血－脑屏障可以保护中枢神经系统；胎盘屏障可以阻止母体内的病毒及毒性代谢产物进入胎儿体内，保护胎儿在子宫内的正常发育。

（二）适应性免疫的抗病毒作用

1. 体液免疫的抗病毒作用 机体受病毒感染后，针对病毒抗原可产生多种抗体，针对病毒表面抗原的抗体称为中和抗体（IgG、IgM、SIgA）。中和抗体能与病毒表面的抗原结合，阻止病毒吸附和穿入易感细胞，使病毒失去感染能力。此外，中和抗体与病毒感染细胞膜上出现的新抗原结合，经激活补体、调理吞噬或 ADCC 作用，裂解和破坏病毒感染的细胞。

2. 细胞免疫的抗病毒作用 细胞免疫对清除病毒、促进机体恢复起着至关重要的作用。对细胞内的病毒，主要通过致敏的 CTL 的特异性杀伤以及 Th1 释放的细胞因子发挥抗病毒作用。

第三节 病毒感染的检查方法与防治原则

一、病毒感染的检查方法

（一）标本的采集与送检

病毒感染检测结果的成败与所选标本的种类、采取的时间及保存的条件密切相关。标本采集及送检的原则：标本采集后应尽快送检；如不能及时检测，标本宜置冰壶内保存，病变组织可置于 50% 甘油盐水中低温保存；标本的长期保存应置于 -70℃ 低温冰箱，或 -196℃ 液氮罐中；血清学诊断则取患者急性期和恢复期的双份血液，以便对比血清抗体效价的动态变化。

（二）病毒的分离与鉴定

病毒结构简单，不能独立进行增殖，必须在易感的活细胞中寄生，由宿主细胞提供其生物合成的原料、能量及场所。故应根据不同的病毒选用以下几种方式进行病毒的分离与鉴定。

1. 动物接种 是最早的病毒分离方法，可根据病毒的嗜性选择敏感动物与适宜的接种部位，观察动物的发病情况。该方法简便，实验结果易观察，用于某些尚无敏感细胞进行培养的病毒。但许多人类病毒感染谱窄，无敏感的动物，或感染后症状不明显，因此目前用得不多。

2. 鸡胚培养 鸡胚对多种病毒敏感，通常选用孵化 9 ~ 14 天的鸡胚，按病毒种类接种于不同部位：①绒毛尿囊膜：可接种天花病毒、痘苗病毒及 HSV 等；②尿囊腔：接种流感病毒及腮腺炎病毒等；③羊膜腔：用于流感病毒的初次分离培养；④卵黄囊：接种某些嗜神经病毒。因鸡胚对流感病毒最敏感，故目前常用于流感病毒的分离。

3. 细胞培养 是病毒分离鉴定中最常用的方法。病毒在培养细胞中增殖的现象有：①细胞病变效应（CPE）：病毒在细胞内增殖时引起的特有的细胞病变，CPE 在未固定、未染色时用低倍显微镜即可观察到，常见的变化有细胞变圆、聚集、坏死、溶解或脱落等；②多核巨细胞或称融合细胞：病毒作用于细胞膜，使邻近的细胞相互融合而形成，也是一种特征性 CPE，如麻疹病毒、巨细胞病毒、呼吸道合胞病毒等；③包涵体的形成：病毒在培养细胞的胞质或核内形成的圆形或椭圆形小体，用光镜可以观察到，如狂犬病病毒、麻疹病毒等。此外，细胞培养病毒还可出现红细胞吸附现象、干扰现象及细胞代谢的改变，这些变化均可作为病毒增殖和鉴定的指标。

（三）病毒感染的血清学鉴定

血清学鉴定的原理是用已知的病毒抗原来检测患者血清中有无相应的抗体，故要等到病人感染后体内产生抗体时才能鉴定，因此不能用于病毒感染的早期诊断。

下列情况需做血清学诊断：①标本采集、分离病毒为时已晚；②目前尚无分离此病毒的方法或难以分离的病毒；③为证实所分离的病毒有临床意义；④进行血清流行病学调查，以研究病毒性感染的流行规律等。必须注意采取患者急性期血清与恢复期血清（双份血清）进行血清学试验。

1. 中和试验 病毒在活体内或细胞培养中被特异性抗体中和而失去感染性的一种试验，可用于检查患者血清中抗体的消长情况，也可用于鉴定未知病毒或研究病毒的抗原结构。

2. 补体结合试验 用已知病毒可溶性、补体抗原来检测病人血清中相应的补体抗体。补体抗原是病毒的内部抗原，同种异型间常有交叉，故特异性较中和试验低，但补体抗体出现较早、消失较快，可作为近期感染的指标。

3. 血凝抑制试验 具有血凝素的病毒能凝集鸡、豚鼠、人等的红细胞，称血凝现象。这种现象能被相应抗体抑制，称 HI 试验。常用于流感病毒及乙型脑炎病毒感染的辅助诊断及流行病学调查，也可鉴定病毒的型与亚型。

4. 凝胶免疫扩散试验 常用半固体琼脂糖进行抗原、抗体的沉淀反应，方法简便、特异性与敏感性均高，目前又衍生出对流免疫电泳和火箭电泳等更为敏感的检测技术。此法在病毒性疾病中主要用于诊断 HBV 与乙型脑炎病毒等感染。

（四）病毒感染的快速诊断

病毒感染的快速诊断主要是指从含有病毒标本及感染机体的血清中检测病毒颗粒、病毒抗原、IgM 抗体和核酸等，往往在数小时内即可得出结果。

1. 形态学检查

（1）电镜观察病毒的形态 电子显微镜可直接观察病毒的大小、形态、结构以及病毒在细胞内增殖的动态过程，可用于感染的早期诊断。

（2）光镜观察病毒的包涵体 根据不同病毒包涵体的形态、染色、存在部位的差异，可辅助诊断某些病毒性疾病。如取可疑病犬大脑海马回制成染色标本，若发现细胞浆内有嗜酸性的内基小体便可确诊为狂犬病。

2. 病毒抗原检测

（1）免疫荧光技术 可用直接法或间接法检测标本中的病毒抗原，该法可检测多种病毒，特异性高，但需有荧光抗体及荧光显微镜等设备。

（2）固相放射免疫技术 是将特异性抗体吸附到微量反应板孔底部的塑胶小球或其他固相系统上，与待检的病毒抗原结合，洗涤后再加标记放射性同位素的特异性抗体，生成标记复合物，用 γ - 计数器检测。此法敏感性、特异性均高，现已广泛用于 HAV、HBV、披膜病毒、流感病毒等的检测。此法的缺点是同位素有其半衰期，不能长期使用，还可引起放射性污染。

（3）酶联免疫吸附技术（ELISA） 是当前各实验室检测抗原抗体最常用的方法之一，使用辣根过氧化物酶（HRP）标记抗体，对病毒抗原进行检测的技术。此法克服了固相放免法的缺点，敏感性与特异性均与固相放免法相似，是进行病毒快速诊断的重要手段。

3. 病毒特异性抗体检测 检测病毒特异性 IgM 抗体可用于急性感染的诊断，特别是对孕妇感染风疹病毒的诊断尤为重要。另外，对于病毒早期抗原诱导机体产生抗体的检测是病毒感染的快速诊断的途径之一，如检测针对 EB 病毒的早期抗原、核心抗原和衣壳抗原等的抗体，可以区别急性或慢性 EB 病毒感染。

4. 病毒核酸检测

（1）核酸杂交技术 核酸杂交是病毒诊断领域中发展较快的一项新技术，是根据双股 DNA 具有解离和重新组合的特性，用一条已知的单链 DNA 标记上放射性核素制成探针，与固定在硝酸纤维膜上的待测单股 DNA 进行杂交，再用放射自显影技术检测，以确定待测核酸中有无与探针 DNA 同源的 DNA 存在。此方法的敏感性一般不高，但对于标本中含病毒核酸量较多时则很实用。

（2）聚合酶链反应（PCR） 是一种快速的体外核酸扩增技术，能在 1 至数小时内，通过简单的酶促反应使待测 DNA 成数量级扩增，然后取反应物进行琼脂糖凝胶电泳，观察核酸条带进行诊断。该技术特异性强，敏感性高，简便快速，但操作时需注意因污染而出现的假阳性。

（3）基因芯片技术 将已知病毒探针或基因探针大规模或有序地排列在小块硅片等载体上，与待检样品中的生物分子或基因序列互相作用和并行反应。在激光的激发下，产生荧光谱信号被接收器收集，计算机自动分析结果，可以一次性完成大量样品的检测，在流行病学调查中发挥重要作用。

二、病毒感染的防治原则

（一）病毒感染的预防

目前对于病毒感染的治疗尚缺乏特效药物，因此通过人工免疫预防病毒感染显得尤为重要。

1. 人工主动免疫 制备有效的病毒疫苗进行预防接种是控制病毒性疾病最有效的手段。常用的疫苗有灭活疫苗、减毒活疫苗、亚单位疫苗、基因工程疫苗及核酸疫苗等。

2. 人工被动免疫 常用的生物制剂有人血清丙种球蛋白、胎盘丙种球蛋白、转移因子、特异性抗病毒免疫球蛋白等。注射丙种球蛋白对传染性肝炎、麻疹、脊髓灰质炎等有紧急预防作用。此外，特异性抗病毒免疫球蛋白可用于某些病毒感染的紧急预防，如抗狂犬病的免疫球蛋白。

3. 中草药 在许多病毒性疾病的预防中，中草药发挥着越来越重要的作用，如板蓝根、大青叶、金银花、连翘、黄连等。

（二）病毒感染的治疗

1. 中草药 运用中医中药治疗病毒性疾病有着悠久的历史与丰富的经验。近几年的实验研究与临床资料显示，大青叶、板蓝根、黄芪、黄芩、黄连、葛根、柴胡、甘草等对某些病毒有一定的抑制或灭活作用，其作用机制尚在研究中。目前，中药制剂的抗病毒作用已成为国内外医学研究的热点之一，中成药、单味药及复方制剂已广泛应用于临床。进一步研究中草药的抗病毒机制，发掘有效的抗病毒药物，对人类健康有十分重要的意义。

2. 抗病毒化学制剂 常用的抗病毒化学药物主要有：①核苷类药物：碘苷（疱疹净）、无环鸟苷（阿昔洛韦）、阿糖腺苷、3－氮唑核苷（病毒唑）、叠氮胸苷（AZT）；②非核苷类反转录酶抑制剂：奈韦拉平、吡啶酮等，用于治疗 HIV 感染；③蛋白酶抑制剂：如赛科纳瓦、英迪纳瓦及瑞托纳瓦等，能抑制逆转录酶的活性，影响病毒结构蛋白的合成。

3. 干扰素及诱生剂 干扰素（IFN）具有广谱抗病毒作用，没有明显的毒性和免疫原性，在临床已广泛应用。对某些病毒感染，有较好疗效，如 HBV、HCV、人类疱疹病毒、乳头瘤病毒等感染的治疗。干扰素诱生剂能够诱导、刺激细胞产生干扰素，促进机体增强抗病毒感染的能力，如多聚肌苷酸和多聚胞啶酸（Poly Ⅰ:C）、甘草甜素、云芝多糖等。Poly Ⅰ:C 为目前最受重视的 IFN 诱生剂，制备较易，作用时间较长，但因对机体具有一定毒性，尚未达到普及阶段。

复习思考题

1. 试述病毒的感染途径及感染类型。
2. 病毒感染血清学诊断常用的方法及原理。
3. 病毒感染的防治原则。
4. 比较病毒与其他微生物基本特性（大小、形态结构、增殖方式、抵抗力等）的异同点。

第十二章　常见侵犯人类的病毒

导学要点

1. 呼吸道病毒的主要种类、致病性与防治原则，流行性感冒病毒抗原变异与流感流行的关系。

2. 肠道病毒的种类、致病性与特异性预防。

3. 肝炎病毒的生物学性状、致病性、免疫性与防治原则，乙型肝炎病毒抗原抗体系统的检测意义。

4. 人类免疫缺陷病毒、狂犬病病毒、流行性乙型脑炎病毒、汉坦病毒的致病性、免疫性及防治原则。

第一节　呼吸道病毒

呼吸道病毒是指以呼吸道为侵入门户，由飞沫传播，引起呼吸道局部感染或全身感染的病毒。呼吸道病毒包括正黏病毒科中的流感病毒；副黏病毒科中的副流感病毒、麻疹病毒、冠状病毒、腮腺炎病毒、风疹病毒，以及其他的如呼吸道合胞病毒、腺病毒、鼻病毒等。据统计，急性呼吸道感染中，90%～95% 由病毒引起，其重要性显然超过细菌等其他微生物。

一、流行性感冒病毒

流行性感冒病毒（influenza virus）简称流感病毒，是流行性感冒的病原体。分三型：甲型（A）、乙型（B）、丙型（C）。除引起人类感染外，还可引起动物感染。

（一）生物学特性

1. 形态与结构　流感病毒呈球形或丝状。球形的直径为 80～120nm，新分离株丝状多于球形，丝状病毒长度可达 4000nm 左右。为单股负链 RNA 病毒。流感病毒是有包膜的病毒，病毒体由核衣壳和包膜组成（图 12-1）。

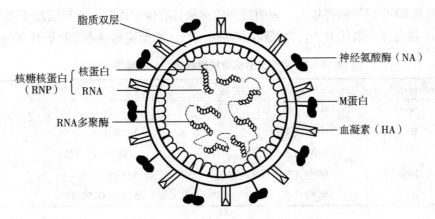

图 12 – 1 流感病毒结构模式图

（1）核衣壳 位于病毒体的内部，呈螺旋结构，由核蛋白（NP）卷曲盘旋，与RNA 多聚酶复合体一起包绕着 RNA 构成。RNA 为分节段的单负链 RNA，病毒基因组一般分 7~8 个节段。由于病毒核酸在细胞内分节段复制，这种结构特点，使流感病毒基因重组率高，易发生变异。核蛋白构成的衣壳为可溶性抗原，抗原性稳定，具有型特异性。

（2）包膜 流感病毒包膜有两层结构，内层为病毒基因编码的基质蛋白（M 蛋白），它的存在增加了包膜的硬度和厚度，并可促进病毒装配。M 蛋白抗原性稳定，具有型特异性。外层为双层类脂和糖蛋白。双层类脂来源于宿主细胞；糖蛋白镶嵌于流感病毒包膜上，又称刺突，包括血凝素（hemagglutinin，HA）和神经氨酸酶（neuramin idase，NA）。血凝素呈柱状，可使人、鸡、豚鼠的红细胞凝集；神经氨酸酶呈蘑菇状，可水解宿主细胞表面糖蛋白末端的 N-乙酰神经氨酸，使成熟病毒释放。也可以破坏细胞膜上的病毒特异性受体，液化细胞表面黏膜，有利于病毒从细胞上解离、扩散。血凝素、神经氨酸酶都有抗原性，容易发生改变并可决定流感病毒的亚型。

2. 抗原结构与分型 根据核蛋白和基质蛋白抗原性的不同，可将流感病毒分为甲（A）、乙（B）、丙（C）三型；根据 HA 和 NA 抗原性的不同，又可将甲型流感病毒分为若干亚型，在禽类已鉴定出 15 个 HA 亚型（$H_1 \sim H_{15}$），9 个 NA 亚型（$N_1 \sim N_9$）。目前引起人群流行的有 H_1、H_2、H_3 和 N_1、N_2。乙型流感病毒虽有变异，但尚不能划分亚型。丙型流感病毒抗原性较稳定。

3. 抗原变异与流行的关系 甲、乙、丙三型流感病毒中最容易发生变异的是甲型流感病毒，主要是表面抗原 HA 和 NA 的变异，HA 变异最快。病毒的变异与流感的流行关系密切。若变异幅度小，HA、NA 氨基酸的变异率小于 10%，为量变，称抗原性漂移；若变异幅度大，HA 氨基酸的变异率为 20% ~ 50% 可形成一个新的亚型，为质变，称抗原性转变。由于人群对新型缺乏免疫力，每次新亚型的出现都会起世界性大流行。乙型和丙型流感病毒抗原性较稳定，因此仅引起局部流行和散发病例。

甲型流感病毒已经历过数次重大变异（表 12 – 1）。对人类危害极为严重，1918 年大流行期间，近两万人死于流感，病毒亚型可能是 $N_1 H_1$。1977 年 $H_1 N_1$ 又重新出现，感染者都是 30 岁以下的青年人，表明过去的感染具有保护作用，与以前新亚型不一样，这次 H_1N_1 没有完全取代 H_3N_2，而是与其共同流行。乙型流感病毒无抗原转变的变异。

表 12 – 1　甲型流感病毒抗原转变引起的世界流行

流行年代	亚型类别	代表株
1934	H_1N_1 （原甲型）	A/PB/8/34
1947	H_1N_2 （亚甲型）	A/FM/1/47
1957	H_2N_2 （亚洲甲型）	A/新加坡/1/57
1968	H_3N_2 （香港甲型）	A/香港/1/68
1977	H_1N_1 H_3N_2	A/前苏联/90/77

（二）致病性与免疫性

流感病毒的传染源主要是患者，其次是隐性感染者。动物也可能成为传染源，流感病毒主要通过飞沫经呼吸道侵入机体。

病毒侵入机体后，其表面的血凝素与呼吸道黏膜的柱状上皮细胞膜上的黏蛋白受体结合，使病毒吸附于细胞表面，然后进入细胞在呼吸道黏膜细胞内增殖，引起局部黏膜充血水肿，细胞变性脱落，黏液分泌增多等病变。通常潜伏期为 1 ~ 4 天，突然发病，有畏寒、发热、头疼、肌痛、厌食、乏力、鼻塞、流涕、咽痛和咳嗽等症状。发热时体温可高达 38℃ ~ 40℃，持续 1 ~ 5 天。病毒仅在局部增殖，一般不侵入血流。全身症状与病毒感染刺激机体产生的干扰素和免疫细胞释放的细胞因子有关。小儿患者的体温比成人高，可发生抽搐、谵妄，也可出现呕吐、腹痛、腹泻。年老体弱、免疫力低下、心肺功能不全以及婴幼儿在感染后 5 ~ 10 天易继发细菌性感染，特别是肺炎，常危及生命。

流感病毒感染后能诱导干扰素产生，但维持时间短暂，随后出现的病毒性中和抗体，可维持 1 ~ 2 年，对同一亚型病毒的感染有保护作用。

（三）防治原则

流感以预防为主，早期发现病人，及时隔离治疗。流行期间应避免到人群聚集的公共场所。每 $100m^2$ 空间可用 2 ~ 4mL 乳酸加 10 倍水混匀，加热熏蒸，能灭活空气中的流感病毒。免疫接种是预防流感最有效的方法，但必须与当前流行株的型别基本相同。

目前对流感尚无特效药物，盐酸金刚烷胺及其衍生物甲基金刚烷胺可用于预防甲型流感。其作用机制主要是抑制病毒的穿入和脱壳。此外，可用干扰素滴鼻。

中药板蓝根、大青叶、连翘、满山香、贯众、黄芪、山蜡梅、螃蜞菊等可用于预防和治疗流感，常用的方剂有桑菊饮、银翘散、玉屏风散等。

随着全球气候等生存环境的人为破坏，一些新的病毒也随之不断产生，人类面临着与病毒的长期斗争。如病毒性肝炎、艾滋病、SARS 等都曾在地球上肆无忌惮的流行，病毒性疾病长期危害着人类的健康生存。

二、麻疹病毒

麻疹病毒（measles virus）是麻疹的病原体。麻疹是儿童最常见的急性呼吸道传染病，易感年龄为6个月至5岁。麻疹疫苗诞生前，全世界每年大约有1.3亿儿童患麻疹，700万~800万儿童死于该病，1959年我国麻疹病例高达900多万，死亡26万人。易感者与该病毒接触后90%以上会发病，而且易继发肺炎和脑膜炎。少数病例在儿童期感染后，病毒一直潜伏在体内，直至青少年时期潜伏病毒被激活，引起亚急性硬化性全脑炎。

（一）生物学特性

麻疹病毒为球形，直径为80~120nm，单股RNA，为有包膜的病毒，包膜上有放射状排列的刺突，由血凝素（H）和融合因子（F）组成，没有神经氨酸酶，抗原性稳定，只有一个血清型。该病毒抵抗力较弱，易被日光、热、干燥、紫外线灭活。一般消毒剂也可使病毒灭活。

（二）致病性与免疫性

人是麻疹病毒的自然宿主，传染源主要为急性期患者，通过飞沫传播。也可以通过用具间接传播。麻疹传染性极强，患者从潜伏期至出疹期均有传染性，特别是在出现皮疹前2~3天，呼吸道分泌物中含有大量病毒，此时传染性最强。病毒经呼吸道、眼结膜侵入，先在入侵局部的上皮细胞内增殖，随后侵入血流形成第一次毒血症。病毒随血液侵入全身淋巴组织和单核吞噬细胞系统，在其细胞内增殖后，再次入血形成第二次病毒血症。临床表现为高热、畏光、鼻炎、眼结膜炎、咳嗽等症状，大多数患儿在口腔颊部黏膜处出现灰白色、外绕红晕的黏膜斑，称为koplik斑。皮肤出现红色斑丘疹，先是颈部，然后为躯干，最后到四肢。出疹期间病情最严重，皮疹出全后，体温逐渐下降，若无并发症，可自然痊愈。部分患者由于抵抗力下降，可并发细菌感染，出现支气管炎、肺炎、中耳炎等。约百万分之一的麻疹患者恢复后，麻疹病毒长期潜伏于中枢神经系统，呈慢病毒感染，引起亚急性硬化性全脑炎，患者大脑功能进行性衰退，表现为反应迟钝、精神异常、运动障碍，最后导致昏迷死亡。麻疹感染后，人体可获得持久免疫力。

（三）防治原则

麻疹的预防主要采用麻疹减毒活疫苗进行计划免疫，对6个月以上易感儿童，可接种麻疹减毒活疫苗。对未接种疫苗而又与麻疹患者接触的儿童，可注射丙种球蛋白或健康成人血清做被动免疫，可预防感染或减轻患者的症状，减少并发症的发生。目前，麻疹的治疗无特效疗法，中药紫草、甘草、菊花、蒲公英等可用于预防和治疗。

三、冠状病毒和SARS冠状病毒

冠状病毒在分类上属于冠状病毒科，包括人冠状病毒和多种动物冠状病毒。1967

年从机型呼吸道感染病人鼻炎洗液中分离到新的病毒，通过电子显微镜观察发现病毒颗粒外形呈日冕或冠状，故名冠状病毒，也称日冕病毒，它是引起普通感冒的主要病原体之一。2002~2003 年爆发的严重呼吸综合征（severe acute respiratory syndrome，SARS）的病原体就是一种冠状病毒，即 SARS 冠状病毒（SARS coronavirus，SARS－CoV）

（一）冠状病毒

冠状病毒呈球形，直径 120~160nm，核衣壳呈螺旋对称，核酸为单正链 RNA。病毒有包膜，包膜上有突起，病毒外形呈冠状，含有 3 种主要蛋白：1 种衣壳蛋白，2 种包膜蛋白。冠状病毒对温度敏感，33℃时生长良好，35℃时生长受到抑制，故冠状病毒流行多在冬季或早春季节。

冠状病毒可引起呼吸道感染和肠道感染。典型的呼吸道感染呈普通感冒症状，临床上主要表现为发热、干咳等，波及下呼吸道的很少；消化道感染者以腹泻、胃肠道症状为主要表现，临床症状以水样大便、腹泻为主。

（二）SARS 冠状病毒

SARS 冠状病毒是一种新发现的病毒，引起严重的呼吸综合征，SARS 病毒具有高度传染性，是一种致死性病毒，传播特点呈医院和家庭集聚性，并且具有跨地区、跨国界的流行传染趋势。

1. 生物学性状　SARS 病毒形态与冠状病毒相似，呈不规则形态，大多数病毒颗粒的直径在 80~250nm 之间，有包膜，包膜表面排列有许多间隔较宽的刺突，直径为 10~20nm，形似花冠。核心为单正链 RNA，编码 RNA 聚合酶和主要的结构蛋白 N、S、M、E 等 20 多种。N 蛋白为病毒衣壳蛋白，与病毒的核酸一起构成核衣壳。SARS 病毒具有较强的抵抗力。室温下，在塑料表面或人排泄物中能存活 1~2 天，在腹泻物中可存活 4 天，这表明 SARS 病毒很容易通过间接接触而传播，SARS 病毒对热和紫外线敏感，56℃30 分钟可被灭活，SARS 病毒对乙醚等脂溶剂及普通消毒剂敏感（图 12－2、图 12－3）。

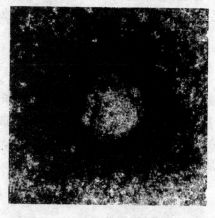

图 12－2　SARS 冠状病毒的电镜照片

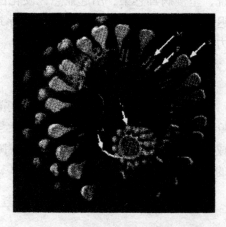

图 12－3　SARS 冠状病毒的结构模式图

2. 致病性与免疫性 传染源主要是 SARS 患者。SARS 病毒主要通过飞沫和接触患者的鼻咽分泌物传播，在人群密集的环境中容易传播，疾病流行季节为冬、春季。

SARS 病毒感染，潜伏期为 2～10 天，一般为 4～5 天，患者首先表现为发热，体温高于 38℃，伴有头痛、全身不适、关节痛；2～7 天后出现干咳、胸闷气短等症状。胸部 X 线显示单侧或双侧肺部阴影。严重者病情发展迅速，出现呼吸困难、低氧血症，进而出现严重的肺渗出、呼吸衰竭，病理改变为肺间质性炎症和肺纤维化，死亡率很高。目前，对于 SARA 的发病机制尚缺乏了解。病毒在侵入机体后，其所具有的特异性抗原可引起机体的异常免疫反应，造成肺组织的免疫病理损伤；引起 T、B 细胞的凋亡和死亡，导致免疫功能极度低下，由于机体的免疫系统受到破坏，导致患者免疫缺陷，还可引起继发性感染。

恢复期病人血清中出现 SARS - CoV 特异性中和抗体（IgM、IgG），有保护作用，是机体具有免疫力的标志。T 淋巴细胞在 SARS 的病情演变及疾病的痊愈中均起重要作用。

3. 微生物学检查 目前，对 SARS 患者的诊断仍以接触史和临床表现为主要依据。已经建立的实验检测手段主要包括 PCR 技术、免疫荧光和 ELISA 技术。采用 PCR 技术，从患者标本中可快速检测 SARS - CoV 的 RNA；采用免疫荧光或 ELISA 技术，可检出血清抗 SARS 冠状病毒 IgM、IgG，特别是在发病 2 周后，患者的 IgG 检出率较高。

4. 防治原则 个人防护、室内通风、个人卫生和有关 SARS 知识的普及教育对于预防 SARS 的传播十分有效。对临床患者进行隔离，对疑是者进行隔离观察是减少传播的有效措施。目前用于 SARS 特异性预防的疫苗已经进入临床研究阶段，有灭活疫苗和基因工程疫苗两种。

对 SARS - CoV 目前无特效药物，临床主要采用支持疗法。实践证明，皮质类固醇和无创通气治疗对 SARS 患者有一定疗效，采用恢复期血清治疗亦有一定疗效，但要严格避免通过血液传播疾病的发生。此外，中西医结合治疗对于减轻并发症的发生有一定疗效。

四、腮腺炎病毒

腮腺炎病毒（mumpsvirus）是流行性腮腺炎的病原体，球形，直径为 80～240nm，核酸为单股 RNA，衣壳为螺旋对称，有包膜，包膜上的刺突有血凝素（HA）、神经氨酸酶（NA）和融合因子（F）。腮腺炎病毒只有 1 个血清型。抗原性稳定。

本病多发生于儿童和青少年，传染源是患者和病毒携带者，病毒通过飞沫或人与人直接传播，好发于冬春季节，潜伏期为 2～3 周，病毒经呼吸道侵入，在上皮细胞和面部淋巴结内增殖，然后进入血液，通过血液侵入腮腺及其他器官，如睾丸、卵巢、胰腺、肾脏和中枢神经系统。主要症状为一侧或双侧腮腺肿大、疼痛，有发热、肌痛和乏力症状等。一般经 7～10 天消肿自愈，30% 的人呈隐性感染，青春期感染者，男性易合并睾丸炎，女性易合并卵巢炎，有时引起无菌性脑膜炎或胰腺炎。病后或隐性感染后，均可获得牢固免疫力。

流行性腮腺炎的诊断主要以临床表现为依据，一般不进行病毒学检查。预防流行性腮腺炎应对病人及时隔离，以减少传染机会。特异性预防采用接种腮腺炎疫苗，可获得明显的预防效果。流行期间可注射丙种球蛋白。

五、风疹病毒

风疹病毒（rubella virus）是引起风疹的病原体。病毒颗粒为球形，直径约 60nm，为单股正链 RNA 病毒，核衣壳为二十面体立体对称，外有包膜，包膜上有刺突，刺突具有血凝素和溶血活性，风疹病毒能在多种细胞内增殖。风疹病毒只有 1 个血清型与其他披膜病毒无抗原交叉反应。风疹病毒不耐热，56℃30 分钟可大部分失活；对脂溶剂敏感，对紫外线敏感。

人是风疹病毒唯一的自然宿主，人群均可感染，但易感者主要是儿童。病毒经呼吸道传播，潜伏期为 2～3 周，病毒在局部淋巴结增殖后，进入血液播散，临床症状主要有发热、不适、咽痛、咳嗽、麻疹样皮疹，伴耳后及枕下淋巴结肿大，有明显压痛。成人感染症状较重，除皮疹外，还可出现关节炎、血小板减少性紫癜，少数人还会发生疹后脑炎和脑脊髓炎等。病后预后良好，并可获得牢固的免疫力。风疹病毒易发生垂直感染，妊娠妇女早期感染风疹病毒，对胎儿危害较重，可导致胎儿畸形。胎龄愈小，危害愈重。常见畸形有先天性心脏病、先天性耳聋、失明、智力低下，以及黄疸性肝炎、肝肿大、肺炎、脑膜炎等风疹综合征。

目前，对风疹病毒的预防，主要采用接种减毒活疫苗，接种对象以非孕期风疹抗体阴性的育龄妇女为重点，对接触风疹病人的孕妇应立即大剂量注射丙种球蛋白。

六、其他呼吸道病毒

其他呼吸道病毒有呼吸道合胞病毒（respiratory syncytial virus，RSV），是引起婴幼儿支气管炎、细支气管炎的主要病原体。因其在细胞培养中能引起特殊的细胞融合，故名呼吸道合胞病毒。该病毒呈球形，直径为 80～150nm，是单股负链 RNA 病毒，衣壳为螺旋对称，有包膜，包膜上有刺突，由 G、F 两种糖蛋白构成，G 蛋白有利于病毒的吸附，F 蛋白有利于病毒穿入易感细胞。

RSV 的流行主要发生在冬季，通过飞沫传播，也可以经污染物、手传播。病毒感染后，侵入呼吸道上皮细胞内增殖，引起细胞融合，该病毒感染仅局限于呼吸道，不引起病毒血症。人工喂养的婴儿，由于呼吸道缺乏 SIgA，故发病率较高，感染后主要导致细支气管炎、细支气管肺炎，炎症坏死组织黏液易造成细支气管阻塞，进而导致死亡。RSV 也是医院内感染的重要病原体。

RSV 感染后免疫力不强，再感染不可避免，母体通过胎盘传递给胎儿的抗体不能防止婴儿感染，目前尚无预防疫苗，临床上也无特效治疗药物，治疗主要采用支持疗法。

第二节 肠道病毒

肠道病毒（enterovirus）属于小核糖核酸病毒科。人类肠道病毒主要包括：脊髓灰质炎病毒、柯萨奇病毒、埃可病毒和新肠道病毒。

肠道病毒的共同特征：①体积较小，呈球形，直径为 22～30nm；②基因组为单股正链 RNA，衣壳呈二十面体立体对称，无包膜；③耐酸、耐乙醚，对热、干燥、紫外线敏感；④经消化道传染，病毒在消化道黏膜细胞浆内繁殖，引起细胞病变，导致多种临床表现。

一、脊髓灰质炎病毒

脊髓灰质炎病毒（poliovirus）是脊髓灰质炎的病原体，以隐性感染多见，轻度感染表现为上呼吸道感染及胃肠道症状。少数病例病毒侵犯脊髓前角运动神经细胞，导致迟缓性肢体麻痹，多见于儿童，故又称为小儿麻痹症。

（一）生物学特性

1. 形态与结构　球形，直径为 27～30nm，无包膜，基因组为单股正链 RNA，衣壳为二十面体立体对称。

2. 抗原性　脊髓灰质炎病毒有两种不同的抗原：一种为具有感染性的完整病毒颗粒，称致密（D）抗原，又称中和（N）抗原，可与中和抗体结合，具有型特异性；另一种为空壳颗粒，系完整病毒颗粒经 56℃ 灭活后，RNA 释放出来，或为未装配核心的空心衣壳，称为无核心（C）抗原。根据抗原性不同，运用中和实验，可将脊髓灰质炎病毒分为 Ⅰ、Ⅱ、Ⅲ 三个血清型，三型病毒之间无交叉免疫。

3. 抵抗力　脊髓灰质炎病毒对外界环境的抵抗力较强，在污水和粪便中可存活数月，在酸性环境中比较稳定，不易被胃酸和胆汁灭活，耐乙醚和酒精，对多种氧化剂敏感，如高锰酸钾、双氧水、漂白粉都可使其灭活；对紫外线、干燥、热也敏感，加热至 56℃30 分钟也可灭活。

（二）致病性和免疫性

1. 致病性　脊髓灰质炎病毒的传染源为病人、无症状带病毒者及隐性感染者。主要通过粪－口途径传播，病毒通过咽喉和肠道侵入，先在局部黏膜、扁桃体和肠道淋巴结中增殖，然后释放入血，形成第一次病毒血症，临床上出现发热、头痛、恶心等全身症状。当病毒经血流播散至全身淋巴组织，或其他易感的神经外组织，在其中大量增殖后，再次侵入血流形成第二次病毒血症，此时患者全身症状加重。机体免疫力的强弱直接影响病情发展的结局，至少 90% 的感染者表现为隐性感染；约 5% 的病人只出现发热、头痛、咽痛、呕吐等非特异性症状，并迅速恢复；只有 1%～2% 的病人，病毒可通过血脑屏障，侵入中枢神经系统，定位于前角运动神经细胞，在其中增殖引起细胞病变。轻者发生暂时性肌肉麻痹，以四肢多见，下肢尤重；重者可造成肢体弛缓性麻痹，极少数患者可发展为延髓麻痹，导致呼吸、心脏衰竭而死亡。

2. 免疫性　感染后可获得牢固免疫力，很少发生再次感染。主要是 SIgA、血清中 IgG、IgA 及 IgM 发挥作用。SIgA 可清除咽喉部分和肠道内病毒，防止其进入血液循环。

血清中的中和抗体可以阻止病毒进入神经系统。中和抗体在体内持久存在，不仅对同型病毒有免疫力，对异型也有交叉免疫力。母体可通过胎盘将 IgG 中和抗体传给新生儿，故半岁以下婴幼儿较少得病。

（三）防治原则

1. 早期隔离患者，消毒排泄物、注意饮食卫生、保护水源不受污染，改善环境卫生条件，加强卫生教育。

2. 人工自动免疫是最有效的办法，目前多采用口服脊髓灰质炎三价混合减毒活疫苗（糖丸）免疫，即在儿童出生后第 2、3、4 个月各口服三价混合疫苗一粒，并在 1 岁半及 4~6 岁各加强一次，预防效果很好。口服疫苗宜在冬、春季进行，使易感者在本病流行时已具有免疫力。活疫苗可以在肠道中增殖一段时间，不发生病毒血症，它不仅能诱导机体产生大量血清中和抗体，还能诱导肠道 SIgA 产生，获得如同自然感染一样的免疫效果。但是活疫苗不稳定，需低温保存。口服活疫苗时，应注意避免其他肠道病毒的干扰。忌用热水溶化冲服。母乳中含有特异性抗体，故不要在哺乳前后服用。

3. 人工被动免疫，可用于密切接触脊髓灰质炎病人的易感儿童，注射丙种球蛋白、胎盘球蛋白可减少未服疫苗儿童的发病率或麻痹的发生率。

二、柯萨奇病毒与埃可病毒

（一）柯萨奇病毒

柯萨奇病毒（coxsackie virus）是 1948 年首次从美国纽约州柯萨奇镇 2 名疑似脊髓灰质炎患儿粪便中分离出来的，故命名为柯萨奇病毒。病毒呈球形，大小约为 28nm，核心为单股 RNA，无包膜。该病毒对乳鼠敏感性很高，可用其进行临床分离标本。

人是柯萨奇病毒唯一的天然宿主，传染源为病人和病毒携带者，病毒主要通过被粪便污染的水源、食物经消化道传染，少数也可经呼吸道传染。病毒可在多种组织细胞内增殖，之后进入血液引起病毒血症。多数人表现为隐性感染，少数表现出明显的临床症状，病毒可引起无菌性脑炎、疱疹性咽炎、胸痛、心肌炎、心包炎、婴幼儿腹泻和手口足病等。柯萨奇病毒感染后，血清中很快出现中和抗体，病后可获得型特异性免疫力。

柯萨奇病毒致病的临床症状多样化，仅根据临床症状不能对病因作出准确诊断，必须进行病毒分离或血清学检查双倍血清抗体检测结果，效价高于 4 倍以上有诊断价值。目前，对柯萨奇病毒无特效预防方法及有效治疗药物，加强粪便管理、水源管理、饮食管理显得尤为重要。

（二）埃可病毒

埃可病毒（echovirus）是 1951 年在脊髓灰质炎流行期间，偶然从健康儿童的粪便中分离出来的。埃可病毒呈球形，核心为单股 RNA，无包膜。大小为 24～30nm，对猴肾和人胚肾细胞敏感。

埃可病毒的主要传染源是病毒携带者，经呼吸道、消化道和接触传播。病毒侵入机体后，先在咽部及肠壁细胞内增殖，然后侵入血液引起病毒血症，临床上表现为无菌性脑膜炎、婴幼儿腹泻、儿童皮疹等，感染埃可病毒后，机体产生中和性抗体，对同型病毒感染有持久的免疫力，也可出现异型交叉免疫反应。针对埃可病毒引起的疾病，目前尚无特效治疗和自动免疫预防措施。

三、轮状病毒

轮状病毒（rotavirus）属于呼肠病毒科的轮状病毒属，该病毒1973年被澳大利亚学者首次发现，是引起婴幼儿急性非细菌性胃肠炎的病原体。

（一）生物学性状

轮状病毒颗粒呈球形，直径为 60～80nm，双层衣壳，从内向外呈放射状排列，无包膜，负染后电镜下观察，病毒外形呈车轮状，故名。病毒基因组为双链 RNA，由 11 个节段组成。对理化因素有较强的抵抗力，在粪便中存活数天到数周。耐乙醚、酸、碱和反复冻融，在 pH 值 3.5～10 时仍可保持其感染性。

（二）致病性与免疫性

轮状病毒呈世界性分布，可分为 7 个组（A～G）。传染源是病人和无症状的病毒携带者，经粪－口途径传播。A、B、C 三组均可引起人类或动物腹泻，其中以 A 组轮状病毒最为常见，它是引起 6 个月至 2 岁婴幼儿严重胃肠炎的主要病原体，有80%以上婴幼儿腹泻是由轮状病毒引起的，这是导致婴幼儿死亡的主要原因之一。年长儿童和成人常呈无症状感染。病毒侵入人体后在小肠黏膜绒毛细胞内增殖，造成微绒毛萎缩、变短、脱落和细胞溶解变短，导致肠道吸收功能受损；同时，腺窝细胞增生、分泌增多，引起严重腹泻，重吸收减少，水和电解质的丢失。患者常伴有呕吐、腹痛、发热等症状。轻者病程 3～5 天可完全康复，重者可因脱水、酸中毒而导致死亡。同时，受损细胞脱落肠腔并释放大量病毒，随粪便排出，病人每克粪便中排出的病毒数可达 10^{10} 个，成为传染源。

轮状病毒感染后，血清中很快出现 IgM、IgA 和 IgG 抗体，肠道 SIgA 在局部起重要作用，由于婴幼儿 SIgA 含量低，抗体只对同型病毒起作用，故病愈后可重复感染。

（三）微生物学检查

在腹泻高峰，患者粪便中存在大量病毒颗粒，运用电镜或免疫电镜可直接检测，诊断率达90%～95%。直接或间接 ELISA 法检测轮状病毒，既可定量亦能进行分型。也可用 ELISA 或免疫荧光法检测血清中的抗体。

轮状病毒可在猴肾上皮细胞中增殖，胰酶处理病毒可增强其感染性。但病毒培养困难，程序复杂，临床上并不常用。

（四）防治原则

轮状病毒的预防主要是控制传染源，切断传播途径，对可能污染的物品进行严密的消毒，饭前便后洗手也很重要。治疗主要是补充血容量，及时输液，纠正电解质平衡，以减少婴幼儿死亡率。轮状病毒疫苗目前已在临床投入使用。

第三节 肝炎病毒

肝炎病毒是引起病毒性肝炎的主要病原体，目前发现引起人类肝炎的病毒主要有甲、乙、丙、丁、戊型肝炎病毒。此类病毒分属于不同的病毒科，但均可引起病毒性肝炎。近年来又发现一些与人类肝炎相关的病毒，如乙型肝炎病毒（HFV）、庚型肝炎病毒（HGV）和 TT 型肝炎病毒（TTV）等。此外，还有一些病毒（如巨细胞病毒、EB 病毒、黄热病毒等）也可引起肝炎，但仅属其病毒感染的一部分，故不列入肝炎病毒范畴。

病毒性肝炎传播广泛，严重危害人类健康，已成为主要的社会公共卫生问题。

一、甲型肝炎病毒

甲型肝炎病毒（hepatitis A virus，HAV）是甲型肝炎的病原体，属于小核糖核酸病毒科，肠道 72 型。经消化道传播，主要感染儿童和青少年。

（一）生物学特性

甲型肝炎病毒为单股 RNA 病毒，球形，直径为 27~32nm，二十面体立体对称，无包膜。耐热，60℃1 小时不能被灭活，甲型肝炎病毒对乙醚和氯仿稳定。在 -20℃下可存活多年，在 25℃干燥条件下至少可存活 1 个多月，对酸性环境和加热 60℃30 分钟均有相对抵抗力，100℃煮沸 5 分钟才能灭活，对漂白粉、次氯酸钠、甲醛均敏感。

（二）致病性与免疫性

甲型肝炎病毒的传染源多为患者，病毒随粪便排出体外，污染水源、食物等，经口传染。甲型肝炎的潜伏期为 15~50 天，病毒常在患者转氨酶升高前 5~6 天就存在于患者的血液和粪便中。甲肝病毒经口进入人体，先在肠黏膜和局部淋巴组织增殖，然后进入血液引起短暂的病毒血症，最后侵入肝细胞内增殖而致病。由于病毒在细胞培养中增殖缓慢并不直接造成明显的细胞损害，故其致病机理除病毒的直接作用外，机体的免疫应答在引起肝组织损害中起一定作用。人体感染后，大多数表现为隐性感染，少数为急性甲型肝炎。临床表现为发热、疲乏、食欲不振，继而出现肝脏肿大、肝区压痛、肝功能损害，部分患者可出现黄疸。甲型肝炎预后良好，通常可完全恢复，不转为慢性肝炎。

甲型肝炎病后或隐性感染后，机体都可以产生抗 - HAV 的 IgM 和 IgG 抗体，前者在急性期和恢复早期出现，后者在恢复后期出现，并可维持多年，对病毒的再感染有免疫力。

（三）微生物学检查

甲型肝炎病毒的检查方法主要有：酶联免疫吸附实验（ELISA）和放射免疫测定（RIA）。病人血清 HAV - IgM 检测是甲型肝炎早期诊断最实用的方法。甲型肝炎患者发病后 2～10 周，血清 HAV - IgM 100% 阳性，且滴度很高。病后 3 个月 HAV - IgM 滴度明显下降，但低滴度 HAV - IgM 抗体可维持 1 年左右。用双份血清 HAV - IgG 检测，若抗体滴度有 4 倍以上增长，可诊断为急性肝炎。若抗体滴度无明显变化，可认为是既往感染。血清 HAV - IgG 检测主要用于流行病学调查。

（四）预防原则

甲型肝炎病毒主要通过粪便污染饮食和水源，经口感染。加强卫生宣传工作和饮食卫生管理；管好粪便、保护水源，是预防甲肝的主要环节。病人的排泄物、食具、物品和床单衣物等要认真消毒处理。对密切接触者、可疑患者，注射丙种球蛋白有预防和减轻症状的作用。接种甲肝减毒活疫苗，可获得较持久的免疫力。现我国使用的减毒甲肝活疫苗（H2 株），是由患者粪便中分离，经人胚肺二倍体细胞株连续传代减毒而制成。国外已发展了灭活疫苗，是将有毒株经人胚肺二倍体细胞传代，通过反复冻融释放细胞内的病毒，纯化后用 $250\mu g/mL$ 甲醛在 37℃灭活 15 天制成。

二、乙型肝炎病毒

乙型肝炎病毒（hepatitis B virus，HBV）是乙型肝炎的病原体。乙型肝炎患者的潜伏期、急性期，以及乙型肝炎病毒携带者的血液具有高度传染性，乙型肝炎的传染性比甲型肝炎大，约 10% 乙型肝炎患者转变为慢性肝炎，部分慢性活动性肝炎患者可转变为肝硬化、肝癌。婴幼儿感染乙型肝炎病毒后易形成持续病毒携带者。乙型肝炎呈世界性分布，全世界 HBV 携带者达 3.5 亿人之多，我国约有 1.2 亿人携带 HBV。乙型肝炎是当前最严重的传染病之一。

（一）生物学特性

1. 形态与结构 乙型肝炎患者的血清用电镜观察可以看到 3 种不同形态的颗粒（图 12 - 4）。

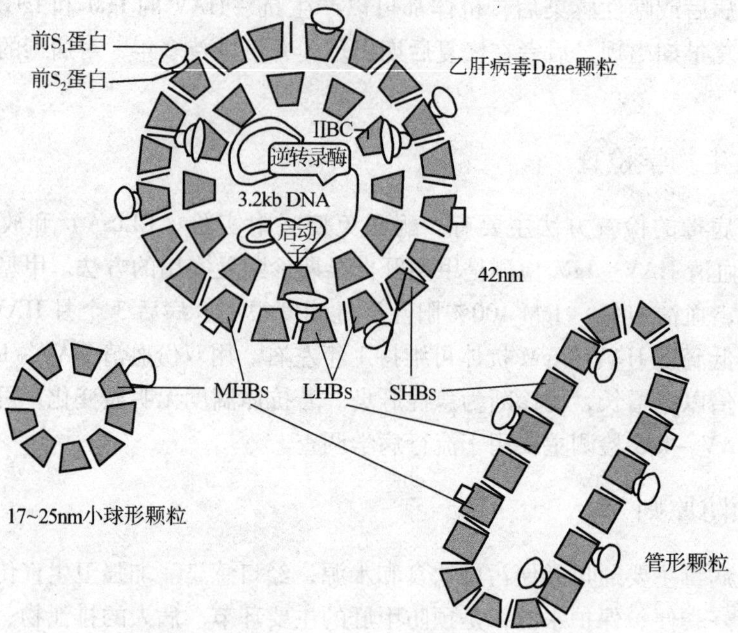

前S₁蛋白
前S₂蛋白
乙肝病毒Dane颗粒
IIBC
逆转录酶
3.2kb DNA
启动子
42nm
MHBs LHBs SHBs
17~25nm小球形颗粒
管形颗粒

图 12 - 4 HBV 三种颗粒抗原结构模式图

（1）大球形颗粒　又称 Dane 颗粒，为完整的乙型肝炎病毒，直径为 42nm，由双层衣壳和核心组成，外衣壳相当于病毒的包膜，由脂质双层与蛋白质组成，含有乙型肝炎表面抗原（HBsAg）及少量前 S1 和前 S2 抗原（PreS1、PreS1）即镶嵌于此脂质双层中，HBsAg 按分子量大小可为大（LBSs）、中（MHBs）、小（SHBs）三种。内衣壳呈二十面体立体对称，含有乙型肝炎病毒核心抗原（HBcAg），核心的内部含环状双股 DNA 和 DNA 多聚酶，大球形颗粒具有传染性。

（2）小球形颗粒　直径约 22nm，是乙型肝炎病毒感染者血液中常见的颗粒，不含 DNA 和 DNA 多聚酶，是病毒体组装过剩的衣壳，不具传染性。

（3）管型颗粒　直径 22nm，长 100 ~ 500nm，存在于乙型肝炎患者的血液中。这种颗粒由小球形颗粒"串联而成"。

2. 基因结构　HBV 的基因结构为环状双链未闭合的 DNA，其中一段为单链。DNA 长链（L）为负链，短链（S）为正链。负链 DNA 上有 4 个开放读码框（ORF），均为重叠基因，包括 S、C、P 和 X 区。S 区中有 S 基因、前 S1 和前 S2 基因，分别编码乙型肝炎表面抗原（HBsAg）、前 S1 抗原（PreS1）与前 S2 抗原（PreS2）；C 区中有 C 基因及前 C 基因，分别编码乙型肝炎核心抗原（HBcAg）及乙型肝炎 e 抗原（HBeAg）；P 区基因最长，编码 DNA 多聚酶等；X 区基因编码 X 蛋白称为 HBxAg，可反式激活细胞内的某些癌基因及病毒基因，与肝癌的发生发展有关。

3. 抗原组成　乙型肝炎病毒的抗原组成较为复杂，主要的抗原组分如下。

（1）表面抗原（HBsAg）　大量存在于感染者血液中 3 种病毒颗粒的外衣壳上，是乙型肝炎病毒感染的主要标志。在急性乙型肝炎患者血液中可持续存在 5 周至 5 个月，在慢性患者及无症状携带者血清中持续存在多年，甚至终生。HBsAg 具有抗原性，是制备疫苗的最主要成分，可刺激机体产生抗 – HBs（HBs – Ab），抗 – HBs 是一种中和抗体。血清中出现抗 – HBs 可视为乙型肝炎恢复的标志。含抗 – HBs 的血清一般不具有传染性而是具有保护性。高效价的抗 – HBs 可用于预防乙型肝炎。HBsAg 具有共同抗原决定基 a 和二组互相排斥的抗原决定基 d/y 和 w/r。按不同的组合方式，构成 4 个基本亚型（adr、adw、ayr、ayw）。HBsAg 亚型的分布有明显的地区和种族差异，我国汉族和日本以 adr 亚型为主。

PreS1 及 PreS2 抗原主要存在于大球形颗粒的表面，也可存在于小球形颗粒及管型颗粒的表面，其免疫原性比 HBsAg 强，刺激产生的抗 – PreS2 和抗 – PreS1 可阻断 HBV 与肝细胞结合。因此，有学者建议疫苗中应含此成分。若乙型肝炎患者血清中出现此类抗体，则提示病情好转。

（2）**核心抗原（HBcAg）**　存在于 Dane 颗粒内衣壳上，其外被 HBsAg 所覆盖，故不易在血液中检出。HBcAg 抗原性强，能刺激机体产生抗 – HBc（HBc – Ab），首先产生的 IgM 抗体，称为抗 – HBc IgM，该抗体的存在常提示 HBV 处于复制状态，未检出抗 – HBc IgM 可以排除急性乙型肝炎；以后产生抗 – HBc IgG，在血清中可持续多年，为非保护性抗体。HBcAg 可在感染的肝细胞表面存在，能被杀伤性 T 细胞识别，在清除乙型肝炎病毒感染细胞中有重要作用。

（3）**e 抗原（HBeAg）**　存在于 Dane 颗粒核心结构的表面，是 HBcAg 完整肽链上的一部分，为隐蔽的抗原决定簇，当乙肝病毒内衣壳裂解时，HBcAg 被蛋白酶水解，释放出 HBeAg，并游离存在于血液中。HBeAg 的检出是乙型肝炎病毒在体内复制的一个指标，表明该患者血液具有传染性，急性肝炎和慢性活动性肝炎患者血清中，大多数可检出 HBeAg。HBeAg 同样可以刺激机体产生抗体，即抗 – HBe（HBe – Ab），通常在 HBsAg 滴度降低、HBeAg 消失后出现，一般认为，抗 – HBe 的出现表示该患者传染性低，预后良好。但近年发现，在抗 – HBe 阳性的情况下仍有病毒大量增殖。因此，对抗 – HBe 阳性患者也应该注意检测其血中的病毒 DNA，以全面了解病情，判断预后。

4. 抵抗力　乙型肝炎病毒对外界环境的抵抗力较强，对低温、干燥、紫外线和一般消毒剂均有耐受性。高压灭菌法、100℃ 10 分钟和环氧乙烷等均可灭活乙型肝炎病毒，0.5% 过氧乙酸、5% 次氯酸钾亦可用于消毒。上述消毒手段仅能使乙型肝炎病毒失去传染性，但仍可保留 HBsAg 的抗原性。

（二）致病性与免疫性

1. 传染源　乙型肝炎的传染源主要是病人和 HBsAg 携带者，乙型肝炎的潜伏期长达 30～160 天，潜伏期、急性期、慢性活动期的病人血液中均有乙型肝炎病毒，因此有传染性。HBsAg 携带者因无症状，不易被察觉，是更危险的传染源。

2. 传播途径　传播途径主要有两条。

（1）**血液、血液制品传播**　乙肝病毒在血液中大量存在，而人对其极其易感，故只需极微量的污染血进入人体即可导致感染。所以输血、注射、手术、针刺、共用剃刀或牙刷，只要造成皮肤微小损伤就可感染。其次，通过性行为等日常的密切接触也可传播。

（2）母婴传播 母亲若为 HBV 携带者，孕期病毒可经血流感染胎儿，分娩时新生儿经过产道亦可被感染。哺乳也是传播 HBV 的途径。

3. 致病机制 乙型肝炎病毒侵入机体后，主要在肝细胞内复制，也可存在于脾脏和血细胞内。病毒在体内的增殖，除对肝细胞有直接损害外，还可引起机体产生免疫病理损害。

（1）病毒致机体免疫应答低下 HBV 感染后，诱导干扰素产生能力下降，杀伤性 T 细胞破坏受感染细胞作用减弱。幼龄者感染后，因其免疫系统尚未发育成熟，可对病毒形成免疫耐受，从而不出现或仅出现低度的病毒抗体或较弱的细胞免疫，病毒可长期存在于体内。

（2）病毒发生变异 HBV 的前 C 基因变异，使 HBeAg 不能正确转译出来，导致病毒逃逸机体原已形成的对 HBeAg 的体液免疫与细胞免疫。近年来还发现 HBV 前 C 区及 C 区的变异株可引起重症肝炎。

（3）细胞介导的免疫病理损害 HBV 在肝细胞内增殖可使细胞表面存在 HBsAg、HBeAg 或 HBcAg，抗原致敏 T 细胞可攻击这些表面带有病毒抗原的肝细胞，杀伤并清除病毒，这种杀伤效应有双重性，既可清除病毒，也造成肝细胞的损伤。T 细胞免疫应答功能的强弱程度与临床表现密切相关，当 T 细胞功能正常，受染肝细胞不多时，机体产生正常的免疫应答，临床表现为急性肝炎，并可较快痊愈。当 T 细胞功能低下时，不能完全清除乙肝病毒，也不能完全破坏受染的肝细胞，导致慢性肝炎。慢性肝炎造成的肝病变又可促进成纤维细胞增生，引起肝硬化。当 T 细胞功能过强，且受染的肝细胞很多时，可造成大量肝细胞的迅速破坏，肝功能衰竭，临床上表现为重症肝炎。

（4）免疫复合物引起的病理损害 部分乙型肝炎患者血液中，常可检出 HBsAg 抗 - HBs 的免疫复合物。中等大小的免疫复合物可沉积于肾小球基底膜、关节滑液囊，并激活补体，导致Ⅲ型超敏反应，故患者可伴有肾小球肾炎、关节炎等肝外损害。免疫复合物大量沉积于肝内，可使肝毛细管栓塞，并可诱导产生肿瘤坏死因子（TNF），导致急性重型肝炎，临床表现为重症肝炎。

（5）自身免疫反应引起的病理损害 HBV 感染肝细胞后，细胞膜上除有病毒特异性抗原外，还会引起肝细胞表面自身抗原发生改变，暴露出肝特异性脂蛋白抗原（LSP），肝特异性脂蛋白抗原可作为自身抗原诱导机体产生自身免疫反应，从而损害肝细胞。

（三）微生物学检查

1. 乙型肝炎病毒抗原、抗体检测（PCR） 目前主要检测 HBsAg、抗 - HBs、HBeAg、抗 - HBe 及抗 - HBc（俗称两对半），HBcAg 仅存在于肝细胞内，也不用于常规检查。HBsAg 的检测最为重要，可发现无症状携带者，是筛选献血者的必检指标。近年来，PCR 已用于乙型肝炎的临床诊断。乙型肝炎病毒抗原、抗体血清学检测与临床关系较为复杂，必须对几项指标进行综合分析，方能有助于临床判断（表12-2）。

表12-2 HBV抗原、抗体检测结果的分析

HBsAg	抗-HBs	HBeAg	抗-HBe	抗-HBc	结果分析
+	-	-	-	-	HBV感染或无症状携带者
-	+	-	-	-	既往感染或接种疫苗，对HBV有抵抗力
+	-	+	-	-	急性或慢性乙型肝炎，或无症状携带者
+	-	+	-	+	急性或慢性肝炎（俗称"大三阳"，传染性强）
+	-	-	+	+	急性感染趋于恢复（俗称"小三阳"）
-	+	-	-	+	既往感染恢复期，对HBV有抵抗力
-	-	-	+	+	既往感染恢复期，对HBV有抵抗力
-	-	-	-	+	既往感染或"窗口期"

2. 乙型肝炎病毒DNA和DNAP检测 检测乙型肝炎病毒的DNA是了解标本中有无Dane颗粒存在的直接依据，可用DNA分子杂交技术及PCR法进行检查，该方法非常敏感，应根据需要选用。测定血清中DNAP的活性是判断病毒是否增殖的依据，但近年来已被检测乙肝病毒DNA所取代。

（四）防治原则

1. 严格筛选献血人员 以减低输血后乙型肝炎的发生率，及时隔离和治疗病人，做好病人餐具的消毒处理，对常用的医疗手术器械进行严格的消毒，提倡使用一次性注射器具。

2. 人工自动免疫 注射乙肝疫苗是最有效的预防方法，特别是儿童、医务人员，目前常用的有乙型肝炎血源疫苗和基因疫苗，注射后机体可获得特异性免疫力。

3. 人工被动免疫 高效价抗-HBs的人血清免疫球蛋白（HBIG）可用于人工被动免疫。对接触乙型肝炎患者的易感人群，注射高效价HBIG，8天之内均有预防效果，2个月后需再重复注射1次。

4. 中药 茵陈蒿汤、茵陈大枣汤、垂盆草有预防和治疗作用。

三、丙型肝炎病毒

丙型肝炎病毒（hepatitis C virus，HCV）是丙型肝炎的病原体。丙型肝炎病毒呈球形，大小为40~60nm，是一类具有包膜的单正链RNA病毒。

丙型肝炎病毒对氯仿、甲醛、乙醚等有机溶剂敏感。丙型肝炎病毒的传染源主要是病人和无症状携带者，可经输血、注射、性接触等非胃肠道途径传播。丙型肝炎病毒感染的潜伏期一般为15~180天，多数可不出现症状，发病时已呈慢性过程，慢性肝炎的表现亦轻重不等，约20%感染者可发展为肝硬化。丙型肝炎患者恢复后仅有低度免疫力，容易再次感染。

用ELISA法及RIA法检测患者血清中的抗-HCV，或用PCR-荧光法检测丙型肝炎病毒的 RNA，可协助诊断丙型肝炎。一般性预防与乙型肝炎相似，目前尚无特异性预防措施。

四、丁型肝炎病毒

丁型肝炎病毒（hepatitis D virus，HDV）是丁型肝炎的病原体。丁型肝炎病毒为球形，直径 35～37nm，为单负链环状 RNA，核心结构上有 HDV 抗原，核心结构外包以 HBsAg 组成的衣壳。丁型肝炎病毒的分子量很小，不能独立复制，必须在 HBV 或其他嗜肝病毒的辅助下才能复制，因此是一种缺陷性病毒。

丁型肝炎病毒主要通过输血或使用血液制品传播，也可以通过密切接触或通过母婴垂直传播，传播途径与乙型肝炎病毒相同。由于 HDV 是一种缺陷性病毒，因此必须在同时感染 HBV 或其他嗜肝病毒的条件下，才能复制增殖。同时感染则往往导致原有的症状加重或恶化，诱发重症肝炎。故在重症肝炎发生时，应注意是否有 HDV 感染。

HDV 与 HBV 有相同的传播途径，因此预防乙肝的措施同样适用于丁肝。由于 HDV 是缺陷病毒，如能抑制 HBV，则 HDV 亦能受到抑制。目前尚无预防 HDV 感染的特异性措施，接种 HBV 疫苗也可预防 HDV。

五、戊型肝炎病毒

戊型肝炎病毒（hepatitis E virus，HEV）是戊型肝炎的病原体。病毒呈球形，无包膜，直径为 32～34nm，核心为单股 RNA。

戊型肝炎病毒的传染源为潜伏期和急性期的病人。病毒随粪便排出，戊型肝炎流行，主要是因水源被污染，饮用生水而传染，也可以通过食物传播。潜伏期 2～9 周，临床上多数病人出现黄疸，一般不发展为慢性，极少数可发展为重症肝炎，孕妇感染 HEV 后病情较重，尤其怀孕 6～9 个月最为严重，常发生流产和死胎，病死率达 10%～20%。戊型肝炎病毒的预防方法与甲型肝炎相似，但注射丙种球蛋白无紧急预防作用。

六、庚型肝炎和 TT 型肝炎病毒

庚型肝炎病毒（hepatitis G virus，HGV）是 1995 年美国科学家从接种病人血清的猿猴中获得的，庚型肝炎病毒是单股正链 RNA 病毒，属黄病毒科，基因组全长 9.2kb，易发生变异。

庚型肝炎病毒主要经血液或非肠道途径传播，也存在母婴传播及静脉注射吸毒和医源性传播等，常与乙型、丙型肝炎病毒合并感染，故有人认为 HGV 可能是一种辅助病毒。HGV 感染后一般症状较轻，少见黄疸，但病毒血症持续时间长，有 HGV 慢性携带者，发展成慢性肝炎的比例较丙型肝炎少。

加强血制品的管理是预防的主要方法，目前已有 ELISA 商品试剂盒出售，可用于筛查献血人员和临床诊断。干扰素对其有一定疗效，但停药后病毒可重复出现。

TT 型肝炎病毒又称输血传播肝炎病毒（transfusion transmitted virus，TTV），是 1997 年从 1 例日本肝炎病人血清中分离出来的，由于该病人姓名字首为 TT，而且有大量输血史，因而称为 TTV。TTV 病毒为单负链环状 DNA 病毒，病毒体呈球形，直径为 30 ~ 50nm，无包膜。

TTV 病毒主要通过血液或血制品传播，少数亦经消化道传播，可与丙型肝炎重叠感染，在献血人员、肝硬化、肝癌、血友病人中均有阳性检出率。目前，致病机制尚不明确，其致病性正在进一步研究中。

第四节 逆转录病毒

一、人类免疫缺陷病毒

人类免疫缺陷病毒（human immunodeficiency virus，HIV），是获得性免疫缺陷综合征（acquired immunodeficiency syndrome，AIDS）的病原体。AIDS 首次报道于 1981 年，1984 年证实其病原体为 HIV，俗称艾滋病病毒。HIV 分 HIV-1 型和 HIV-2 型，前者引起全球 AIDS 流行，后者主要分离自西部非洲的艾滋病患者。HIV 感染的范围在逐步扩大，我国自 1985 年发现首例 AIDS 病以来，感染人数逐年快速增长，严重威胁着人们的身心健康，应当引起我们的高度重视。

（一）生物学性状

1. 形态与结构 成熟的病毒直径为 100 ~ 120nm，二十面体对称结构，球形。电镜下可见一致密圆锥状核心，内有病毒 RNA 分子和酶，后者包括逆转录酶、整合酶和蛋白酶。HIV 的最外层为脂蛋白包膜，膜上有表面蛋白（gp120）和镶嵌蛋白（gp41）两种糖蛋白，gp120 为刺突，gp41 为跨膜蛋白。包膜内面为 P17 构成的基质蛋白（matrix），其内为衣壳蛋白（P24）包裹的 RNA（图 12-5）。

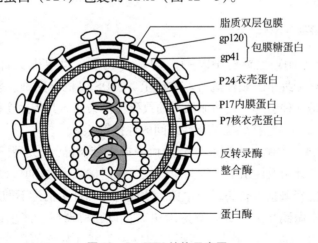

图 12-5 HIV 结构示意图

HIV 基因组由 2 个拷贝的正链单股 RNA 组成，在其 5′端可通过氢键结合构成二聚体。HIV 的基因组成较其他逆转录病毒复杂，全长约 9.7kb，含有 gag、pol、env 三个结构基因，以及 tat、rev、nef、vif、vpr、vpu 等调控基因。在基因组的 5′端和 3′端各含长末端重复序列，HIV 的 LTR 含顺式调控序列，控制着前病毒基因的表达。在 LTR 区有启动子、增强子及负调控区。核酸杂交显示，HIV-1 与 HIV-2 的核苷酸序列，仅 40% 相同。

2. HIV 复制与培养特性　HIV 首先借助其包膜糖蛋白刺突 gp120，与易感细胞表面的 CD4+ 结合并进一步介导包膜与宿主细胞膜的融合，核衣壳进入细胞，于胞浆内脱壳释放出 RNA。在病毒逆转录酶、病毒体相关的 DNA 多聚酶的作用下，病毒 RNA 先反转录成 cDNA（负链 DNA），构成 RNA-DNA 中间体。中间体中的 RNA 再经 RNA 酶 H 水解，以剩下的负链 DNA 拷贝成双股 DNA（前病毒 DNA）。逆转录过程导致线性 DNA 分子进入细胞核并在病毒插入酶的催化下插入宿主 DNA，成为细胞染色体的一部分。宿主染色体上的病毒基因，称作前病毒（provirus），与受染细胞基因组一道复制。

当前病毒活化而自身转录时，在基因组的 5′端和 3′端各含长末端重复序列（long-terminalrepeat，LTR），LTR 起着启动和增强其转录的作用。在宿主 RNA 聚合酶的作用下，病毒的 DNA 转录为 RNA 并分别经拼接、加帽或加尾形成 HIV 的 mRNA 或子代病毒 RNA。mRNA 在宿主细胞核糖体上翻译蛋白质，经进一步酶解、修饰等形成病毒结构蛋白或调节蛋白；子代 RNA 则与病毒结构蛋白装配成核衣壳，在从宿主细胞释出时获得包膜，成为具有传染性的子代病毒。

HIV 仅感染具有表面分子 CD4 的 T 细胞、巨噬细胞，因此实验室常用新鲜正常人或患者自身 T 细胞培养病毒。病毒感染细胞后可形成不同程度的细胞病变。

3. 抵抗力　HIV 的抵抗力不强。56℃30 分钟可被灭活；冻干血制品需 68℃72 小时方能保证污染病毒的灭活；高压蒸汽灭菌可被灭活；10% 漂白粉液、0.5% 次氯酸钠、50% 乙醇、35% 异丙醇、0.3% H_2O_2、0.5% 来苏等消毒液中室温 10 分钟保证完全被灭活。

（二）致病性与免疫性

1. 传播途径　HIV 主要有 HIV-1、HIV-2 两型，世界上大部分地区流行的是 HIV-1，HIV-2 只在西非区域性流行。临床上，AIDS 以机会感染、恶性肿瘤和神经系统症状为特点，是一种引起免疫功能低下的致死性传染病。其传播途径包括：

（1）**性接触传播**　包括同性及异性之间的性接触。

（2）**血液传播**　①输入污染了 HIV 的血液或血液制品。②静脉药瘾者共用受 HIV 污染的、未消毒的针头及注射器。③共用其他医疗器械或生活用具（如与感染者共用牙刷、剃刀）也可能经破损处传染，但罕见。④注射器和针头消毒不彻底或不消毒，特别是儿童预防注射未做到一人一针一管危险更大；口腔科器械、接生器械、外科手术器械、针刺治疗用针消毒不严密或不消毒；理发、美容（如文眉、穿耳）、文身等的刀具、针具、浴室的修脚刀不消毒；和他人共用刮脸刀、剃须刀或共用牙刷；输用未经艾滋病病毒抗体检查的供血者的血或血液制品，以及类似情况下的骨髓移植和器官移植；救护流血的伤员时，救护者本身破损的皮肤接触伤员的血液。

（3）**母婴传播** 也称围产期传播，即感染了 HIV 的母亲在产前、分娩过程中及产后不久将 HIV 传染给了胎儿或婴儿。可通过胎盘，或分娩时通过产道，也可通过哺乳传染。

2. 致病机制

（1）**损伤 CD4$^+$T 细胞** HIV 具有嗜细胞特性，主要感染 T 细胞和巨噬细胞系统。CD4 分子系 HIV 的主要受体，当病毒与细胞接触时，病毒包膜的表面糖蛋白 gp120 即与细胞表面的 CD4 分子结合，致使 gp41 发生构变，其疏水端深入靶细胞膜内，促进病毒包膜与宿主细胞膜的融合和核衣壳的侵入。HIV 感染 CD4$^+$T 细胞后，在其中以较快的速度增殖，导致此类细胞的病变和死亡，使 CD4$^+$T 细胞数量减少和功能降低，从而造成以 CD4$^+$细胞为中心的免疫功能全面障碍。由于 CD4$^+$T 细胞数量的减少，CD8$^+$T 细胞比例则相对增高，出现 CD4$^+$/CD8$^+$倒置（正常值2/1）。细胞免疫功能受损，抗感染能力明显降低，AIDS 病患者常发生机会感染及肿瘤（图12–6）。

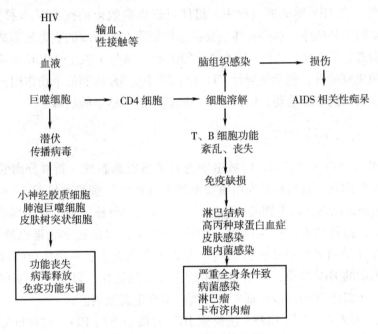

图12–6 HIV 的致病机制

（2）**其他细胞损伤** CD4 分子也存在于其他细胞表面，如单核-巨噬细胞、小神经胶质细胞、郎格罕细胞和其他骨髓分化细胞等，这些细胞也是 HIV 的敏感细胞。研究发现，被 HIV 感染的单核巨噬细胞有播散 HIV 感染的作用，它可以携带 HIV 进入中枢神经系统。在脑细胞中受 HIV 感染的主要是单核-巨噬细胞，如小胶质细胞。HIV 感染的单核-巨噬细胞释放毒性因子可以损害神经系统。当一定数量的单核-巨噬细胞功能受损时，就会导致机体抗 HIV 感染和其他感染的能力降低。

3. 临床特征 我国将 HIV 感染分为急性感染期、无症状潜伏期和艾滋病期。

（1）**急性感染期** 通常发生在初次感染 HIV 后 2～4 周。临床主要表现为发热、咽痛、盗汗、恶心、呕吐、腹泻、皮疹、关节痛、淋巴结肿大及神经系统症状。多数患者临床症状轻微，持续 1~3 周后缓解。在感染的急性期，通常难以检测到 HIV 抗体。尽管患者常呈现严重无力、卧床不起，但仍有一些病例仅表现为中度症状甚至无临床症状。HIV 急性感染也可涉及神经系统症状，如脑炎、脑膜炎、颅神经麻痹、脊髓病和周围神经病等。

（2）无症状潜伏期　可从急性期进入此期，或无明显的急性期症状而直接进入此期。此期持续时间一般为 10 年左右。但也有快速进展和长期不进展者。此期的长短与感染病毒的数量、型别，感染途径，机体免疫状况等多种因素有关。

（3）艾滋病期　为感染 HIV 后的最终阶段。病人 CD4$^+$T 淋巴细胞计数明显下降，HIV 血浆病毒载量明显升高。免疫力下降导致机会致病菌感染和恶性肿瘤的发生。较常见的机会致病菌包括：①细菌：主要有结核分枝杆菌、李斯特菌、某些沙门菌和链球菌等；②真菌：包括白假丝酵母菌、新生隐球菌、肺孢子菌等；③病毒：常见的有巨细胞病毒、HSV、VZV、腺病毒、HBV 等。AIDS 患者发生的肿瘤以卡波济肉瘤最为多见。

4. 免疫性　在 HIV 感染的过程中，机体可产生高效价的抗 HIV 多种蛋白的抗体，包括抗 gp120 的中和抗体。这些抗体主要在急性期降低血清中的病毒抗原数量，但不能清除细胞内病毒，若抗体为 IgG，则在 NK 等细胞的参与下发生 ADCC 效应。HIV 感染也可引起细胞免疫应答，包括特异性 CTL 和非特异性 NK 细胞的杀伤作用，其中 CTL 对 HIV 感染细胞的杀伤十分重要，但也不能彻底清除潜伏感染的病毒。

（三）微生物学检查法

1. 病毒分离培养　分离病毒的敏感细胞有 T 淋巴细胞株、新鲜分离的正常人淋巴细胞或脐血淋巴细胞，后两者预先用植物血凝素（PHA）刺激并培养 3~4 天后，加入 T 细胞生长因子，以维持培养物的持续生长。以病人的单核细胞、骨髓细胞、血浆或脑脊液等为标本，接种培养时应定期换液和补加 PHA 处理的正常人淋巴细胞。经 2~4 周，出现 CPE（最明显的是多核巨细胞）者表明有病毒生长。间接免疫荧光法可用于检测培养细胞中的 HIV 抗原，或培养液中的逆转录酶活性，以确定 HIV 的存在。如出现阳性反应，还需经 Westernblot 证实，并进一步确定其型别。

2. 病毒抗原测定　常用 ELISA 法检测 HIV 的核心蛋白 P24。这种抗原通常出现于急性感染期，于抗体产生之前出现。此外，还可应用免疫印迹试验检测 gp41、gp120/gp160 等，以帮助疾病的诊断。

3. 测定病毒核酸

（1）原位杂交　HIV 感染的细胞中有病毒 RNA 或整合入细胞基因组中的前病毒，用标记克隆的 HIVcDNA 片段，与患者血细胞或组织切片进行杂交，可显示病毒感染的原始部位。

（2）RT-PCR　在无症状感染者外周血细胞中，只有极少量的病毒，用常规核酸杂交法和抗原测定法极难查出，而用 RT-PCR 技术能得到很高的阳性率（55000kb/mL 以上有诊断价值）。

（3）病毒载量　病毒载量试验是对感染者体内游离病毒 RNA 含量的定量检测。可利用逆转录酶将病毒 RNA 逆转录为 cDNA，然后进行荧光实时定量 PCR 检测。

4. 血清学诊断 常用方法有：①应用基因工程 HIV 蛋白或人工合成多肽代替传统提纯的病毒抗原建立的 ELISA 法，用作抗体检测以初筛，阳性者再行重复试验、确证试验。②将 HIV 感染的细胞固定于玻片，用间接荧光法检测血清中的抗体，阳性结果尚需做确证试验。③HIV 抗原致敏红细胞或有色明胶颗粒，建立测定抗体的间接凝集试验，此法简便、快速、宜用作筛选试验。④以 SPA 作为免疫复合物沉淀剂，用放射性核素标记的 HIV 蛋白，与待检血清做放射免疫分析。

5. CD4$^+$T 细胞计数 运用流式细胞仪进行 CD4$^+$T 细胞记数，是判定 HIV 感染治疗效果的指标。如有 HIV 感染，CD4$^+$T 细胞记数 $< 0.5 \times 10^9$/L 时，为抗逆转录病毒药物治疗的指征。$< 0.2 \times 10^9$/L 时，应立刻进行卡氏肺孢子虫的预防治疗。$< 0.1 \times 10^9$/L 时，易感染巨细胞病毒和结核分枝杆菌。凡是疑为 HIV 感染者，应经常进行 CD4$^+$T 细胞计数，CD4$^+$T 细胞数量持续下降是更换治疗方案的指征。

（四）防治原则

AIDS 患者遍布全世界 150 多个国家和地区，据报道，目前，世界范围内每天约有 17000 人感染 HIV，包括 1700 名不满 15 岁的儿童。我国自 1985 年发现首例 AIDS 以来，感染人数逐年快速增长。HIV 感染者的高死亡率和该病毒传播的惊人速度，日益受到 WHO 和许多国家的高度重视。

1. 综合防治 广泛开展宣传教育，普及 AIDS 病的传播途径和预防知识，杜绝性滥交和吸毒等。建立和加强对 HIV 感染的监测体系，及时了解流行状况，采取应对措施。应对供血者做 HIV 及其抗体检测，保证血源的安全性。加强进出口管理，严格国境检疫，防止传入。

2. 疫苗研制 尚未获得理想的疫苗，在疫苗研究中遇到的最大难题仍然是 HIV 包膜的高度变异性，这包括 gp120 内的高变区 V3 肽段，其中含有 GP – GRA 氨基酸序列，是与中和抗体结合的结构域，即与宿主细胞表面 CD4 分子结合的部位。寻找能够诱导中和抗体产生的病毒保守序列，可能是突破疫苗研究难题的关键。目前研究的主要疫苗有基因工程疫苗、人工合成疫苗、重组活疫苗和 HIV 突变株疫苗等。

3. 抗病毒药物治疗 抗 HIV 的药物包括三大类：①核苷类药物：系逆转录酶抑制剂，可干扰 HIV 的 DNA 合成，常用者有叠氮胸苷、双脱氧次黄嘌呤、双脱氧胸苷等。②非核苷类药物：其作用与核苷类药物一样，具有抑制逆转录酶的作用，如 delavirdine、nevirapine 等。③蛋白酶抑制剂：其作用是抑制 HIV 蛋白酶的作用，导致大分子聚合蛋白的裂解受阻，影响病毒的装配与成熟，例如 saquinavir、ritonavir 等。三类药物除分别应用外，也可采取联合用药，以迅速降低患者体液中 HIV – RNA 的含量，延缓病程进展。

二、人类嗜 T 细胞病毒

人类嗜 T 细胞病毒（human – lymphotropic virus，HTLV）是致瘤性 RNA 病毒，属慢

病毒亚科 (jentiviridae), 可分为 HTLV-Ⅰ型和 HTLV-Ⅱ型。近来发现，该病毒在人类可引起多种疾病: HTLV-Ⅰ可引起成人 T 细胞白血病/淋巴瘤 (adult T - cell leukemia/lymphoma, ATL)、热带痉挛性截瘫/HTLV 相关性脊髓病 (tropical spastic paraparesis/HTLV - associated myelopathy) 等; HTLV-Ⅱ与 T-多毛细胞/巨粒细胞白血病 (T-hairy cell/largegranulocytic leukemia) 等疾病相关。

第五节　其他病毒

一、流行性乙型脑炎病毒

流行性乙型脑炎病毒 (epidemic type bencephalitis virus) 是引起流行性乙型脑炎的病原体，流行性乙型脑炎是一种以蚊为传播媒介的急性传染病，多发生于儿童，一般在 7~9 月流行，其传播范围广，死亡率高，病愈后有 10%~15% 的人有痴呆、智力低下、瘫痪等后遗症。

(一) 生物学特性

流行性乙型脑炎病毒呈球形，直径约45nm，为单股正链 RNA 病毒，核衣壳外有一层外膜，表面有突起，为流行性乙型脑炎病毒血凝素刺突，能凝集鸡、鸽的红细胞。此病毒最容易感染的动物是小鼠和乳鼠，脑内接种 3~5 天后动物可出现明显的脑炎症状，表现为神经系统兴奋性增强，肢体麻痹而死亡。流行性乙型脑炎病毒可用地鼠、猪肾原代细胞培养，也能在伊蚊传代细胞内增殖，经 24 小时后可出现明显细胞病变。流行性乙型脑炎病毒只有一种血清型，其抗原性稳定，很少变异。

流行性乙型脑炎病毒抵抗力弱，常用的消毒剂如碘酊、来苏、甲醛等都能使其灭活；流行性乙型脑炎耐碱不耐酸，在 pH 值 8.5 时最稳定；56℃经半小时可灭活；在 50% 甘油盐水中 4℃ 可保存数月。

(二) 致病性与免疫性

流行性乙型脑炎病毒的主要传播媒介是库蚊和伊蚊，其流行一般发生在夏秋季 (6~9月)，并随季节而消长。在我国南方偏早，北方偏迟，主要与蚊出现的早晚和密度有关。流行性乙型脑炎病毒的中间宿主和传染源为家禽、家畜，特别是幼猪。动物感染后，虽不出现明显症状，但有短暂的病毒血症期，病毒血症期的动物，则可以成为更多蚊感染流行性乙型脑炎病毒的传染源。流行性乙型脑炎病毒感染蚊后可在其唾液腺和肠内增殖，当被感染的蚊再叮咬人或动物时，则成为流行性乙型脑炎病毒的传播媒介。蚊可以携带流行性乙型脑炎病毒越冬，并可以经卵传代，成为次年的传染源，故蚊不仅是传播媒介，还是流行性乙型脑炎病毒的储存宿主。此外，蠛蠓是另一种重要的昆虫媒介。

流行性乙型脑炎病毒进入人体后，可在局部血管的内皮细胞及淋巴结内增殖，随后少量病毒侵入血流，引起第一次病毒血症，病毒随血流播散至肝、脾，在单核巨噬细胞内继续增殖，经 10 天左右大量病毒再次进入血流，引起第二次病毒血症，临床上表现为发热、寒战、全身不适等症状，若机体免疫力缺乏，病毒可穿过血脑屏障进入脑组织内增殖，造成脑实质性病变，并波及脑膜，引起高热、嗜睡、呕吐、昏迷、惊厥。

机体感染流行性乙型脑炎病毒后产生的中和抗体，可维持数年至终身。抗病毒感染主要依赖中和抗体。细胞免疫在防止病毒进入脑组织和维持血脑屏障正常功能方面起重要作用。隐性感染或病后均可获得持久的免疫力。

（三）微生物学检查

1. 病毒分离 早期患者血液、脑脊液中均可分离到流行性乙型脑炎病毒，阳性结果的判定可用细胞病变、鹅血红细胞吸附试验或流行性乙型脑炎病毒单克隆抗体免疫荧光检测法进行检测。

2. 血清学检察 可用血凝抑制试验、ELISA 及补体结合试验等。若急性期和恢复期双份血清抗体滴度 4 倍或 4 倍以上升高，具有诊断价值。血清中检出 IgM，可作为近期感染的指标。

（四）防治原则

防蚊、灭蚊，减少蚊虫叮咬是最基本的预防措施。加强对流行性乙型脑炎病毒的流行病学调查，监测猪的自然感染率，检查猪群抗体水平，观察蚊群数量密度变化，在流行性乙型脑炎病毒流行之前，先对猪注射流行性乙型脑炎病毒疫苗，可控制流行性乙型脑炎病毒在人群中的流行。

对已患有流行性乙型脑炎病毒的病人，进行隔离治疗。对易感人群，特别是 10 岁以下儿童接种流行性乙型脑炎病毒灭活疫苗，或减毒活疫苗是预防流行性乙型脑炎病毒的重要环节。对易感儿童的应急预防可采用免疫血清或丙种球蛋白。使用中药白虎汤、清温败毒饮等配合西医治疗，可降低死亡率。

二、汉坦病毒

汉坦病毒（hantaan virus）是汉坦病毒肾综合征出血热（hemorrhagic fever with renal syndrome，HFRS）和汉坦病毒肺综合征出血热（hantavirus pulmonary syndrome，HPS）的病原体，在我国流行广泛，通常称为流行性出血热。该病毒 1978 年最先在韩国汉坦河附近流行，并从出血热疫区捕获的黑线姬鼠中分离出，故而得名。流行性出血热是较严重的病毒性传染病之一。

（一）生物学特性

汉坦病毒呈球形或卵圆形，直径平均约 122nm，为单股负链 RNA 病毒。核衣壳由 L 蛋白和 N 蛋白组成，核衣壳外有双层包膜，镶嵌 G1、G2 两种糖蛋白。外层包膜上有刺突。可用地鼠肾原代细胞，人胚肺二倍体细胞分离培养。汉坦病毒不耐热、不耐酸，37℃以上和 pH 值 5.0 以下易灭活，56℃30 分钟和 100℃1 分钟可以灭活。对乙醚、氯仿敏感，对紫外线、酒精和碘酒等消毒剂亦敏感。

（二）流行环节

汉坦病毒的传染源是带病毒的宿主动物。发病有明显的地区性和季节性，以 10 ~ 12 月多见。在我国，其宿主主要有：黑线姬鼠、褐家鼠、大鼠、乳鼠、野兔、猫、犬等。此外，厉螨和小盾纤恙螨不仅是储存宿主，而且是传播媒介。其唾液、粪便等排泄物可污染水源、空气，人经呼吸道、消化道、皮肤伤口直接接触等方式感染病毒。

（三）致病性与免疫性

病毒进入人体后，潜伏 1 ~ 2 周，起病急。汉坦病毒肾综合征出血热的临床表现可分为四期：发热期、低血压期、少尿及多尿期，然后是恢复期。发热期病人有明显的畏寒和发热，皮肤黏膜常有出血点，患者可伴有呼吸道和胃肠道症状，持续约 1 周；低血压期常发生在病后的 2 周，病人体温突然下降，全身症状加重，血压下降或休克，同时，尿量减少，进入少尿期，病人血压恢复后，仍出现少尿或无尿；经约 1 周，尿量开始增多，出现多尿期；发病约 1 个月后，进入恢复期。汉坦病毒肺综合征出血热以高热、肌肉痛、缺氧、急性肺组织出血坏死、呼吸窘迫、衰竭为主要表现。

感染后可产生 IgM、IgG 特异性抗体，抗体在促进康复、防御病毒再感染中起重要作用。IgG 可持续多年，故患者病后可获得持久的免疫力。免疫荧光染色法可用于检测患者血清中的抗体。

（四）生物学检查

1. 病毒分离与抗原检测　急性期病人的血清、病死者脏器尸检和感染动物均可分离到汉坦病毒标本，也可进行抗原检测。黑线姬鼠、大鼠、初生乳鼠接种标本后，在肺组织中可检测到特异性病毒抗原。实验操作时，须在具严格隔离条件的实验室进行。

2. 血清学检查　用感染汉坦病毒的鼠肺抗原涂片或细胞抗原片，检查病人血清中 IgM、IgG 特异性抗体。单份血清 IgM 抗体阳性或双份血清 IgG 抗体滴度呈 4 倍或以上增高，均有诊断意义。

（五）防治原则

预防方面，应注意疫区鼠类带毒率，做好易感人群疫情监测；注意灭鼠，注意食品卫生、环境卫生和个人防护。汉坦病毒灭活疫苗临床已试用。

三、狂犬病病毒

狂犬病病毒（Rabies virus）是狂犬病的病原体，主要在野生动物（如狼、狐狸、臭鼬、浣熊、蝙蝠）及家畜（如犬、猫）中传播，人因被病兽或带病毒动物咬伤而感染。

（一）生物学特性

狂犬病病毒外形似子弹，大小约75nm×180nm，单股负链RNA病毒，核衣壳为螺旋对称，有包膜，包膜上含糖蛋白刺突，与病毒的感染和毒力有关。狂犬病病毒是嗜神经性病毒，可在神经细胞中大量增殖，并可在细胞质内形成嗜酸性包涵体，称内基小体，在诊断上很有价值。

狂犬病病毒只有一种血清型。从自然感染动物体内分离出的野毒株，潜伏期长，毒性强。野毒株在兔脑内连续传50代后，潜伏期从2~4周缩短为4~5天，毒力减弱；继续传代，潜伏期不再缩短，称固定株。

脑外接种固定株不引起发病，可用以制备疫苗预防狂犬病。在室温下病毒传染性可保持1~2周，在4℃以下病毒活性可保存数月，经冰冻干燥后，活性可保持数年。病毒经加热至60℃5分钟可被灭活。对紫外线敏感，易被酸、碱、甲醛、碘酒、乙醇灭活。肥皂水、去污剂亦可有灭活作用。100℃下加热2分钟病毒全部死亡。

（二）致病性与免疫性

狂犬病是人畜共患病，人主要是被患病动物咬伤后所致，但亦可因破损皮肤黏膜接触含病毒材料而感染。患病动物在发病前5天，其唾液中可含有病毒，人被动物咬伤后，病毒通过伤口进入体内，潜伏期为1~3个月，亦有1周或长达十几年才出现症状者。其潜伏期的长短，与咬伤部位、距头部远近及伤口内感染的病毒量有关。进入人体的病毒在肌纤维细胞中增殖，并上行至中枢神经系统，在脑组织中增殖引起中枢神经系统损伤，然后又沿传出神经扩散至唾液腺及其他组织。包括泪腺、视网膜、角膜、鼻黏膜、肾肺器官。

人发病时，神经兴奋性增高，出现躁动不安，恐光、恐声、恐水，吞咽或饮水时咽喉肌肉痉挛，甚至闻水声或轻微刺激均可引起痉挛，故又称为恐水病。这种典型兴奋症状经3~5天之后，患者转入麻痹期，最终因昏迷，呼吸循环衰竭而死亡，病死率100%。

机体感染狂犬病毒后可产生细胞免疫和体液免疫，接种疫苗后也可获得，这在抗狂犬病病毒免疫中起重要作用。

（三）微生物学检查与防治

取病犬脑海马回部位组织涂片，用免疫荧光抗体法检查病毒抗原，同时做组织切片检查内基小体。对患者可取唾液沉渣涂片、睑及颊皮肤活检，用免疫荧光抗体法检查病毒抗原。也可应用反转录PCR法检测标本中的狂犬病病毒RNA。

捕杀野犬，加强家犬管理，注射犬用疫苗，是预防狂犬病的主要措施。人被咬伤后，应立即用20%肥皂水，0.1%新洁尔灭或清水反复冲洗伤口，再用70%乙醇及碘酒涂擦。

对可疑的患者和严重咬伤者，可在使用疫苗前，用高效价抗狂犬病毒血清于伤口周围与底部浸润注射及肌注进行被动免疫，剂量为40IU/kg。

狂犬病的潜伏期较长，被咬伤后及时接种疫苗，可预防发病。疫苗接种也适用于兽医、动物管理员、实验室工作人员及野外工作者。

四、单纯疱疹病毒

（一）生物学特性

单纯疱疹病毒（herpes simplex virus，HSV）属疱疹病毒科，病毒体直径为120～150nm，核酸为双股DNA。HSV有两个血清型，即HSV-1、HSV-2，两型的核苷酸序列有50%具同源性。故两型病毒间既有特异性抗原又有型间共同抗原。

（二）致病性与免疫性

HSV的自然宿主是人，传染源是病人和健康携带者。病毒经口腔、呼吸道和生殖器黏膜以及破损皮肤侵入人体。HSV感染的临床表现为：

1. 原发感染 多见于婴幼儿。HSV-1主要使牙龈、咽颊部黏膜产生成群疱疹，引起疱疹性角膜结膜炎、皮肤疱疹、皮肤疱疹性湿疹、疱疹性甲沟炎和疱疹性脑炎。HSV-2主要引起生殖器疱疹。

2. 潜伏与复发感染 原发感染后，机体可以产生特异性免疫力，但不能彻底清除病毒，病毒以潜伏状态存在神经细胞内，与机体处于相对平衡状态。HSV-1主要潜伏于三叉神经节和颈上神经节，HSV-2潜伏于骶神经节。此时病毒并不增殖，不表现临床症状，为潜伏感染。当机体受各种非特异性因素刺激或免疫功能降低时，潜伏病毒被激活，并沿神经元轴突移行至末梢，进入上皮细胞内增殖，导致局部疱疹复发。即复发感染。复发感染的特点是复发病变部位往往相同，如唇疱疹。

3. 先天性感染和新生儿感染 妊娠妇女因HSV-1原发感染或潜伏感染病毒被激活，病毒可通过胎盘感染胎儿，引起胎儿流产、先天性畸形、智力低下。产妇若患生殖道疱疹，分娩时HSV-2可感染新生儿，发生新生儿疱疹。临床表现为高热、呼吸困难及中枢神经系统症状。两型病毒均可侵犯内脏器官。HSV-2感染与宫颈癌的发生有密切关系。

人感染HSV后，机体可产生特异性抗体，能在体内持续多年，该抗体可中和病毒阻止病毒播散，但对细胞内的病毒不起作用。清除细胞内病毒，主要靠细胞免疫。

（三）微生物检查

微生物检查为取水疱液、唾液、角膜刮取物、阴道棉拭子等标本，接种人胚肾、羊膜或兔肾细胞，观察细胞病变，再用单克隆抗体间接免疫荧光染色法或中和实验进行分型鉴定；亦可用核酸杂交或PCR方法检查标本中的病毒核酸。

（四）防治原则

目前尚无特异性预防方法。主要应注意避免与患者密切接触，切断传播途径。如孕妇感染，剖宫产可预防新生儿感染疱疹，分娩后给新生儿立即注射丙种球蛋白有预防作用。近年应用无环鸟苷（ACV）及其衍生物治疗 HSV 感染，有一定的效果，但不能防止复发。

五、水痘－带状疱疹病毒

（一）生物学性状

水痘－带状疱疹病毒（Varicella－Zoster virus，VZV）儿童期原发感染时引起水痘，成年后复发表现为带状疱疹，故称为水痘－带状疱疹病毒。

VZV 的生物学性状与 HSV 相似，只有一个血清型，一般实验动物及鸡胚对本病毒均不敏感，只在人或猴的纤维细胞中增殖，病毒不易向细胞外释放，可用感染细胞进行病毒传代培养。

（二）致病性与免疫性

人是 VZV 的唯一自然宿主，传染源主要是患者，水痘患者急性期的水疱内容物、上呼吸道分泌物及带状疱疹患者的水疱内容物都含有病毒，皮肤细胞是病毒的主要靶细胞。VZV 经呼吸道侵入人体。原发感染多见于儿童。感染后经约 2 周潜伏期，全身皮肤出现斑丘疹、水疱，可发展为脓疱疹。皮疹分布呈向心性，躯干比面部和四肢要多。水痘消退后不留疤痕。病情一般较轻，若伴并发症则病情较重。孕妇患水痘病情亦较重，并可引起胎儿畸形、流产或死胎。

带状疱疹仅发生于有水痘病史者，成人或老人多发。儿童期患水痘病愈后，病毒潜伏于脊髓后根神经节或颅神经节内。当机体受冷、热、药物等有害因素刺激或免疫功能降低时，潜伏病毒被激活，并沿神经轴突到达脊神经支配的皮肤细胞内增殖，出现疱疹，呈带状分布，故称带状疱疹。带状疱疹的好发部位在腰、腹及面部。如侵犯三叉神经眼侧支，可波及角膜引起角膜溃疡甚至失明。

患水痘后，机体可产生持久性细胞免疫和体液免疫，极少再患水痘，但免疫力不能有效地清除神经节中的病毒，故不能阻止带状疱疹的发生。

（三）微生物学检查与防治

水痘和带状疱疹的临床表现较典型，一般不进行实验诊断。接种减毒活疫苗或注射特异性免疫球蛋白，对预防 VZV 有一定效果。无环鸟苷及大剂量的干扰素，能限制水痘和带状疱疹的发展并可缓解局部症状。

六、EB 病毒

EB 病毒（Epstein－Barr virus，EBV）是传染性单核细胞增多症的病原体。1964 年由 Epstein 和 Barr 从非洲儿童恶性淋巴瘤的培养细胞中发现，故命名为 EB 病毒。

（一）生物学性状

EB 病毒的形态结构与疱疹病毒相似，球形，双股 DNA 病毒，有包膜，含多种糖蛋白。其病毒特异性抗原分为两类：一类是病毒潜伏感染时表达的抗原，包括 EB 病毒核抗原和潜伏感染膜蛋白；另一类是病毒增殖感染时相关的抗原，包括 EB 病毒早期抗原、EB 病毒衣壳抗原、EB 病毒膜抗原等。

（二）致病性与免疫性

EB 病毒嗜 B 细胞，主要侵犯 B 细胞，在 B 细胞中可引起增殖性感染和非增殖性感染。增殖性感染可导致新病毒颗粒的产生及宿主细胞的溶解死亡；非增殖性感染包括潜伏感染和恶性转化。某些上皮细胞因有 EB 病毒受体，EB 病毒亦可感染上皮细胞。

EB 病毒的传染源是抗体阳性的人、隐性感染者和病人。主要通过唾液传播，偶见血液传播。EB 病毒在人群中感染很普遍，多为隐性感染，少数有轻微的上呼吸道症状，原发感染后病毒可长期潜伏，当机体免疫功能低下时，病毒活化，复发感染。EB 病毒主要与以下三种疾病有关。

1. 传染性单核细胞增多症　这是一种急性的全身淋巴细胞增生性疾病。青春期大量感染者可发病，潜伏期约 40 天，典型症状有发热、咽炎、脾肿大、淋巴结肿大、肝功能紊乱，外周血单核细胞和异型淋巴细胞显著增多，病程持续数周，预后较好。

2. 非洲儿童恶性淋巴瘤　又称 Burkitt 淋巴瘤（BL）。发生在非洲中部某些热带雨林地区，呈地方性流行，多见于 6 岁左右的儿童，好发于颜面、腭部。儿童在 Burkitt 淋巴瘤发生前，已发生 EB 病毒感染，且患儿血清中的 EB 病毒抗体均高于正常儿童，故认为 EB 病毒与 Burkitt 淋巴瘤有关。

3. 鼻咽癌　东南亚和我国南方地区为鼻咽癌高发区，其中以广东省发病率最高。多发生于 40 岁以上的老年人。EB 病毒与鼻咽癌关系密切，主要表现为癌组织中可检出 EB 病毒的核酸及抗原，病人血清中有高滴度的 EB 病毒抗体。

EB 病毒感染后，机体可产生特异性免疫，可抑制病毒的扩散和再感染，但不能清除细胞内的病毒，病毒以非增殖或低增殖形式长期潜伏于少数 B 细胞中，与宿主保持相对平衡状态，持续性感染状态可维持终生。

（三）微生物学检查和防治

因 EB 病毒较难分离，故一般用血清学方法进行辅助诊断。常用免疫酶染色法和免疫荧光法检查抗体的滴度，辅助诊断鼻咽癌。也可以用异嗜性抗体凝集试验，辅助诊断传染性单核细胞增多症。

EB 病毒疫苗，可用于预防 EB 病毒感染引起的传染性单核细胞增多症和鼻咽癌。对特异性抗体阳性者进行定期追踪检查，对早发现、早治疗有意义。

七、巨细胞病毒

巨细胞病毒是巨细胞包涵体病的病原体，由于感染的细胞肿大，并具有巨大的核内包涵体，故命名为巨细胞病毒。

（一）生物学特征

巨细胞病毒的形态结构与疱疹病毒相似，但感染的范围狭窄，种属特异性高，人巨细胞病毒只能在人的成纤维细胞中增殖，病毒增殖缓慢，复制周期长，病变在 2~6 周后出现。其特点是病变细胞肿胀、变圆、核大，形成巨大细胞，核内出现周围有一轮晕轮的大型嗜酸性包涵体，如猫头鹰眼状。

（二）致病性与免疫性

巨细胞病毒在人群中感染非常普遍，通常呈隐性感染，初次感染多在 2 岁以下，一般无症状。人感染后可产生抗体，但不管水平高低，多数可以长期带毒，并成为传染源。病毒可经唾液、尿、泪液、乳汁、精液、宫颈及阴道分泌物排出，通过口腔、生殖道、胎盘、输血、组织器官移植等多种途径传播。

1. 先天性感染和围生期感染　孕妇发生原发性感染或潜伏感染的病毒被激活时，病毒可通过胎盘侵袭胎儿，引起宫内感染。临床症状为：黄疸、肝脾肿大、血小板减少性紫癜、溶血性贫血和不同程度的神经系统损害。导致畸形、耳聋、智力低下，甚至流产、死胎等。

2. 输血感染　输入含大量巨细胞病毒的血液，可在输血后发生单核细胞增多症或肝炎等。

3. 接触感染　唾液、乳汁、精液、宫颈分泌物等均存在巨细胞病毒，通过哺乳、性接触等方式可传染该病毒。

4. 免疫功能低下者感染　器官移植、白血病、淋巴瘤、AIDS 病人，由于免疫力低下，长期使用免疫抑制剂，致使体内巨细胞病毒激活，引起感染。

机体在感染后可诱导产生细胞免疫和体液免疫，在一定程度上可抑制播散和抑制潜伏病毒激活。

（三）微生物学检查与防治

取病人的尿、唾液、分泌物接种于人胚成纤维细胞，观察细胞病变。可涂片染色，观察巨大细胞及细胞核内嗜酸性包涵体。也可用核酸杂交和 PCR 方法检查病毒核酸。

治疗可用抑制病毒 DNA 多聚酶的丙氧鸟苷与膦甲酸。

八、登革病毒与森林脑炎病毒

（一）登革病毒

登革病毒（dengue virus）是登革热、登革出血热、登革休克综合征的病原体，通过伊蚊传播，主要在热带、亚热带、东南亚、西太平洋、中南美洲流行；我国广东、海南及广西等地区亦有发生。

1. 生物学性状 登革病毒的形态结构与流行性乙型脑炎病毒相似，为小球形单股正链 RNA 病毒，RNA 具有感染性，有包膜；分类上属黄病毒属。根据抗原性不同，可将登革病毒分为四个血清型，各型病毒间有交叉抗原。登革病毒可用蚊体胸内接种培养，也可用白伊蚊的传代细胞（C6/36）或地鼠等哺乳类动物细胞进行培养。初生小鼠对登革病毒敏感。

2. 致病性 在自然界，人和猴是登革病毒的储存宿主，埃及伊蚊和白纹伊蚊是该病毒的传播媒介，病毒通过蚊叮咬进入人体后，在毛细血管内皮细胞和单核细胞中增殖，然后侵入血液引起发热、头痛、肌肉和关节疼痛、淋巴结肿胀、皮肤出血、休克等。临床上根据病情的轻重，将其分为普通型登革热、登革出血热（登革休克综合征）。普通型登革热症状较轻；登革出血热常发生于再次感染的病人，临床上表现为出血和休克等严重症状。

3. 微生物学检查 取发病 1~3 天病人的血液，接种于白纹伊蚊 C6/36 株，胸内接种巨蚊的成蚊，或脑内接种巨蚊的幼虫，均可分离到病毒。用血凝试验、ELISA 等方法检测血清抗体；恢复期抗体效价比急性期增高 4 倍或以上，则有诊断意义；若病人血清中检测出特异性 IgM 抗体，有助于早期诊断。

4. 防治原则 目前，登革病毒疫苗尚在研究中，登革病毒感染的治疗亦无特效药物。预防主要以防蚊和灭蚊为主。

（二）森林脑膜炎病毒

森林脑膜炎病毒是森林脑膜炎的病原体，该病毒是一种由蜱传播的自然疫源性疾病，最初在前苏联东部发现，在我国东北和西北的一些林区有流行。

森林脑膜炎病毒的形态结构与流行性乙型脑炎病毒相似。是一种中枢神经系统的急性传染病。蜱是传播媒介，病毒在蜱体内增殖，也能由蜱携带越冬，并能经卵传代。所以，蜱又是该病毒的储存宿主。自然情况下，由蜱传染森林中的兽类和野鸟，在动物中间循环。易感人群进入林区被蜱叮咬而感染该病毒。近年发现，此病毒亦可通过胃肠道传播，如饮用携带该病毒的乳制品。人感染后，潜伏期为 7~14 天，发病突然，临床表现为高热、头疼、昏睡、外周型弛缓性麻痹等症状，病死率约 30%。患病后免疫力持久。

此病的预防应以灭蜱和防蜱叮咬为重点，林区工作人员应做好个人防护，接种灭活疫苗，是有效的预防措施。

九、新疆出血热病毒

新疆出血热病毒从我国新疆塔里木盆地地方出血热病人的血液，尸体的肝、脾、肾，以及在疫区捕获的硬蜱中分离获得。病毒呈球形或椭圆形，直径 90~120nm，核酸为单链正股 RNA，核衣壳为二十面体立体对称，外有包膜，表面有血凝素，能用鸡胚分离传代，抵抗力与肾综合征出血热病毒相似。

新疆出血热病毒是一种自然疫源性疾病，有严格的地区性和明显的季节性，主要分布在有硬蜱活动的荒漠和牧场。病毒在蜱内增殖并经卵传给后代，故蜱是病毒的储存宿主。此外，野生啮齿动物、绵羊、山羊、牛、马等也可成为储存宿主。每年 4～6 月，蜱大量增殖，是发病的高峰。人被携带病毒的硬蜱叮咬后而感染。临床表现为发热、全身疼痛、皮肤黏膜有出血点、蛋白尿。病后免疫力牢固。我国已研制成功灭活乳鼠脑疫苗，该疫苗安全，但其预防效果尚待确定。

十、人乳头瘤病毒

（一）生物学性状

人乳头瘤病毒（human papillomavirus，HPV）为球形，直径 52～55nm，核心为双链环状 DNA，衣壳二十面体立体对称，无包膜。

（二）致病性与免疫性

人乳头瘤病毒只能感染人的皮肤和黏膜上皮细胞，因此人是该病毒唯一的自然宿主。病毒的传播可经直接或间接接触，如共用毛巾、洗澡、性接触等。新生儿可在通过产道时受感染。感染只限于局部，形成各种疣，不产生病毒血症。临床上常见的有：

1. 良性疣　寻常疣多见于青少年手背、手指、足缘、足底；扁平疣多见于面、颈、手、臂等处皮肤。

2. 尖锐湿疣　多见于外生殖器及肛门等处，是一种常见的性传播疾病。

3. 子宫颈癌　人乳头瘤病毒基因可整合于宿主细胞染色体诱导细胞癌变。

人乳头瘤病毒感染后，机体可产生抗体，但该抗体无保护性。

（三）微生物学检查与防治

可用免疫组化方法检查病变组织中的人乳头瘤病毒抗原，或用核酸杂交法和 PCR 方法检测病毒的 DNA 序列，帮助确诊和研究。

切断人乳头瘤病毒的传播途径是预防的重要环节。加强性传播疾病的宣传，对控制尖锐湿疣、子宫癌的发生有重要意义。治疗可用 5% 的 5 - 氟尿嘧啶；用激光、冷冻、电灼或手术切除疣体；使用干扰素等。呼吸道病毒是指一大类侵犯呼吸道或以呼吸道作为侵入门户，引起呼吸道局部病变或呼吸道外组织器官病变的病毒。

十一、朊粒

朊粒（prion）是一种蛋白质，存在于许多脊椎动物的胞浆膜上，当结构异常时，就成为致病性朊粒，能引起反刍动物、人及猫科动物的神经系统疾病，统称为朊粒病（prion diseases）。有的是传染病，有的是遗传病，潜伏期很长，从若干个月到若干年。人的朊粒病潜伏期长者可达 30 年以上。病变在神经系统，神经元出现变性，神经组织出现空泡，导致行动失调，感觉异常，人出现痴呆、震颤。病状出现后，多在数月内死亡，绝无治愈或痊愈者。朊粒与普通蛋白质不同，经 120℃～130℃加热 4 小时、紫外线、离子照射、甲醛消毒，并不能把这种传染因子杀灭，对蛋白酶有抗性，但不能抵抗蛋白质强变性剂。

复习思考题

1. 甲型流感病毒为何常引起大流行？怎样预防？
2. 简述肠道病毒的共同特征。
3. 简述脊髓灰质炎的传染源、传播途径及预防方法。
4. 简述乙肝五项检查指标有何临床意义？
5. AIDS 的传染源及传播方式是什么？
6. 乙脑的传染源和传播方式是什么？怎样预防？
7. 人被狂犬咬伤后应如何处理？

第二篇 免疫学

第十三章 免疫学概论

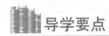
导学要点

1. 免疫的概念。
2. 免疫的功能及表现。
3. 免疫学的发展简史。

　　免疫（immunity）是人们与传染病斗争过程中逐渐建立起来的，所以传统的免疫概念是指机体抵抗传染病的一种能力，即抗感染免疫。随着对免疫机制的深入研究，人们发现了许多与感染无关的现象，如血型不符引起的输血反应、器官移植后的排斥现象等都属于免疫现象，因此人类对免疫的认识也发生了改变，20 世纪六七十年代以后出现了现代免疫的概念。近几十年来，免疫学发展迅速，成为一门重要的独立学科，并在医学及生命科学领域中得到广泛应用。

第一节　免疫的概念及功能

一、免疫及医学免疫学的概念

　　免疫的现代概念是指机体识别"自己"与"非己"，并排除"非己"抗原性异物，以维持机体生理平衡和稳定的功能。免疫概念的变化使免疫学研究和应用范畴大大拓宽。机体免疫系统不仅担负着抗感染和抗肿瘤等正常免疫功能，当机体免疫功能失调时也会造成免疫病理损伤。此外，运用免疫学方法诊断及防治疾病也是现代免疫学研究的重要内容。

医学免疫学是研究机体免疫系统组成、结构及功能、免疫应答发生机制以及在疾病诊断与防治中应用的一门学科。随着医学免疫学的迅猛发展，已形成的分支学科有基础免疫学、临床免疫学、免疫病理学、免疫遗传学、移植免疫学、肿瘤免疫学和分子免疫学等。医学免疫学既是一门医学基础学科，又是一门应用学科，是医药学工作者必修的一门重要学科。

二、免疫的功能及表现

免疫的功能及主要表现见下表（表 13 – 1）。

表 13 – 1　免疫的功能及表现

免疫功能	正常表现	异常表现
免疫防御	对病原体等非己抗原识别、清除	超敏反应（高）；免疫缺陷病（低）
免疫稳定	对自身衰老及损伤细胞识别、清除	自身免疫病（失调）
免疫监视	对突变细胞识别、清除	易被病毒感染及患肿瘤（低）

第二节　免疫学发展简史

早在 16 世纪，我国民间医家就开始使用人痘接种预防天花，开启了原始免疫学的先河。18 世纪末，英国乡村医生琴纳（Jenner）在人痘预防天花的提示下，发明了牛痘预防天花，为免疫预防开辟了新途径。18 世纪末，德国 Behring 用经动物免疫得到的白喉抗毒素成功治愈了一位患白喉的女孩，引起了科学家们从血清中寻找杀菌物质的极大兴趣，促进了血清学的发展，抗原和抗体概念也逐步形成，并出现了探讨免疫机制的两大学派：以梅契尼可夫为代表的细胞免疫学派和以欧立希为代表的体液免疫学派。两派不停争论，各自进行多种实验，最后得到统一。当时，人们对免疫的认识仅局限于抗感染免疫，免疫结果都对人体有利。到 20 世纪中期，由于分子生物学及遗传学等的进展，促使免疫学飞速发展到现代免疫学阶段。对免疫过程中的多种机制的认识得以在细胞、分子、基因等层次上深入理解，如抗原识别受体多样性的产生、信号转导途径的发现、细胞程序性死亡途径的发现及应用免疫学的发展等。现代免疫学的进展，推动着生命科学不断向纵深发展，造福于人类。

复习思考题

什么是免疫？免疫的功能及正常和异常的表现。

第十四章　抗　原

1. 抗原的概念与分类。
2. 抗原的特异性。
3. 医学上重要的抗原。

第一节　抗原的概念与分类

一、抗原的概念

抗原（antigen，Ag）是指能与淋巴细胞表面受体（TCR 和 BCR）特异性结合，刺激机体免疫系统产生特异性免疫应答，并能与相应的应答产物（如抗体或效应淋巴细胞）发生特异性结合的物质。抗原一般具备两个重要特性：一是免疫原性（immunogenicity），指抗原刺激机体产生免疫应答的能力，即诱生抗体或效应淋巴细胞的能力；二是抗原性（antigenicity）或免疫反应性（immunoreactivity），指抗原与其所诱生的抗体或效应淋巴细胞特异性结合的能力。

二、抗原的分类

抗原的种类繁多，其分类方法也有多种。

（一）根据抗原的特性分类

免疫原性和免疫反应性是抗原的两个重要特性，根据抗原的这两种特性，可将抗原分为完全抗原（complete antigen）和半抗原（hapten）。完全抗原指同时具备免疫原性和免疫反应性的物质，即通常所称的抗原，如大多数蛋白质、细菌、病毒等；半抗原是指仅具备免疫反应性而不具备免疫原性的物质，该物质单独作用于机体时无免疫原性，但若与大分子蛋白质或非抗原性的多聚赖氨酸等载体结合时，可具有免疫原性，成为完全抗原，刺激机体产生免疫应答。如许多小分子化合物及药物都是半抗原，其与血清蛋白结合可成为完全抗原，并介导超敏反应（如青霉素过敏）。

（二）根据诱生抗体是否需 Th 细胞参与分类

根据抗原诱生抗体是否需要 Th 细胞的辅助，可将抗原分为胸腺依赖性抗原（thymus dependent antigen，TD-Ag）和胸腺非依赖性抗原（thymus independent antigen，TI-Ag）。

1. 胸腺依赖性抗原　此类抗原刺激 B 细胞产生抗体时需要 Th 细胞的辅助，故又称为 T 细胞依赖抗原。绝大多数蛋白质抗原为 TD-Ag，如病原微生物、血清蛋白、血细胞等。TD-Ag 在分子结构上同时含有 T 细胞和 B 细胞识别表位，可诱导机体产生细胞免疫和体液免疫，并可产生免疫记忆。先天性胸腺缺陷和后天性细胞免疫功能缺陷的个体，TD-Ag 诱导其产生抗体的能力明显低下。

2. 胸腺非依赖性抗原　此类抗原刺激 B 细胞产生抗体时无须 Th 细胞的辅助，故又称为 T 细胞非依赖性抗原。根据 TI-Ag 的结构特点可分为 TI-1 型抗原和 TI-2 型抗原：前者含有 B 细胞表位和 B 细胞丝裂原样结构，可分别与 BCR 和 B 细胞丝裂原受体结合，直接刺激 B 细胞产生抗体，如细菌脂多糖（LPS）等；后者则含有多个重复 B 细胞表位，可与 2 个以上的 BCR 结合，引起受体交联，从而刺激 B 细胞产生抗体，如聚合鞭毛素和肺炎球菌荚膜多糖等。TI-Ag 只能引起体液免疫，不能激活 T 细胞诱发细胞免疫；只产生 IgM 类抗体，一般不形成免疫记忆。

（三）根据抗原是否在抗原提呈细胞内合成分类

1. 内源性抗原（endogenous antigen）　指在抗原提呈细胞（antigen presenting cell，APC）内新合成的抗原，如肿瘤细胞内合成的肿瘤抗原、病毒感染细胞合成的病毒蛋白等。此类抗原在细胞内被加工处理为抗原短肽，与 MHC-Ⅰ类分子结合，可被 $CD8^+T$ 细胞的 TCR 识别。

2. 外源性抗原（exogenous antigen）　指在 APC 之外合成的抗原。此类抗原并非在 APC 内部合成，而是 APC 通过胞饮、吞噬或受体介导等方式摄取的外源性抗原。如细菌或吞噬的细胞等，在内吞体及溶酶体内，被加工为抗原短肽后，与 MHC-Ⅱ类分子结合，可被 $CD4^+T$ 细胞的 TCR 识别。

第二节　抗原的特性与交叉反应

抗原的"特异性"即"专一性"，是指抗原刺激机体产生免疫应答并与应答产物发生反应所显示的专一性，即某一特定抗原刺激机体只能产生与它相对应的抗体或效应淋巴细胞，且只能与相对应的抗体或效应淋巴细胞发生特异性结合。如乙肝病毒只能刺激机体产生抗乙肝病毒的抗体和效应淋巴细胞；乙肝病毒也只能与抗乙肝病毒的抗体和效应淋巴细胞结合。因此，临床上接种乙肝疫苗仅能预防乙型肝炎，而不能预防其他类型的肝炎。抗原的特异性是免疫应答中最重要的特点，也是免疫学诊断和防治的理论依据。决定抗原特异性的物质基础是存在于抗原分子中的抗原决定基。

一、抗原决定基

存在于抗原分子中决定抗原特异性的特殊化学基团，称为抗原决定基（antigenic determinant），又称抗原决定簇（antigenic determinant）或表位（epitope）。抗原通过抗原决定基与相应淋巴细胞表面的抗原受体（BCR/TCR）或抗体结合，从而引起免疫应答。抗原决定基通常由 5～17 个氨基酸残基、5～7 个糖基或核苷酸组成，能与相应抗原受体或抗体形成空间互补序列。因其与抗原受体或抗体能精确互补，所以成为决定抗原特异性的物质基础。一个抗原分子表面可以有多个不同的表位，每种表位都有其各自的特异性；能与抗体分子结合的抗原决定基的总数称为抗原结合价（antigenic valence）。天然抗原一般含有多个表位，是多价抗原，可以和多种抗体分子结合。

根据抗原决定基的结构特点，可将其分为构象表位（conformational epitope）和顺序表位（sequence epitope）。前者是由序列上不连续、空间上形成特定构象的多糖残基或短肽所构成，又称为非线性表位（non - linear epitope）；后者是由序列上相连续、线性排列的短肽构成，也称为线性表位（linear epitope）（图 14 - 1）。T 细胞只能识别由抗原提呈细胞处理加工后提呈的线性表位，而 B 细胞既可以识别线性表位，也可以识别非线性表位。根据 T、B 细胞识别的不同，可将抗原决定基分为 T 细胞识别表位和 B 细胞识别表位。T 细胞识别表位可存在于抗原分子的任何部位；B 细胞识别表位多位于抗原分子的表面。

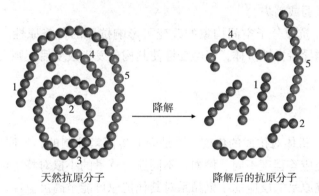

图 14 - 1　抗原分子中的 T 细胞决定基与 B 细胞决定基

二、共同抗原与交叉反应

某些抗原不仅可与其诱生的抗体或效应淋巴细胞反应，还可与其他抗原诱生的抗体或效应淋巴细胞反应，其原因在于这些抗原分子中常带有相同或相似的抗原决定基。具有相同或相似抗原决定基的不同抗原，称为共同抗原（common antigen）。抗体或致敏淋巴细胞对具有相同和相似表位的不同抗原的反应，称为交叉反应（cross - reaction）。利用共同抗原之间的交叉反应可进行某些疾病的辅助诊断，例如外斐反应（Weil - Felix reaction），即根据斑疹伤寒等立克次体与某些变形杆菌的菌株（如 OX2、OX19）有共同的耐热多糖抗原，从而以变形杆菌 OX2 和 OX19 菌株代替立克次体作为抗原，进行斑疹伤寒的辅助诊断。共同抗原的存在和交叉反应的发生并没有否定抗原的特异性，而是由于抗原之间存在的共同表位所致。

三、影响抗原免疫原性的因素

抗原诱生机体产生免疫应答的类型和强度受多种因素的影响，但主要取决于抗原本身的性质及其与机体的相互作用。影响抗原诱导免疫应答的因素可概括为以下三个方面。

（一）抗原因素

抗原分子本身的理化性质是影响抗原诱导机体免疫应答的关键因素，它与抗原分子的大小、性质、化学结构、分子构象等密切相关。

1. 分子量大小 一般抗原的分子量都在 10 千道尔顿（kD）以上，在一定范围内，抗原的分子量越大，其含有的抗原决定基越多，免疫原性越强。大于 100kD 的为强抗原，小于 10kD 的一般免疫原性较弱，甚至无免疫原性。

2. 化学性质 天然抗原多为大分子有机物。研究表明，含有芳香族氨基酸的蛋白质的免疫原性强；其次是复杂的多糖；核酸的免疫原性较弱，但若与载体蛋白连接则免疫原性增强；脂类一般无免疫原性。

3. 化学结构 一般而言，抗原分子的化学结构稳定，在机体内停留时间长，其免疫原性强；相反，如抗原分子的化学结构不稳定，在体内很容易降解为小肽或氨基酸，其免疫原性则会减弱或消失。

4. 分子构象 抗原分子空间构象的改变可影响抗原的免疫原性。如一些抗原分子在天然状态下可诱导特异性抗体，但经变性使其构象发生改变后，则失去了诱生同样抗体的能力。

（二）宿主因素

1. 遗传因素 机体对抗原的免疫应答是受遗传因素控制的，不同遗传背景的个体，对同一抗原的免疫应答程度不同。例如，不同遗传背景的小鼠对特定抗原的免疫应答能力不同，对某一抗原呈低反应的小鼠品系对其他抗原可能呈高反应性；不同遗传背景的豚鼠对白喉杆菌的抵抗力不同。在诸多遗传因素中，MHC 是控制免疫应答质和量的关键分子。由于不同个体带有不同的 MHC 等位基因，其编码的分子所提呈的抗原肽能激活不同的 T 细胞克隆，所以人群中对同一抗原有不同程度的免疫应答。例如研究表明，90% 以上的强直性脊椎炎患者携带 HLA – B27 基因。

2. 年龄、性别与健康状态 一般而言，青壮年比老年和幼年者对抗原的免疫应答强；新生儿或婴儿由于 B 细胞尚未发育成熟，对多糖类抗原不应答，所以易被细菌感染；女性比男性产生抗体多，但怀孕时免疫应答受到明显抑制；免疫抑制剂或感染都能影响和抑制免疫系统对抗原的应答能力。

（三）抗原进入机体的方式

抗原进入机体的剂量、途径、次数、两次免疫的间隔时间，以及免疫佐剂的类型和应用等都可明显影响机体对抗原的应答。一般而言，抗原剂量要适中，过高和过低都可诱导免疫耐受或免疫无应答；抗原注射间隔时间要适当，次数不能太频繁；抗原免疫途径以皮内注射最佳，皮下次之，静脉注射和腹腔注射效果差，口服易导致免疫耐受；同时要选择好免疫佐剂，弗氏佐剂主要诱导产生 IgG 类抗体，明矾佐剂则易诱导产生 IgE 类抗体。

第三节　医学上重要的抗原

一、病原微生物及其代谢产物

病原微生物及其代谢产物、动物血清、植物蛋白等，对人而言均为异种抗原。

二、动物免疫血清

可从免疫动物身上获得动物免疫血清即抗体（抗毒素），以此作为异种蛋白，是异种抗原，有可能诱导机体产生超敏反应。因此，临床应用此生物制剂前，必须做皮肤过敏试验。

三、人类红细胞血型抗原

人类红细胞表面抗原（ABO 血型抗原和 Rh 血型抗原）是同一种属不同个体之间存在的同种异型抗原。

四、主要组织相容性抗原

人类的主要组织相容性抗原（MHC）又称人类白细胞抗原（HLA），HLA 是人体最为复杂的同种异型抗原，人体器官移植后发生排斥反应即与 HLA 不同有关。

五、自身抗原

自身抗原指能引起自身免疫应答的自身物质成分。在正常情况下，自身组织对自体不显示免疫原性，即自身耐受。但在下列情况下可成为自身抗原，诱导自身发生免疫应答。

1. 自身修饰抗原　当自身组织受到物理、化学或生物因素的影响，使正常组织细胞抗原分子结构发生改变，形成新的抗原决定基或暴露出新的抗原决定基，从而具有免疫原性。这种自身修饰抗原也是引起自身免疫疾病的重要因素之一。

2. 自身隐蔽性抗原　体内某些物质（如眼晶状体蛋白、精子、甲状腺球蛋白、神经髓鞘膜蛋白、葡萄膜色素蛋白等）在正常情况下与机体免疫系统隔绝。由于这些组织成分从未与自身免疫系统接触，所以在胚胎期未能建立自身免疫耐受。一旦由于感染、外伤或手术等原因，使这些成分进入血液与免疫细胞接触，则被机体视为异物，引起自身免疫应答，从而导致自身免疫疾病的发生。

六、异嗜性抗原

异嗜性抗原指一类与种属无关，存在于人、动物及微生物之间的共同抗原。因为该抗原最初由 Forssman 发现，故又被称为 Forssman 抗原。现已发现多种具有重要意义的异嗜性抗原（heterophilic antigen），如链球菌和人心肌组织及肾小球基底膜具有共同抗原，因此链球菌感染后，可刺激机体产生能与心肌、肾组织发生交叉反应的抗体，从而可能导致急性心肌炎或肾小球肾炎的发生；又如，大肠杆菌 O14 型脂多糖与人结肠黏膜存在共同抗原，故可能导致溃疡性结肠炎的发生。

七、肿瘤抗原

肿瘤抗原是机体某些细胞在恶变过程中出现的具有免疫原性的大分子物质的总称。包括肿瘤特异性抗原和肿瘤相关性抗原。

八、超抗原及免疫佐剂

（一）超抗原

通常情况下，普通蛋白质抗原可激活机体百万分之一至万分之一的 T 细胞克隆。然而，某些抗原物质只需极低的浓度（1～10ng/mL）便可激活大量 T 细胞（2%～16%）克隆，产生极强的免疫应答，此类抗原被称为超抗原（superantigen，SAg）。

SAg 激活 T 细胞的方式与普通蛋白质抗原不同，SAg 不需要经过 APC 加工，通常以完整蛋白（非抗原肽）的形式结合 TCR 和 APC。即其一端直接与 TCR Vβ 链 CDR3 外侧区域结合，另一端与 APC 表面的 MHC-Ⅱ类分子的抗原结合槽外部结合。因此，SAg 不涉及 TCR α 和 Vβ 链 CDR3 的识别，也不受 MHC 的限制。SAg 所诱导的 T 细胞免疫应答，其效应并非针对 SAg 本身，而是通过分泌大量的细胞因子来参与某些病理生理过程的发生与发展。因此，SAg 实际为一类多克隆激活剂。激活 T 细胞的 SAg 主要有内源性和外源性两类。前者如小鼠乳腺肿瘤病毒蛋白，它表达于细胞表面，作为次要淋巴细胞刺激抗原，刺激 T 细胞增殖；后者如金黄色葡萄球菌肠毒素 A～E（staphylococcus enter-otoxin A～E，SEA～SEE）。SAg 激活 B 细胞的方式主要是直接与 BCR 重链的可变区（VH）发生特异性结合。一般激活 B 细胞的 SAg 只能选择性地与 1 至数种 BCR VH 亚型结合，再激活具有该亚型的 B 细胞产生大量抗体，但所产生的抗体与 SAg 特异性结合的能力较差。如人类免疫缺陷病毒（human immunodeficiency virus，HIV）gp120 和金黄色葡萄球菌蛋白 A（staphylococcus protein A，SPA）。

（二）免疫佐剂

免疫佐剂（immunologic adjuvant）指一类与抗原同时注射或预先注入体内，可增强机体对该抗原的免疫应答或改变免疫应答类型的物质，属于一种非特异性的免疫增强剂。

免疫佐剂的种类很多，根据其自身是否具有免疫原性分为：①免疫原性佐剂：此类免疫佐剂多为完整细胞或大分子物质，自身具有免疫原性，如卡介苗、霍乱毒素 B 亚单位（CTB）和短小棒状杆菌等。②非免疫原性佐剂：此类免疫佐剂多为小分子物质，自身不具有免疫原性。如某些无机化合物（氢氧化铝、明矾等）、低分子的有机物（矿物油、羊毛脂等）、结构简单的生物分子及其片段（胞壁酰二肽、双链多聚肌胞苷酸、含有非甲基化 CpG 的 DNA 片段和补体片段 C3d 等）。其中弗氏佐剂（Freund's adjuvant，FA）是目前动物实验中最常用的免疫佐剂，包括弗氏完全佐剂（complete Freund's adjuvant，CFA）和弗氏不完全佐剂（incomplete Freund's adjuvant，IFA）。IFA 是将液状石蜡与抗原混合，再加入羊毛脂乳化而成，它可协助抗原诱导机体产生体液免疫。CFA 是在 IFA 中再加入灭活的结核杆菌混合而成，其作用较强，可协助抗原诱导机体产生细胞免疫和体液免疫。

免疫佐剂的作用机制主要有：①改变抗原物理性状，延缓抗原的降解和排除，延长抗原在体内的潴留时间；②刺激单核 - 巨噬细胞，增强其对抗原的处理与提呈能力；③刺激淋巴细胞的增殖分化，进而扩大和增强免疫应答的效应。

由于免疫佐剂具有增强免疫应答的作用，故其应用广泛。其用途主要包括：①作为非特异性免疫增强剂，用于抗感染和抗肿瘤的辅助治疗；②增强特异性免疫应答，用于预防接种和制备动物抗血清。目前，临床上常用的免疫佐剂有氢氧化铝、明矾、热休克蛋白、细胞因子、CTB 等。

复习思考题

1. 什么是抗原？
2. 抗原有哪些常见的分类标准？
3. 重要的医学抗原有哪些？

第十五章　免疫球蛋白与抗体

导学要点

1. 抗体与免疫球蛋白的概念。
2. 免疫球蛋白的结构。
3. 五类免疫球蛋白的特性和功能。
4. 抗原的分类方法。

抗体（antibody，Ab）是 B 淋巴细胞接受抗原刺激后，增殖分化为浆细胞所产生的一种能与相应抗原发生特异性结合的糖蛋白，是介导机体发挥体液免疫功能的重要免疫分子。抗体主要存在于血清中，也可见于组织液和外分泌液中。1937 年 Tiselius 和 Kabat 用电泳的方法将血清蛋白分成白蛋白、α1、α2、β 和 γ 球蛋白等组分，其后证明，抗体活性主要存在于 γ 区，因此很长一段时间内，抗体又被称为 γ 球蛋白（丙种球蛋白）。实际上，抗体的活性除了 γ 区外，还存在于 α 区和 β 区。

免疫球蛋白（immunoglobulin，Ig）是指一组具有抗体活性或化学结构与抗体相似的球蛋白。Ig 可分为分泌型球蛋白（secreted Ig，SIg）和膜型球蛋白（membrane Ig，mIg）两种。前者主要存在于血液及组织液中，约占血浆蛋白总量的 16%，并具有抗体的各种功能；后者主要分布于 B 细胞表面，构成 B 细胞膜上的抗原受体。抗体和免疫球蛋白的关系：所有的抗体均为免疫球蛋白，但免疫球蛋白并不都具有抗体活性。因此，从某种意义上讲，抗体是生物学功能上的概念，而免疫球蛋白则是化学结构上的概念。

第一节　免疫球蛋白的结构与功能

一、免疫球蛋白的基本结构

免疫球蛋白单体由 4 条相互对称的肽链组成，包括 2 条相同的重链（heavy chain，H 链）和 2 条相同的轻链（light chain，L 链），各肽链之间由数量不等的链间二硫键连接，在结构上形成一 "Y" 字形结构。4 条肽链两端游离的羧基和氨基的方向一致，分别命名为羧基端（C 端）和氨基端（N 端）。

（一）重链

两条相同的长链称为重链，由 450~550 个氨基酸残基组成，分子量为 50~75 kD。根据重链恒定区氨基酸的组成、排列顺序和空间结构的不同（即抗原性差异），可将免疫球蛋白重链分为 γ（gamma）链、α（alpha）链、μ（mu）链、ε（epsilon）链和 δ（delta）链五类，其相应的免疫球蛋白分别为 IgG、IgA、IgM、IgE 和 IgD。不同类 Ig 的重链具有不同的特征，如链间二硫键的位置和数目、结构域的数目、连接寡糖的数量以及铰链区的长度等均不完全相同。即使是同类 Ig 的重链，其链间二硫键的数目、位置及铰链区氨基酸的组成也不完全相同，据此又可将同类 Ig 分为不同的亚类。如 IgG 可分为 IgG1~IgG4 四个亚类；IgA 可分为 IgA1 和 IgA2 两个亚类；IgM 可分为 IgM1 和 IgM2 两个亚类；IgD 和 IgE 尚未发现亚类。

（二）轻链

两条相同的短链称为轻链，由 214 个氨基酸残基组成，分子量约为 25 kD。根据轻链恒定区氨基酸的组成和排列顺序的不同（即抗原性差异），可将轻链分为 κ（kappa）链和 λ（lambda）链，据此可将 Ig 分为 κ 和 λ 两型。同一天然 Ig 分子上的两条轻链是同型的，五类 Ig 中每类 Ig 都可以有 κ 链或 λ 链。正常人体血清中 κ 和 λ 两型的 Ig 浓度比约为 2:1，种属不同的两型 Ig 的比例不同。κ 和 λ 比例异常可能反映免疫系统的异常，如人 λ 型 Ig 过多，提示可能有 λ 链的 B 细胞肿瘤产生。根据 λ 链恒定区个别氨基酸残基的差异，又可分为 λ1、λ2、λ3 和 λ4 四个亚型。

（三）免疫球蛋白的功能域

Ig 分子的两条 H 链与两条 L 链都可通过链间二硫键折叠为若干环形结构域，每个结构域都有其独特的功能，故又称为功能域（domain）。每个功能域约由 110 个氨基酸组成，功能域中氨基酸序列保持高度同源性。

1. 可变区　免疫球蛋白重链和轻链中靠近 N 端氨基酸种类和序列变化较大的区域称为可变区（variable region，V 区），约含 110 个氨基酸，分别占重链和轻链的 1/4 和 1/2（图 15-1）。重链和轻链的 V 区分别表示为 VH 和 VL，其中各有 3 个区域的氨基酸组成和排序有更高的可变性，如 VH 的第 29~31、49~58 和 95~102 位氨基酸，VL 的第 28~35、49~56 和 91~98 位氨基酸，这些区域称为高变区（hypervariable region，HVR）。VH 和 VL 的 3 个高变区共同组成免疫球蛋白的抗原结合部位，负责识别及结合抗原。由于该部位氨基酸序列与抗原决定基互补，故又称为互补决定区（complementarity ditermining region，CDR），分别用 CDR1、CDR2、CDR3 表示。V 区中，高变区之外区域氨基酸的组成和排列相对稳定，称为骨架区（framework region，FR）。主要功能是维持高变区的结构稳定。VH 和 VL 各有 4 个骨架区，分别用 FR1~FR4 表示。

2. 恒定区　免疫球蛋白重链和轻链中靠近 C 端氨基酸种类和序列相对稳定的区域，称为恒定区（constant region，C 区），分别占重链和轻链的 3/4 和 1/2。重链和轻链的 C 区分别表示为 CH 和 CL。不同类的免疫球蛋白其重链 CH 的长度不同，IgA、IgD 和 IgG 的重

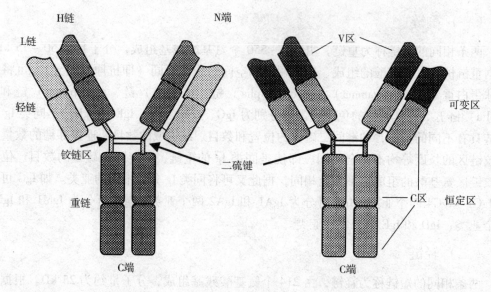

图 15 -1 免疫球蛋白基本结构及功能区示意图

链 C 区有 3 个结构域 (CH1、CH2 和 CH3),而 IgE 和 IgM 重链 C 区有 4 个结构域 (CH1、CH2、CH3 和 CH4)。该区有许多主要的生物学活性,如 CL 和 CH1 上具有部分同种异型的遗传标记;IgG 的 CH2 上具有补体 Clq 的结合点,能通过经典途径活化补体;借助 CH2 母体内的 IgG 可通过胎盘输送到胎儿体内;IgG 的 CH3 具有结合粒细胞、B 细胞、NK 细胞和单核 - 巨噬细胞的 Fc 段受体的功能;IgM 的 CH3 或部分 CH4 具有补体结合位点;IgE 的 CH2 和 CH3 功能区可结合嗜碱性粒细胞和肥大细胞的 FcεRI,从而介导 I 型超敏反应。

3. 铰链区 铰链区 (hinge region) 位于 CH1 与 CH2 之间,该区含有丰富的脯氨酸,具有良好的伸展性,能改变 Ig 的 Y 形臂之间的距离,从而有利于两臂与抗原决定基的空间结合。并有利于 Ig 补体结合点的暴露,为补体活化创造条件。铰链区容易被胃蛋白酶和木瓜蛋白酶等水解,产生不同的水解片段。五类 Ig 和亚类的铰链区不尽相同,如 IgG3 和 IgD 的铰链区较长,而 IgG1、IgG2、IgG4 和 IgA 的铰链区较短,IgM 和 IgE 无铰链区。

二、免疫球蛋白的其他结构

免疫球蛋白除了重链和轻链等基本结构外,某些类别的免疫球蛋白还含有一些其他辅助成分,如 J 链和分泌片。

(一) J 链

J 链 (joining chain) 是由浆细胞合成,分子量约为 16kD,富含半胱氨酸的多肽链。它的主要功能是将单体 Ig 连接为二聚体或多聚体。IgA 二聚体和 IgM 五聚体均由 J 链参与连接,IgG、IgE 和 IgD 常为单体不含有 J 链。

(二) 分泌片

分泌片 (secretory piece,SP) 也称分泌成分 (secretory component,SC) 是一种含糖

的肽链，主要由黏膜上皮细胞合成和分泌，为分泌型 IgA（SIgA）分子上的一个辅助成分。它的主要功能有：①与二聚体 IgA 结合，并介导其从黏膜下转运到黏膜表面；②保护 SIgA 免受蛋白水解酶降解，从而使 SIgA 在黏膜表面保持稳定和有利于其发挥生物活性。

三、免疫球蛋白的水解片段

在一定条件下，Ig 分子肽链的某些部分容易被蛋白酶水解，产生不同的片段（图 15-2）。木瓜蛋白酶（papain）和胃蛋白酶（pepsin）是免疫学研究中最常用的两种蛋白水解酶。

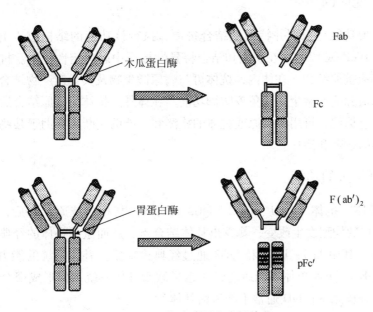

图 15-2　免疫球蛋白水解片段

（一）木瓜蛋白酶水解片段

木瓜蛋白酶水解 Ig 的部位位于铰链区二硫键所连接的两条重链的近 N 端，水解后得到 3 个片段（图 15-2）：①2 个完全相同的 Fab 段，即抗原结合片段（fragment of antigen binding，Fab），由 1 条完整的 L 链和 H 链的 VH 和 CH1 功能区组成。该片段具有单价抗体活性，只能与 1 个相应的抗原决定基特异性结合，但不发生沉淀或凝集反应；②1 个 Fc 段，即可结晶片段（fragment crystallizable，Fc），相当于两条 H 链的 CH2 和 CH3 功能区，由二硫键连接。该片段不能结合抗原，是免疫球蛋白与细胞或效应分子相互作用的部位，如结合补体、亲和细胞（粒细胞、NK 细胞、巨噬细胞等）、通过胎盘等。

（二）胃蛋白酶水解片段

胃蛋白酶水解 Ig 的部位位于铰链区二硫键所连接的两条重链的近 C 端，水解后得到 1 个大片段 F（ab'）$_2$ 和一些小片段 pFc'（图 15-2）。F（ab'）$_2$ 是由 2 个 Fab 段及铰链区组成，由于抗体分子的两个臂仍由二硫键连接，故 F（ab'）$_2$ 片段具有双价抗体活性，可同时与 2 个抗原决定基结合，发生沉淀和凝集反应。小片段 pFc′ 最终被降解，无生物学活性。

四、免疫球蛋白的功能

抗体是介导体液免疫应答的主要分子，其功能与 Ig 的结构特点密切相关。由于 Ig 的可变区和恒定区的氨基酸组成和顺序不同，因此它们的功能各异，可变区和恒定区的作用，构成了抗体的生物学功能。

（一）可变区的功能

抗体的主要功能是识别并特异性结合抗原，执行该功能的结构位于 Ig 的可变区，其中高变区（HVR 或 CDR）在识别和结合特异性抗原中起决定性作用。抗体在体内和体外均能与相应抗原结合。在体内，抗体可与病原微生物及其代谢产物结合，具有中和毒素、阻断和清除病原微生物等免疫防御功能。在体外，抗体与抗原结合后可出现凝集或沉淀等现象。据此，可用于抗原或抗体的检测和功能的判断，有助于某些感染性疾病或免疫性疾病的诊断和治疗。

（二）恒定区的功能

1. 激活补体 抗体（IgG1、IgG2、IgG3 及 IgM）与相应抗原结合后，可使 CH 区（CH2 和 CH3）的构型发生改变，暴露出补体结合点，从而激活补体的经典途径，产生多种效应功能。其中 IgM、IgG1 和 IgG3 通过经典途径激活补体系统的能力较强，IgG2 较弱；IgA、IgE 和 IgG4 单体不能通过经典途径激活补体系统，但形成聚合物后可通过旁路途径激活补体系统；IgD 通常不能激活补体。

2. 结合细胞表面的 Fc 受体 不同类型的抗体（IgG、IgE 和 IgA）可通过其 Fc 段与多种细胞表面的 Fc 受体结合，产生不同的生物学功能。

（1）调理作用 指抗体如 IgG（特别是 IgG1 和 IgG3）促进中性粒细胞和巨噬细胞吞噬细菌等颗粒性抗原的作用。抗体的调理作用主要是通过抗体的 Fc 段与巨噬细胞、中性粒细胞上的 IgG Fc 受体（FcγR）结合，从而增强其吞噬作用。抗体的调理机制主要为：①抗体在吞噬细胞和抗原之间"搭桥"，使吞噬细胞易于吞噬抗原；②颗粒性抗原与相应抗体结合后，其表面电荷被改变，降低了吞噬细胞与抗原之间的静电排斥力，从而使吞噬细胞易于接近抗原；③抗体 Fab 段与抗原结合形成的免疫复合物，使吞噬细胞活化，吞噬能力增强；④抗体可中和某些细菌表面的抗吞噬物质（如肺炎双球菌的荚膜），从而使吞噬细胞易于吞噬。

（2）抗体依赖细胞介导的细胞毒作用（ADCC） 指抗体与表达相应抗原的靶细胞（如肿瘤细胞）结合后，抗体的 Fc 段与具有杀伤作用细胞（如 NK 细胞）的 FcR 结合，从而激活这些细胞，直接杀伤靶细胞。具有 ADCC 活性的杀伤细胞有 NK 细胞、单核细胞、巨噬细胞和中性粒细胞等，其中 NK 细胞是介导 ADCC 的主要细胞。

（3）介导 I 型超敏反应 IgE 的 Fc 段可与嗜碱性粒细胞和肥大细胞表面的 IgE Fc

受体（FcεR）结合，并使其处于致敏状态。当相同变应原再次进入机体与致敏细胞表面的 IgE 结合，即可使致敏细胞脱颗粒，合成和释放一些炎症介质（如组胺、白三烯、前列腺素等），引起 I 型超敏反应。

3. 穿过胎盘　对人类而言，IgG 是唯一能穿过胎盘从母体转移给胎儿的 Ig。其作用方式是通过 IgG 的 Fc 段与胎盘滋养层细胞上的新生儿 Fc 受体（neonatal FcR，FcRn）可逆性结合，使 IgG 进入胎儿体内。正常胎儿自身仅能合成微量的 IgG，因此，IgG 穿过胎盘的功能是一种重要的自然被动免疫过程，对于新生儿抗感染具有重要意义。

第二节　各类免疫球蛋白的特点与功能

五类 Ig 都有结合抗原的共性，但它们的生成时间、体内分布、血清含量、半衰期及生物活性等方面各有不同。

一、IgG

IgG 主要由脾脏和淋巴结中的浆细胞合成，通常以单体的形式存在。半衰期长达16～23 天，是五类 Ig 中半衰期最长的一类。人出生 3 个月后开始合成 IgG，3～5 岁时接近成人水平，40 岁后开始下降。人类 IgG 有四个亚类，分别为 IgG1、IgG2、IgG3、IgG4。IgG 在体内分布广泛，在血清和细胞外液中含量最高，占血清 Ig 总量的75%～85%。IgG 亲和力高，可介导多种免疫效应（如激活补体、调理作用、ADCC），是再次免疫应答产生的主要抗体，因此是机体抗感染的"主力军"。同时，IgG（IgG1、IgG3 和 IgG4）也是唯一能穿过胎盘从母体转移给胎儿的 Ig，在新生儿抗感染免疫中起重要作用。大多数抗病毒、抗毒素、抗菌的抗体都属于 IgG 类抗体，某些引起超敏反应的自身抗体，如系统性红斑狼疮的 LE 因子（抗核抗体）、抗甲状腺球蛋白抗体也属于 IgG 类抗体。

二、IgM

IgM 主要在脾脏和淋巴结中合成，通常以五聚体的形式存在，是分子量最大的 Ig。IgM 主要分布于血液中，一般不能通过血管壁进入细胞外液，占血清 Ig 总量的5%～10%，血清浓度约 1mg/mL，半衰期约 5 天。IgM 是个体发育过程中出现最早的抗体，在胚胎发育晚期即可产生 IgM，如果脐带血中 IgM 异常增高则提示胎儿有宫内感染（如巨细胞病毒或风疹病毒感染等）。IgM 也是初次体液免疫应答中出现最早的抗体，在感染早期发挥主要作用，因此是机体抗感染的"先锋部队"，如血清中 IgM 升高，则提示有新近感染，可用于感染的早期诊断。由于分泌型 IgM 为五聚体，含有 5 个 Fc 段，故它能高效激活补体，其激活补体的能力是 IgG 的 1000 倍以上，血型不符输血所引起的溶血反应主要由 IgM 引起。另外，IgM 也可以单体形式表达于 B 细胞表面（mIgM），是 B 细胞表面抗原受体（BCR）的主要成分。如果膜表面只表达 mIgM 是 B 细胞未成熟的标志。

三、IgA

IgA 分为血清型和分泌型两种。血清型 IgA 主要在肠系膜淋巴组织中合成，以单体形式存在，主要分布于血清中，占血清 Ig 总量的 10% ~ 15%。血清型 IgA 有抗病毒、抗毒素和抗菌等多种生物活性。分泌型 IgA（secretory IgA，SIgA）主要在肠道、呼吸道、唾液腺、乳腺和泪腺中合成，以二聚体形式存在，主要分布于胃肠分泌液、支气管分泌液、唾液、初乳和泪液中等。SIgA 性能稳定，在局部浓度大，主要参与黏膜局部免疫，在局部抗感染中发挥重要作用，因此是机体抗感染的"边防军"。SIgA 一方面能与细菌、病毒等病原微生物结合，阻止其吸附于黏膜表面，另一方面在黏膜表面也有中和毒素的作用。IgA 一般于人出生 4 ~ 6 个月后开始生成，4 ~ 12 岁达成人水平。新生儿 IgA 合成不足容易引起呼吸道和胃肠道感染等，但新生儿可从母乳中获得 SIgA，为一重要的自然被动免疫，对于预防新生儿呼吸道和胃肠道感染具有重要意义。

四、IgD

IgD 主要由脾脏和扁桃体中的浆细胞产生，以单体形式存在。IgD 可在个体发育的任何时间产生，因其铰链区较长，易被蛋白酶水解，故半衰期较短（约 3 天）。IgD 分为血清型和膜结合型（mIgD）两种：血清型 IgD 在正常人体中浓度较低（约 30 μg/mL），不到血清 Ig 总量的 1%。目前，血清 IgD 的免疫学功能尚不清楚；膜结合型 IgD（mIgD）是 BCR 的重要成分，是 B 细胞发育成熟的标志。未成熟的 B 细胞表面仅表达 mIgM，成熟的 B 细胞则同时表达 mIgD 和 mIgM，称为初始 B 细胞（naive B cell）；当 B 细胞活化后或转为记忆性 B 细胞时其表面的 mIgD 逐渐消失。

五、IgE

IgE 主要在呼吸道和胃肠道黏膜下淋巴组织中合成，以单体形式存在。IgE 在个体发育中合成较晚，是正常人体血清中含量最少的 Ig，仅占血清总 Ig 的 0.002%。IgE 不能激活补体和穿过胎盘，但其 Fc 段可与嗜碱性粒细胞和肥大细胞表面的高亲和力 FcεRI 结合，当相同变应原再次进入机体可诱发 I 型超敏反应，因此 IgE 又称为亲细胞抗体。另外，IgE 还与机体抗寄生虫感染有关。当机体发生过敏反应或寄生虫感染时，血清中的特异性 IgE 水平会异常增高。

第三节 人工制备抗体的类型

抗体的多种生物学功能在疾病的预防、诊断和治疗中发挥着重要作用，因此，常常需要人工制备抗体以满足临床应用的需要。随着现代免疫学和分子生物学的发展，人工抗体的制备技术也日渐成熟。目前，人工制备的抗体可分为多克隆抗体、单克隆抗体和基因工程抗体。

一、多克隆抗体

多克隆抗体（polyclonal antibody，pAb）通常是指天然抗原（含多个抗原决定基）刺激机体免疫系统后产生的针对多个不同抗原决定基的一组 Ig。例如，将细菌、类毒素等注射至动物（马、兔和鼠等）体内，经过一段时间后，采集动物血清可获得针对该细菌或类毒素的 pAb。它的优点是：来源广泛、容易制备、作用全面，具有中和抗原、调理吞噬、激活补体及 ADCC 等生物活性。其缺点是：特异性较差、容易发生交叉反应等，因此在实际应用中受到很大限制。

二、单克隆抗体

单克隆抗体（monoclonal antibody，mAb）是指利用 B 细胞杂交瘤技术产生的只识别某一特定抗原决定基的一种特异性抗体。mAb 的制备方法是在 1975 年由 Köhler 和 Milstein 建立的。其主要原理是采用细胞融合技术，将抗原刺激后的 B 细胞与小鼠骨髓瘤细胞在体外融合，形成杂交瘤细胞。进而在选择性培养基中克隆和筛选出能产生某一特异性抗体的杂交瘤细胞。该杂交瘤细胞产生的抗体是均一的、只针对单一抗原决定基。mAb 的优点是：纯度高、特异性强、效价高、少或无交叉反应，解决了 pAb 特异性不高的问题。目前，临床上已运用 mAb 与核素、毒素（如外毒素和蓖麻毒素等）或药物偶联，制成导向药物用于肿瘤的靶向治疗。此外，某些 mAb 也可用于器官移植、多发性硬化症和类风湿关节炎等疾病的预防和治疗。

三、基因工程抗体

由于鼠源性 mAb 在人体反复应用后可使人体产生抗鼠抗体，从而减弱或失去疗效，并增加了超敏反应发生的可能性，故在很大程度上限制了 mAb 的临床应用。近年，随着分子生物学技术的发展，人们开始利用基因工程制备抗体，以降低鼠源性抗体的免疫原性及其副作用。

基因工程抗体（genetic engineering antibody）是指采用 DNA 重组技术对 Ig 基因进行切割、拼接或修饰，再导入大肠杆菌或酵母菌等载体中表达的抗体。基因工程抗体主要有人 – 鼠嵌合抗体（chimeric antibody）、双特异性抗体（bispecific antibody）、人源化抗体（humanizod antibody）和小分子抗体等。其优点是均一性和特异性强，适合工业化生产，有较广的应用前景。

复习思考题

1. 免疫球蛋白的结构、功能域及其功能。
2. 免疫球蛋白的生物学活性有哪些？
3. 分泌型 IgA 的形成过程及作用。

第十六章 免疫系统

导学要点

1. 中枢免疫器官和外周免疫器官的结构和功能。
2. T、B 细胞表面分子及亚群。
3. 细胞因子的共同特征及作用特点。
4. 补体系统的激活途径。

免疫系统（immune system）由免疫器官、免疫细胞及免疫分子构成，是机体执行免疫功能的物质基础。免疫系统通过执行免疫功能识别和清除抗原性异物，并与机体其他系统相互协调，共同维持机体的生理平衡。

第一节 免疫器官

免疫器官是执行免疫功能的器官，按其功能不同分为中枢免疫器官和外周免疫器官，它们通过血液循环与淋巴循环相互联系。

一、中枢免疫器官

中枢免疫器官（central immune organ）又称初级淋巴器官，人类的中枢免疫器官包括骨髓和胸腺（鸟类为腔上囊），是免疫细胞发生、分化、发育和成熟的场所（图 16 - 1）。

（一）骨髓（bone marrow）

骨髓是造血器官，同时也是所有免疫细胞的发生场所和 B 细胞发育成熟的场所。骨髓的多能造血干细胞简称造血干细胞，在造血微环境中，可定向分化成为髓样干细胞和淋巴样干细胞。髓样干细胞最终可分化成熟为粒细胞、红细胞、血小板、单核 - 巨噬细胞等；淋巴样干细胞最终可分化为成熟的 B 细胞和 NK（natural killer，NK）细胞，以及有待进一步发育的前体 T 细胞。

骨髓也是 B 细胞发生再次应答，产生抗体的主要场所。外周免疫器官生发中心的记忆

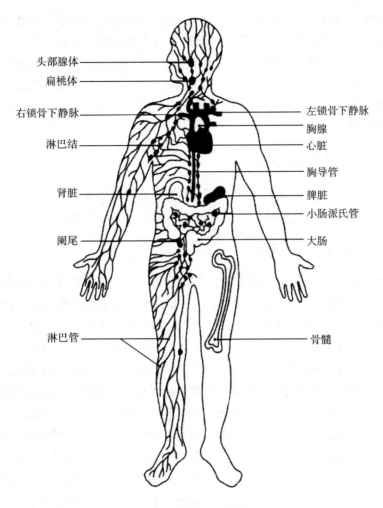

头部腺体

扁桃体

右锁骨下静脉

淋巴结

肾脏

阑尾

淋巴管

左锁骨下静脉

胸腺

心脏

胸导管

脾脏

小肠派氏管

大肠

骨髓

图 16 - 1　免疫器官和免疫组织

B 细胞，经相同抗原刺激活化后，通过血循环和淋巴循环进入到骨髓中分化为浆细胞，可缓慢、持久地合成大量抗体（主要为 IgG）释放入血，这是血清抗体的主要来源。

　　因为骨髓既是机体的造血器官又是重要的免疫器官，所以骨髓发生功能缺陷时不只会影响到机体造血功能，同时还将导致体液与细胞免疫功能缺陷。

（二）胸腺（thymus）

　　1. 胸腺结构与细胞组成　胸腺位于胸腔纵隔上部、胸骨后方，由胚胎期第 3 对咽囊内胚层分化而成。胸腺表面的被膜结缔组织伸入胸腺实质形成小梁，将胸腺分为许多小叶。小叶外层为皮质区，内部为髓质区，皮质区又分为浅皮质区和深皮质区。皮质区主要由淋巴细胞和上皮细胞组成，上皮细胞间有密集的淋巴细胞，胸腺中的淋巴细胞又称为胸腺细胞。浅层皮质中的淋巴细胞较大，为骨髓中迁移来的前体 T 细胞，深层皮质中含大量的体积较小的淋巴细胞，占胸腺细胞的 80% ~ 85%，为进一步分化发育的 T 细胞。髓质中的淋巴细胞少而稀疏，为即将输出到外周组织的成熟 T 细胞。

2. 胸腺功能　胸腺是 T 细胞分化、发育与成熟的场所。胸腺上皮细胞能产生胸腺素和多种细胞因子，通过细胞 – 细胞间的接触，为 T 细胞的分化成熟提供了微环境。在胸腺微环境的作用下，来自骨髓的前体 T 细胞经过分化、发育，最终成为成熟的 T 细胞。这种成熟 T 细胞具有自身耐受和 MHC 限制性，未接受外来抗原刺激称为初始 T 细胞。实验观察，摘除胸腺的小鼠，体内无 T 细胞生成，同时出现严重的细胞免疫功能缺陷和整体免疫功能下降。

二、外周免疫器官和组织

外周免疫器官（peripheral immune organ）又称次级淋巴器官，包括淋巴结、脾脏与黏膜相关淋巴组织等，是成熟的免疫细胞定居和免疫应答发生的主要场所。

（一）淋巴结（lymph node）

淋巴结位于颈部、腋窝、腹股沟等浅表凹陷隐蔽处，或内脏器官门部附近，一般沿血管排列。人体有 500～600 个淋巴结，是 T、B 细胞定居和发生免疫应答的主要场所。

1. 淋巴结的结构与细胞组成　淋巴结表面由结缔组织被膜包被，淋巴结实质分为皮质区和髓质区，皮质区又分浅皮质区和深皮质区。靠近被膜下的浅皮质区，又称非胸腺依赖区，主要定居细胞为 B 细胞。浅皮质区和髓质区之间的结构称为深皮质区，又称胸腺依赖区，主要定居细胞为 T 细胞。深皮质区内的毛细血管后微静脉（又称高内皮微静脉）为淋巴细胞由血管进入淋巴结的部位。淋巴结髓质由髓索与髓窦构成。髓索内含有大量致密的淋巴细胞，其中主要为 B 细胞与浆细胞，也含有少量 T 细胞与巨噬细胞。髓窦内含有大量巨噬细胞，具有较强的过滤作用。淋巴结中的淋巴细胞以 T 细胞为主，约占总量的 75%；B 细胞含量较少，约占总量的 25%。淋巴结中含有多种类型的免疫细胞，这利于识别捕捉抗原，以及提呈抗原信息，促进免疫细胞活化、增殖、分化与成熟。

2. 淋巴结的功能

（1）淋巴结为 T 细胞与 B 细胞定居的主要场所。其中 T 细胞约占淋巴结内淋巴细胞的 75%，B 细胞约占 25%。

（2）淋巴结是细胞免疫和体液免疫应答发生的主要场所。

（3）淋巴结参与了淋巴细胞再循环。

（4）淋巴结具有过滤淋巴液的作用。

（二）脾脏（spleen）

脾脏是人体最大的外周淋巴器官，位于左季肋区后外侧部。脾在胚胎早期的主要功能是造血，自骨髓开始造血后，其功能逐渐转变为贮存和过滤血液，同时脾也是 T、B 细胞定居和发生免疫应答的主要场所。

1. 脾的结构与细胞组成　脾的结构与淋巴结类似，表面有结缔组织被膜，脾实质分为白髓与红髓。白髓由密集的淋巴组织组成，主要包括动脉周围淋巴鞘与淋巴小结。动脉周围淋巴鞘主要为 T 细胞定居，又称胸腺依赖区。淋巴小结（淋巴滤泡）主要为 B

细胞定居，又称非胸腺依赖区。红髓分布于白髓之间，由排列成索状的脾索和血窦构成，脾索内含有大量的 B 细胞、浆细胞和巨噬细胞等。

2. 脾的功能

（1）脾是免疫细胞定居的主要场所。脾中 B 细胞约占淋巴细胞总数的 60%，T 细胞约占 40%。

（2）脾是免疫应答发生的主要场所之一，同时也是对血源性抗原发生应答的主要场所。

（3）脾具有滤过血液的作用。

（4）脾脏可以合成某些生物活性物质，如补体等。此外，脾脏还是机体贮存红细胞的血库。

（三）皮肤黏膜相关淋巴组织

黏膜相关淋巴组织（mucosal - associated lymphoid tissue，MALT）是指聚集在人体腔道黏膜下的大量淋巴组织，称为黏膜相关淋巴组织，也称黏膜免疫系统。黏膜相关淋巴组织可分为两种类型。

1. 具有一定结构的器官化的淋巴组织，包括阑尾、肠集合淋巴结、扁桃体等。

2. 弥散的无被膜淋巴组织，广泛分布于黏膜组织固有层。人体黏膜是病原生物等抗原性异物入侵的主要部位，所以 MALT 在腔道组织中形成了重要的抵御屏障作用，它也是局部免疫应答发生的场所。

皮肤相关淋巴组织由角质细胞、黑色素细胞、朗格汉斯细胞、表皮内 T 细胞（主要为 CD8$^+$T 细胞）和巨噬细胞组成，参与局部免疫和炎症反应。

（四）淋巴细胞再循环

血循环中的淋巴细胞穿越高内皮细胞微静脉（HEV）间隙，进入淋巴结，然后经输出淋巴管进入胸导管，再进入上腔静脉从而回到血液循环，这一过程称淋巴细胞再循环。参与淋巴细胞再循环的淋巴细胞以 T 细胞为主，约占总数的 80%。

淋巴细胞再循环的意义是：能使淋巴细胞在体内各淋巴组织与器官内合理分布，并将带有特异性抗原受体的 T、B 细胞在体内各处不断巡游，增加了与抗原及抗原提呈细胞接触的机会，促进了免疫应答的发生。

第二节 免疫细胞

免疫细胞是指所有参与免疫应答或与免疫应答相关的细胞及其前体，包括造血干细胞、淋巴细胞、抗原提呈细胞（单核 - 巨噬细胞、树突细胞等）、肥大细胞、粒细胞和红细胞等。免疫细胞在免疫应答过程中相互协作并制约，保持动态平衡，共同完成对抗原性物质的识别和清除，从而维持机体生理功能的稳定。

一、T 淋巴细胞

T 淋巴细胞是胸腺依赖性淋巴细胞（thymus dependent lymphocyte）的简称，介导细胞免疫应答。骨髓中的祖 T 细胞进入胸腺后，经一系列有序的分化过程，最终发育为成熟 T 细胞，并定居在外周免疫器官。T 细胞占外周血中淋巴细胞总数的 65% ~ 80%，T 细胞根据细胞表面标志和功能的不同，可分为若干亚群，它们之间相互协作共同发挥免疫功能。

（一）T 细胞的发育

胸腺内的 T 细胞发育过程分为阳性选择和阴性选择两个阶段。

1. 阳性选择 祖 T 细胞进入胸腺后由不表达 CD4 和 CD8 分子的双阴性 T 细胞发育为同时表达 CD4 和 CD8 分子的双阳性 T 细胞。在胸腺皮质内，当双阳性 T 细胞 TCR 与胸腺上皮细胞表面 MHC-Ⅰ类分子低亲和力结合，则发育为仅表达 CD8 分子，不表达 CD4 分子的单阳性 T 细胞。当双阳性 T 细胞与胸腺上皮细胞表面 MHC-Ⅱ类分子低亲和力结合，则发育为仅表达 CD4 分子，不表达 CD8 分子的单阳性 T 细胞。经过阳性选择后，表达 CD8 或 CD4 分子的单阳性 T 细胞分别获得了识别自身 MHC-Ⅰ类或 MHC-Ⅱ类分子的能力，即具有 MHC 的限制性。

2. 阴性选择 获得 MHC 限制性的单阳性 T 细胞，在胸腺皮质与髓质交界处，若与胸腺内的树突状细胞、巨噬细胞等表面的自身抗原肽 - MHC-Ⅰ类或 MHC-Ⅱ类分子复合物发生高亲和力结合，则该单阳性 T 细胞将发生凋亡从而被清除。低亲和力或不识别自身抗原肽 - MHC-Ⅰ类或 MHC-Ⅱ类分子复合物的单阳性 T 细胞则可继续发育，最终发育为成熟的 T 细胞，到达外周免疫器官定居发挥免疫功能。

（二）T 细胞亚群及功能

T 细胞分类有多种方法，根据 T 细胞的分化状态及功能的不同，可将 T 细胞分为初始 T 细胞、效应 T 细胞及记忆性 T 细胞；根据 T 细胞抗原识别受体（TCR）的类型不同，可将 T 细胞分为 αβT 细胞和 γδT 细胞；根据其免疫效应功能特点，可将 T 细胞分为调节性 T 细胞（regulatory T cell，Tr）、辅助性 T 细胞（helper T lymphocytes，Th）、细胞毒性 T 细胞（cytotoxic T lymphocytes，CTL 或 TC）；根据细胞表面是否表达 CD4 或 CD8 分子，可将 T 细胞分为 CD4$^+$T 或 CD8$^+$T 细胞。

1. CD4$^+$T 亚群及功能 初始 CD4$^+$T 细胞受抗原刺激后首先分化为 Th0 细胞。Th0 细胞在细胞因子等作用下继续分化发育为 Th1 细胞、Th2 细胞等。

Th1 细胞也称迟发型超敏性 T 细胞（delayed - type hypersensitivity T cell，TDTH），主要介导细胞免疫应答，其主要功能是增强吞噬细胞的抗感染作用，特别是抗细胞内病原体的感染，这主要与其分泌的细胞因子有关。Th2 细胞的主要功能是辅助 B 细胞增殖分化并产生抗体，即辅助 B 细胞介导体液免疫应答。正常情况下，体内的 Th1 与 Th2 细胞处于动态平衡，如果这种平衡被打破则容易诱发某些疾病。例如，Th1 型细胞因子表达减弱，而 Th2 型细胞因子过度表达则易导致恶性肿瘤发生。

2. CD8⁺T 亚群及功能　CD8⁺T 亚群又称为细胞毒性 T 细胞（TC）。TC 可特异性地直接杀伤靶细胞，主要通过两种机制发挥细胞毒作用：一是分泌穿孔素、丝氨酸蛋白酶等物质直接杀伤靶细胞或诱导靶细胞凋亡；二是通过高表达 FasL 和分泌大量 TNF-α 诱导靶细胞凋亡。TC 在杀伤靶细胞的过程中自身不受伤害，可连续杀伤多个靶细胞。

（三）T 细胞表面分子

T 细胞在发育的不同阶段，细胞表面会表达不同的糖蛋白分子，这与 T 细胞功能有关，同时也可作为鉴定 T 细胞及其活性状态的特征性标志。

1. T 细胞抗原受体（T cell antigen receptor，TCR）　TCR 是 T 细胞识别特异性抗原的受体，也是 T 细胞表面的特征性标志。TCR 分子是由 2 条糖蛋白链（αβ 或 γδ）经二硫键连接构成的异二聚体。成熟 T 细胞表面还表达有 CD3 分子，它是由 γ、δ、ε、ζ、η 五种肽链以非共价键相连组成的复合分子。TCR 和 CD3 分子构成复合体，复合体中的 TCR 特异性识别抗原提呈细胞的 MHC-抗原肽复合物，其识别 MHC-抗原肽复合物时具有双重特异性，在识别抗原肽时，也识别自身 MHC 分子的多肽部位，这也是 T 细胞识别抗原受 MHC 限制的原因。而 CD3 则将 TCR 双识别的第一信号传递至 T 细胞内，引起细胞活化、增殖、分化。

2. CD4 和 CD8 分子　成熟的 T 细胞只表达 CD4 或 CD8 分子，即 CD4⁺T 细胞或 CD8⁺T 细胞。CD4 是细胞膜表面单链糖蛋白，CD8 分子是细胞膜表面双链糖蛋白，CD4 和 CD8 分子的主要功能是辅助 TCR 识别抗原和参与 T 细胞活化信号的转导。CD4 和 MHC-Ⅱ类分子结合，CD8 和 MHC-Ⅰ类分子结合，可增强 T 细胞和抗原提呈细胞（APC）间的相互作用并辅助 TCR 识别抗原，所以 CD4 和 CD8 分子又称为 T 细胞激活的共受体，使 T 细胞识别抗原分别具有 MHC 限制性。CD4 分子亦是人类免疫缺陷病毒（HIV）壳膜蛋白 gp116 受体，同 CD4 分子结合是 HIV 侵入并感染 CD4⁺T 细胞的重要机制之一。

3. 协同刺激分子　是指提供 T 细胞活化第二信号的辅助分子，主要包括 CD28 和 CD40L。CD28 是协同刺激分子 B7（CD80）的受体，B7 分子主要表达于专职抗原提呈细胞上。CD28 与 B7 结合产生的协同刺激信号在 T 细胞活化中发挥重要作用。CD40 配体（CD40L）表达在活化的 CD4⁺T 细胞表面，可与 B 细胞表面的 CD40 结合，传递细胞活化的第二信号，促进 T、B 细胞的活化，并诱导记忆性 B 细胞分化。

4. CD2 分子　又称淋巴细胞功能相关抗原 2（lymphocyte function associated antigen-2，LFA-2），或绵羊红细胞受体（sheep red blood cell receptor，SRBCR），其配体主要是 CD58。将绵羊红细胞与 T 细胞在体外混合，绵羊红细胞将围绕结合于 T 细胞周围呈花环状，称为 E 花环试验。

5. 丝裂原受体（mitogen receptor，MR）　T 细胞表面表达有植物血凝素（PHA）及刀豆蛋白 A（ConA）等丝裂原的受体。在体外可激活淋巴细胞的物质有抗原和丝裂原，抗原是特异性刺激 T、B 淋巴细胞活化，而丝裂原是非特异性激活。利用 PHA 或 ConA 刺激外周血淋巴细胞，从而观察 T 细胞增殖的程度，称淋巴细胞转化试验，是一种淋巴细胞免疫功能的体外检测方法。

6. 细胞因子受体（cytokine receptor，CKR） T 细胞表面可表达多种 CKR，包括 IL-1R、IL-2R、IL-4R、IL-6R 及 IL-7R 等，它们可与相应的细胞因子结合，促进 T 细胞活化、增殖、分化。

二、B 细胞

B 淋巴细胞是骨髓（bone marrow）依赖性淋巴细胞的简称，因其在骨髓中分化成熟，故命名为 B 细胞。B 细胞主要定居于外周免疫器官并参与淋巴细胞再循环，在外周血中占淋巴细胞总数的 8% ~ 15%。B 细胞的主要功能是介导体液免疫应答产生抗体，此外它还具有抗原提呈、产生细胞因子及免疫调节等功能。

（一）B 细胞亚群及功能

根据 B 细胞表面是否表达 CD5 分子，可将 B 细胞分为 B1 和 B2 细胞。表达 CD5 分子的为 B1 细胞，在个体发育过程中出现较早，主要参与非特异性免疫；不表达 CD5 分子的为 B2 细胞，即通常所指的 B 细胞，在体内出现较晚，介导特异性体液免疫。

（二）B 细胞表面分子

1. B 细胞抗原受体（B cell antigen receptor，BCR） BCR 是镶嵌于 B 细胞膜脂质分子中的能识别和结合抗原决定基的膜表面免疫球蛋白（SmIg）。SmIg 肽链结构与 Ig 相同，但为单体 SmIgM 和 SmIgD。SmIg 是 B 细胞的特征性表面标志，仅表达 SmIgM 者为未成熟 B 细胞；同时表达 SmIgM 和 SmIgD 者为成熟 B 细胞。与 TCR 相似，BCR 必须同其他结构共同作用才能执行信号转导作用，既与 Igα（CD79a）/Igβ（CD79b）组成一个 BCR 复合物。SmIg 的功能是作为 B 细胞表面的抗原受体，可与相应抗原特异性结合，这是 B 细胞活化的条件之一。

2. 协同刺激分子 协同刺激分子是提供 B 细胞活化第二信号的辅助分子，主要为 CD40。成熟 B 细胞表面表达 CD40，CD40 配体（CD40L）表达于活化的 CD4$^+$T 细胞表面，抗原与 BCR 结合传递第一信号至 B 细胞内，CD40 与 CD40L 结合传递细胞活化的第二信号，双信号促使 B 细胞活化，并诱导记忆性 B 细胞分化。

3. 丝裂原受体（MR） B 细胞表面表达有 LPS（脂多糖）、SPA（葡萄球菌 A 蛋白）等丝裂原受体。LPS、SPA 等与 B 细胞的丝裂原受体结合后，可非特异性刺激 B 细胞活化、增殖、分化。这可用于 B 细胞功能检测。

4. 细胞因子受体（CKR） B 细胞表面可表达多种 CKR，包括 IL-1R、IL-2R、IL-4R 和 IFN-γR 等受体，它们可与相应的细胞因子结合产生相应的生物学活性。

5. 补体受体（CR） 成熟 B 细胞表面表达 CR，主要有 CR1、CR2 等。CR1 可与 C3b 和 C4b 结合，促进 B 细胞活化。CR2（CD21）是 EB 病毒受体，与 EB 病毒选择性感染 B 细胞有关。

6. IgG Fc 受体（FcγR） 多数 B 细胞表面均表达 IgG Fc 受体，它可以与免疫复合物中的 IgG Fc 段结合，有利于 B 细胞捕获和结合抗原，并促进 B 细胞活化、增殖、分化和抗体产生。活化的 B 细胞表面还表达 FcεR Ⅱ （CD23），它是一种 B 细胞生长因子受体，可能与 B 细胞分化增殖有关。

三、自然杀伤性淋巴细胞

自然杀伤性淋巴细胞是一群不具有 T、B 淋巴细胞表面标志和特征的淋巴细胞，它们主要来源于淋巴干细胞，在骨髓内发育成熟，包括自然杀伤细胞和淋巴因子活化的杀伤细胞。

自然杀伤（natural killer，NK）细胞主要分布于外周血和脾脏，淋巴结和其他组织中少量存在。NK 细胞不表达特异性抗原识别受体，是不同于 T、B 淋巴细胞的第三类淋巴细胞。其细胞质中含有嗜天青颗粒，杀伤靶细胞不需抗原预先刺激，就可直接杀伤肿瘤和病毒感染的靶细胞，因此，在机体免疫监视和早期抗感染中发挥重要作用。NK 细胞重要的膜表面分子有：①CD 分子：NK 细胞膜表面可表达 CD56、CD16、CD2 等分子。目前临床上一般将 TCR⁻、mIg⁻、CD56⁺、CD16⁺ 的淋巴细胞认定为 NK 细胞。② Fc 受体：NK 细胞表面有 IgG Fc 受体，当 IgG 与肿瘤或病毒感染的细胞等靶细胞表位结合后，通过 Fc 与 NK 细胞表面的 Fc 受体结合，使 NK 细胞对该靶细胞进行定向的非特异性杀伤作用，这种杀伤作用称为抗体依赖的细胞介导的细胞毒作用（antibody - dependent cell - mediated cytotoxicity，ADCC）。

NK 细胞的主要生物学作用：①抗感染和抗肿瘤作用：NK 细胞杀伤靶细胞的方式有自然杀伤作用和 ADCC 两种方式发挥杀伤靶细胞的作用；②免疫调节作用：NK 细胞被活化后，可分泌大量的细胞因子，如 IFN - γ、TNF - α 等，对 T 细胞、B 细胞、巨噬细胞等多种免疫细胞的生物学功能具有调节作用。

淋巴因子活化的杀伤（lymphokine - activated killer，LAK）细胞采用白细胞介素 2 （IL - 2）等细胞因子在体外刺激，活化外周血淋巴细胞诱生的具有非特异性细胞毒作用的效应细胞，以 IL - 2 诱生扩增的 LAK 细胞抗瘤活性最强，具有广泛的抗肿瘤作用。

四、抗原提呈细胞

抗原提呈细胞（antigen presenting cell，APC）是指能摄取、加工、处理抗原，并将抗原信息递呈给 T 淋巴细胞的一类免疫细胞。抗原提呈细胞分专职与非专职两类。专职抗原提呈细胞主要指单核 - 巨噬细胞、树突状细胞和 B 细胞，这些细胞能表达 MHC-Ⅱ类分子。非专职抗原提呈细胞主要指内皮细胞、上皮细胞、激活的 T 细胞，它们通常不表达 MHC-Ⅱ类分子，无抗原提呈能力，只有当炎症过程受到某种因素刺激时才可表达 MHC-Ⅱ类分子，并具备抗原提呈功能。病毒感染的细胞与肿瘤细胞也有一定的抗原提呈作用。

在免疫应答过程中，T 细胞只能特异性地识别抗原提呈细胞或靶细胞表面的 MHC-抗原肽复合物，不能识别游离的抗原。抗原提呈细胞与淋巴细胞之间膜蛋白的结合作用是淋巴细胞活化、增殖、分化并发挥免疫效应的始动因素。

（一）单核巨噬细胞系统

单核巨噬细胞系统（mononuclear phagocyte system，MPS）包括血液中的单核细胞

（monocyte，Mon）和组织中固定或游走的巨噬细胞（macrophage，MΦ）。血液中的单核细胞从血管移出并分布到各组织器官中，发育成熟为巨噬细胞。巨噬细胞在不同组织器官中的名称不同，如在肝脏中称枯否细胞（kupffer cell）、在肺脏中称尘细胞（dust cell）、在骨组织中称破骨细胞（osteoclast）。

1. 单核巨噬细胞表面标志 单核巨噬细胞表达多种表面标志，包括 MHC-Ⅰ类和 MHC-Ⅱ类分子、模式识别受体（如甘露糖受体、Toll 样受体等）、共刺激分子（如 CD80 分子）、黏附分子、细胞因子受体、补体受体及 Fc 受体等。它们参与了单核巨噬细胞的迁移、黏附、吞噬、抗原提呈等多种功能，同时在机体的炎症反应、组织修复等过程中也发挥重要作用。

2. 单核巨噬细胞的功能

（1）吞噬杀伤作用 能吞噬及杀灭较大的病原微生物及衰老、损伤、癌变的细胞，是非特异性免疫的重要免疫细胞。其吞噬作用可以通过 IgG 或补体的调节作用而增强，也可通过 ADCC 方式杀伤肿瘤细胞及细胞内寄生的微生物。

（2）提呈抗原作用 巨噬细胞属于专职抗原提呈细胞。巨噬细胞将抗原吞噬后，通过胞内酶的作用将其消化降解为小分子肽并与胞内 MHC-Ⅱ类分子结合，形成 MHC-抗原肽复合物并表达于细胞膜上，从而与 T 细胞表面 TCR 结合并激活 T 细胞，启动特异性免疫应答。

（3）分泌作用 巨噬细胞能合成分泌多种免疫分子，如补体成分、细胞因子、凝血因子、溶菌酶、胶原酶、防御素等多种生物活性分子，参与免疫作用。

（4）调节免疫应答 巨噬细胞通过抗原提呈作用启动免疫应答，并通过分泌细胞因子（白细胞介导素、肿瘤坏死因子等）等调节免疫细胞活化、增殖、分化并产生免疫效应物质，从而增强机体免疫应答；而过度活化的巨噬细胞又可通过分泌转化生长因子、前列腺素 E、活性氧分子等物质，抑制免疫应答的发生。

（二）树突状细胞

树突状细胞（dendritic cell，DC），因其发育成熟时伸出许多树突样突起故而得名，它是一类形态不规则的非单核巨噬细胞系统的细胞。树突状细胞广泛分布于大脑以外的机体各脏器，占外周血单个核细胞的 1% 以下。根据来源不同，可将其分为髓系来源的树突状细胞（与单核细胞、粒细胞有共同的祖细胞），以及淋巴系来源的树突状细胞（与 T 细胞、NK 细胞有共同的前体细胞）两大类。大多数树突状细胞源自骨髓，由骨髓进入外周血，再分布到全身各组织器官。根据树突状细胞的定居部位和分化程度的不同而有不同的名称。例如，位于表皮和消化道上皮组织中的称为朗格汉斯细胞；位于心、肾、肝、肺等器官结缔组织中的称为间质树突状细胞；位于胸腺髓质区和外周免疫器官胸腺依赖区中的称为并指树突状细胞；位于外周免疫器官淋巴滤泡区中的称为滤泡树突状细胞。其中间质树突状细胞和朗格汉斯细胞属于未成熟树突状细胞，当受抗原或炎症介质等刺激后才能发育分化为成熟树突状细胞。

树突状细胞是体内功能最强的抗原提呈细胞，同巨噬细胞、B 细胞的抗原提呈作用比较，它最大的特点是能够显著刺激初始 T 细胞增殖，而巨噬细胞、B 细胞仅能刺激已活化的或记忆性 T 细胞增殖。树突状细胞还具有调节机体的免疫应答、诱导免疫耐受等作用，对研究肿瘤、移植排斥、自身免疫性疾病的发生机制和防治等具有积极的意义。

五、其他免疫细胞

除上述细胞外，血液中的粒细胞、红细胞、血小板，组织中的肥大细胞、上皮细胞等也不同程度地参与免疫应答并发挥重要作用。

第三节 免疫分子

免疫分子是指参与免疫应答或与免疫应答相关的分子，主要由淋巴细胞、单核巨噬细胞、粒细胞等多种免疫细胞及间质细胞等产生。免疫分子主要包括：免疫球蛋白、补体系统、细胞因子、主要组织相容性抗原、白细胞分化抗原等，它们在执行免疫功能过程中发挥重要作用。

一、细胞因子

细胞因子（cytokines，CK）是指由活化的免疫细胞或间质细胞合成分泌的，可通过结合细胞表面相应受体而发挥多种生物学作用的小分子蛋白或多肽的统称。CK 种类繁多，常见的 CK 主要有白介素、干扰素、肿瘤坏死因子、集落刺激因子、生长因子和趋化因子六类，它们具有多种生物学活性，在非特异性和特异性免疫应答中发挥重要作用。

（一）细胞因子的作用特点

细胞因子的作用特点：①高效性：各种细胞因子均具有低量高效的特点，在 PM（10^{-12}M）时即可发挥生物学作用；②多效性：各种细胞因子都是通过其特异性受体发挥作用的，但相同的受体可以分布在不同类型的细胞上，所以一种细胞因子可以作用于多种靶细胞而产生多种不同的生物学效应；③重叠性：几种不同的细胞因子可以作用在同一种靶细胞而产生相似或相同的生物学效应；④协同和拮抗效应：一种细胞因子可加强或抑制其他细胞因子的功能；⑤自分泌与旁分泌：多数细胞因子以自分泌或旁分泌的形式发挥效应，即主要作用于产生细胞本身和邻近细胞，或在局部发挥效应。在一定条件下，有些细胞因子在高浓度时也可作用于远端靶细胞，称内分泌效应。

（二）主要的细胞因子及功能

1. 白介素（interleukin，IL） 1979 年第二届淋巴因子的国际会议上将介导白细胞间发挥作用的细胞因子，称为白介素。目前已发现了 35 种白细胞介素，分别被命名为 IL-1～IL-35。IL 主要由 T 淋巴细胞、B 淋巴细胞、单核巨噬细胞等产生。多数 IL 对免疫细胞具有诱生、激活、趋化及强化免疫效应等作用，而只有 IL-10 具有抑制免疫的作用，它能抑制活化的 TH 细胞产生 IL－2、IFN 和 LT 等细胞因子，从而抑制细胞的免疫应答。

2. 干扰素（interferon，IFN） 是最早被发现的细胞因子，因具有干扰病毒感染和复制的作用所以被称为干扰素。根据其来源、理化性质和功能的不同，可将干扰素分为Ⅰ型和Ⅱ型。Ⅰ型干扰素包括 IFN－α、IFN－β 两种，它们主要由白细胞、成纤维细胞及病毒感染细胞产生，具有较强的抗病毒作用。Ⅱ型干扰素包括 IFN－γ，主要由活化 T 细胞与 NK 细胞产生，具有较强的抑制肿瘤和免疫调节作用。

3. 肿瘤坏死因子（tumor necrosis factor，TNF） 是一类能诱导肿瘤组织出血坏死的细胞因子。肿瘤坏死因子包括 TNF－α 和 TNF－β，前者又称恶病质素，后者又称淋巴毒素。TNF－α 主要由活化的单核－巨噬细胞合成分泌，TNF－β 主要由活化的 T 细胞合成分泌。TNF 具有抗肿瘤、抗病毒等作用。

4. 趋化性细胞因子（chemokine） 简称趋化因子，主要由白细胞与造血微环境中的间质细胞合成分泌。主要功能是激活和趋化淋巴细胞、单核细胞、粒细胞等细胞到抗原所在部位，以识别清除抗原。

5. 集落刺激因子（colony stimulating factor，CSF） 是指能够选择性刺激多能造血干细胞定向分化成某一谱系细胞的细胞因子，因它们可以刺激造血干细胞在半固体培养基中形成细胞集落，故称集落刺激因子。集落刺激因子包括粒细胞集落刺激因子（G－CSF）、单核－巨噬细胞集落刺激因子（M－CSF）、红细胞生成素（EPO）等。

6. 生长因子（growth factor，GF） 是指具有刺激细胞生长功能的细胞因子，如表皮细胞因子（EGF）、血管内皮细胞生长因子（VEGF）、转化生长因子－β（TGF－β）、成纤维细胞生长因子（FGF）、神经生长因子（NGF）等。

（三）细胞因子的生物学活性

细胞因子的生物学活性包括：①调节免疫细胞活化、增殖、分化；②抗感染、抗肿瘤作用；③调节特异性免疫反应；④参与炎症反应；⑤促进血管生成及刺激造血等多种活性。

因此，细胞因子在防治感染性疾病、肿瘤、超敏反应、移植排斥反应、自身免疫性疾病等多方面有广泛的应用前景。

二、主要组织相容性复合体及其编码产物

不同种属或同一种属内的不同个体间进行组织或器官移植时，供体与受体相互接受的程度称为组织相容性。如果两者相容则不出现排斥反应，不相容就会发生排斥反应，一般情况下，器官移植时都会出现排斥反应。排斥反应的本质是一种免疫应答，它是由供体和受体细胞表面分子结构的不同引起的。因此，我们将这些存在于个体组织细胞表面，能够诱导移植排斥反应的分子称为组织相容性抗原（histocompatibility antigen），其中能引起迅速且强烈排斥反应的分子称为主要组织相容性抗原（major histocompatibility complex antigen，MHA）。体内编码 MHA 的基因群称为主要组织相容性复合体（major histocompatibility complex，MHC）。人与哺乳动物都有 MHC 及其编码的 MHA 分子，人类的 MHA 首先发现于白细胞，所以又称为人类白细胞抗原（human leukocyte antigen，HLA），其基因群称为 HLA 复合体。

（一）主要组织相容性复合体

人类 MHC 是一组紧密连接的基因群，位于第 6 号染色体短臂 q21.31 与 q32 之间，全长约 4000kb，共有 224 个基因座位，是迄今为止已知的最复杂的人体基因系统。

1. MHC 的基因结构　人类 MHC 基因可分为 MHC-Ⅰ、MHC-Ⅱ、MHC-Ⅲ三类基因。经典的 MHC-Ⅰ类基因集中在第 6 号染色体短臂远离着丝点的一端，由近及远依次为 B、C、A 三个座位（图 16-2），其产物称 MHC-Ⅰ类分子；经典的 MHC-Ⅱ类基因集中在第 6 号染色体短臂近着丝点一端，由近及远依次为 DP、DQ、DR 三个亚区，其产物称 MHL-Ⅱ类分子；MHC-Ⅲ类基因位于 MHC-Ⅰ类与 MHC-Ⅱ类基因之间，主要为编码补体及炎症因子（如肿瘤坏死因子）等免疫分子。

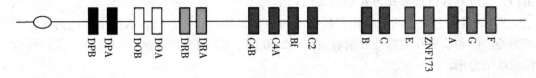

图 16-2　人类 MHC 基因模式图

2. MHC 的遗传特征

（1）多态性　MHC 存在多个基因座位，每个基因座位上存在多个等位基因。每一个体的染色体上每个基因座位最多只能有 2 个等位基因，分别来自于父母双方的同源染色体。但在随机婚配的群体中，同一 MHC 基因座位上可存在多个等位基因，可以编码多种基因产物，此现象称为 MHC 的多态性。多态性反映了群体中不同个体同一基因座位上基因存在的差别。

MHC 遗传的多态性是生物群体在漫长的进化过程中通过自然选择形成的，具有重要的生物学意义。包括：①赋予种群适应复杂多变环境的能力：MHC 多态性使种群具有极大的基因储备，从而保证在群体水平上能应对环境的变化，抵御各种病原体的侵袭；②调节免疫应答的能力：MHC 的多态性决定了 MHA 的多态性，从而使不同个体对特定抗原的应答能力存在差异性；③个体的遗传标志：MHC 高度的多态性使 MHC 表型具有多样性，无亲缘关系的个体间出现 MHC 型别完全相同的概率极低，所以 MHC 型别可作为个体的遗传标志用于法医学的亲缘鉴定和个体识别；④寻找同种器官移植供体的依据：根据 HLA 的配型结果筛选适宜供体，是目前寻找器官移植供体的唯一方法。

（2）单元型遗传　MHC 是一组紧密连锁的基因群。MHC 在一条染色体上的组合称为单元型。遗传过程中，MHC 以单元型作为一个完整的遗传单位由亲代传给子代，称为单元型遗传。子女的 MHC 单元型一条来自父亲，一条来自母亲，所以亲代与子代之间必然有一个单元型相同，且只能有一个单元型相同。

（3）连锁不平衡　MHC 各等位基因在群体遗传中都有各自的基因频率。基因频率是指群体中某一等位基因与该基因座位中全部等位基因总和的比例。由于 MHC 各基因座位紧密连锁，若各座位的等位基因随机组合构成单元型，则某一单元型的出现频率应等于组成该单元型各基因频率的乘积。但实际情况是 MHC 单元型基因并非随机分布，某些基因总是较多或较少地连锁在一起，称为 MHC 遗传的连锁不平衡。

（二）MHC 编码的分子

MHC 编码的蛋白分子称为 MHC 分子或 MHC 抗原，在人类也称为人类白细胞抗原（HLA）。

1. MHC 分子的结构　MHC-Ⅰ类分子和Ⅱ类分子均是由两条肽链构成的糖蛋白，都包括细胞外的肽结合区、免疫球蛋白样区、跨膜区及胞浆区四个功能区。其中肽结合区是 MHC 分子结合抗原肽的部位，Ig 样区是与 T 细胞（CD4 或 CD8）结合的部位。

MHC-Ⅰ类分子由 α、β2m 两条多肽链构成。α 链由细胞内延伸至胞膜外，它在细胞外有 α1、α2 和 α3 三个功能区，α1 与 α2 共同构成抗原肽结合槽。β2m 也称 β2 微球蛋白，通过非共价键形式与 α 链的 α3 区结合。

MHC-Ⅱ类分子由两条结构相似的 α 和 β 肽链构成。α 链和 β 链均由细胞内延伸至细胞外。两条肽链在细胞外分别有 α1、α2 和 β1、β2 四个功能区，α1 与 β1 共同构成抗原肽结合槽。

2. MHC 分子的分布　MHC-Ⅰ类分子分布于体内所有有核细胞的表面，淋巴细胞表面的 MHC-Ⅰ类分子的密度最大，其次为肾、肝及心脏等，成熟的红细胞及滋养层细胞等一般不表达 MHC-Ⅰ抗原。MHC-Ⅱ类分子不如 MHC-Ⅰ类分子分布广泛，主要分布于抗原提呈细胞（如单核 - 巨噬细胞、树突状细胞、B 细胞）和活化的 T 细胞表面。

3. MHC 分子的生物学功能　MHC 分子是参与免疫应答和调节免疫的关键分子，其最重要的生物学功能是参与对抗原的加工、处理和提呈。

（1）参与加工提呈抗原　免疫应答过程中，MHC-Ⅰ类和 MHC-Ⅱ类分子分别与内源性抗原肽和外源性抗原肽结合形成抗原肽 - MHC 分子复合物，表达于 APC 表面，呈递给 CD8$^+$T 或 CD4$^+$T 细胞。

（2）参与 T 细胞限制性识别　T 细胞抗原受体（TCR）在识别抗原肽时，还需同时识别与抗原肽结合的同基因型 MHC 分子，即只有相同 MHC 表型的免疫细胞才能有效地相互作用，这称为 MHC 限制性。CD8$^+$T 细胞在识别抗原肽的同时，需识别 MHC-Ⅰ类分子；CD4$^+$T 细胞在识别抗原肽的同时，需识别 MHC-Ⅱ类分子。

（3）参与 T 细胞的分化发育过程　T 细胞必须在胸腺中经过阳性选择和阴性选择才能发育为成熟的 T 细胞，MHC 分子参与这两种选择（见本章第二节免疫细胞之 T 细胞的发育）。

（4）参与免疫应答的调节　MHC 通过参与抗原提呈、MHC 的限制性及 T 细胞分化发育等诸多环节从而，参与对免疫应答的调节。

（三）HLA 在医学上的意义

1. HLA 与器官移植　供体与受体间的 HLA 型别匹配程度，即组织相容程度，是决定同种异体器官移植成功与否的重要因素。器官移植手术前进行 HLA 配型是寻找合适供体的最主要依据，通常先在有亲缘关系的亲属中寻找供体，移植器官存活率的顺序分别是：同卵双胞胎 > 同胞 > 亲属 > 非亲缘关系个体。

2. HLA 的异常表达与临床疾病

（1）HLA - Ⅰ类分子异常表达　诸多恶性肿瘤细胞表面 HLA - Ⅰ类分子的表达减弱或缺失，导致不能有效激活 CD8$^+$Tc 细胞，使肿瘤细胞易于逃脱免疫监视。

（2）HLA - Ⅱ类分子异常表达　病理状态下，有些组织细胞可异常表达 HLA - Ⅱ类分子，将自身抗原提呈给免疫细胞，出现对自身组织细胞发动的异常免疫应答，从而导致自身免疫疾病。如 1 型糖尿病患者胰岛素 β 细胞出现 HLA - Ⅱ类分子异常表达从而受到自身免疫损伤。

3. HLA 与疾病的关联　HLA 复合体是第一个被发现与疾病有明确关联的遗传系统。迄今已发现 50 多种人类疾病与 HLA 相关联。例如，约 25% 胰岛素依赖性糖尿病患者携带 HLA - DR3/DR4 基因，90% 强直性脊椎炎患者携带 HLA - B27 基因。

4. HLA 与法医学的关系　因为 HLA 复合体呈高度多态性，所以在无血缘关系的人群中，HLA 表型完全相同的概率几乎为零。每个人的 HLA 基因型和表型出生后就确定且终生不变。因此，HLA 分型技术已成为法医学识别个体及遗传标志的重要手段，使 HLA 分型成为亲子鉴定的重要方法。

三、白细胞分化抗原及黏附分子

白细胞分化抗原（cluster of differentiation，CD）是白细胞（还包括血小板、血管内皮细胞等）在分化成熟为不同谱系、不同阶段以及活化过程中，出现或消失的细胞表面标志，它们大多是跨膜的蛋白分子。目前 CD 的编号已从 CD1 命名至 CD363。

黏附分子即细胞间黏附分子（cell adhesion molecules，CAM）是众多介导细胞间或细胞与细胞外基质间相互接触和结合的分子统称。黏附分子一般以受体 – 配体结合的形式发挥作用，使细胞与细胞之间、细胞与基质间或细胞 – 基质 – 细胞间发生黏附和识别、活化及信号传导，在免疫应答等多种生理和病理反应中发挥重要作用。

CD 分子与细胞黏附分子是依据不同角度命名的。黏附分子是以黏附功能来归类，CD 分子是用单克隆抗体识别、归类与命名，其中也包括黏附分子，因此大部分黏附分子已有 CD 编号，但也有部分黏附分子尚无 CD 编号。

第四节　补体系统

一、概念、组成与性质

补体（complement，C）是存在于机体血清、组织液和细胞膜表面经活化后具有酶活性的一类蛋白质。最初发现时，因它可以辅助抗体溶解细菌，故称为补体。补体由 30 余种可溶性蛋白及膜蛋白组成，也称补体系统。血清补体主要由肝细胞和巨噬细胞产生，约占血清总蛋白量的 10%，其中，C3 含量最高。补体系统具有溶菌、介导炎症反应、免疫调节等多种生物学作用。

（一）补体系统的组成

补体系统由补体固有成分、调节蛋白及补体受体三部分组成。

1. 补体固有成分　是指存在体液中参与补体激活级联反应的补体成分。包括参与经典激活途径的 C1、C2、C4；参与替代激活途径的 B、D 及 P 因子；参与甘露聚糖结合凝集素（mannan-binding lectin，MBL）激活途径的 MBL 和 MBL 相关丝氨酸蛋白酶；以及三条途径末端共同成分 C3、C5、C6、C7、C8 与 C9。

2. 补体调节蛋白　是指以可溶性或膜结合形式存在，能够调节补体活化强度的补体成分。包括血浆中的 C1 抑制因子（C1INH）、C3b 灭活因子（I 因子）、C4 结合蛋白（C4bp）等；存在于细胞膜表面的膜辅助蛋白（MCP）、衰变加速因子（DAF）、同源限制因子（HRF）等。

3. 补体受体（CR）　是指存在细胞膜表面，介导补体活性片段或调节蛋白生物学效应的补体成分，包括 CR1、CR2、C3aR、C4aR 等。

（二）补体系统的命名

将参与补体经典激活途径的固有成分以大写字母"C"表示，按其被发现的顺序分别命名为 C1、C2～C9。其中 C1 由 C1q、C1r、C1s 三个亚单位构成。补体系统中其他成分亦以英文大写字母表示，如 B 因子、P 因子等。补体调节蛋白往往以其功能命名，如 C1 抑制物、促衰变因子等。具有活性的补体成分在其符号上画一横线表示，如 C$\overline{4b2b}$ 等，失活的补体片断在其符号前加 i 表示，如 iC4b 等。补体活化裂解后的小片段以 a 表示，大片段以 b 表示，如 C3 裂解后的小片段称 C3a，大片段称 C3b。

（三）补体成分的理化性质

补体均为糖蛋白，大多数为 β 球蛋白、少数为 α 或 γ 球蛋白，且性质不稳定，易受多种理化因素影响变性失活。血清补体成分对热敏感，大部分补体在 56℃下 30 分钟变性失活，在室温下也容易很快失去活性，0℃～10℃时活性只能保持 3～4 天，所以一般在 -20℃ 以下保存补体。

二、补体的激活

生理情况下，补体系统的各成分多以非活性酶原状态存在于血清之中，当其被激活物质活化之后，按一定顺序发生连锁反应，才表现出各种生物学活性。补体系统的激活可以从 C1 开始，也可以越过 C1 进行；前者称为经典途径，后者包括旁路途经和 MBL 途径。

（一）经典激活途径

IgG 或 IgM 与相应抗原结合形成的免疫复合物是经典途径的主要激活物。整个激活过程可分为识别、活化和膜攻击三个阶段，参与的补体成分包括 C1～C9。

1. 识别阶段 C1 识别免疫复合物中抗体 Fc 段的补体结合位点，继而依次活化 C1q、C1r、C1s。C1 由 C1q、C1r、C1s 三个亚单位组成，其中 C1q 由六个相同的亚单位组成，呈花束状结构。C1q 必须同时结合 2 个以上补体结合位点，才能活化。IgG 单体只有 1 个 Fc 段，所以至少需要 2 分子 IgG 才能激活补体。IgM 是五聚体，1 分子 IgM 即可启动经典激活途径，所以 IgM 活化补体的能力强于 IgG。C1q 活化后，将依次激活 C1r、C1s（图 16-3）。

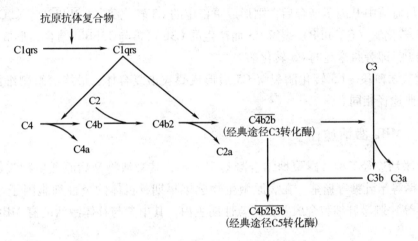

图 16-3 补体激活经典途径示意图

2. 活化阶段 C1s 依次酶解 C4 与 C2，形成 C3 转化酶与 C5 转化酶。①C3 转化酶的形成：C1s 酶解 C4 形成 C4a 与 C4b，C4b 迅速结合至免疫复合物中的靶细胞或颗粒物表面，未结合的 C4b 将很快失活。C2 在 Mg^{2+} 存在下可与 C4b 结合，C1s 继而酶解 C2 形成 C2a 和 C2b。C4b 和 C2b 在靶细胞表面结合形成 $\overline{C4b2b}$，即 C3 转化酶。②C5 转化酶的形成：C3 转化酶裂解 C3 形成 C3a 和 C3b，C3b 与靶细胞表面的 $\overline{C4b2b}$ 结合形成复合物 $\overline{C4b2b3b}$，即 C5 转化酶。裂解后形成的补体小片段，如 C4a、C2a、C3a 释放至血清等体液中，亦可发挥多种生物学效应。

3. 膜攻击阶段 C5 转化酶裂解 C5 后形成膜攻击复合体（MAC），最终溶解靶细胞。C5 转化酶裂解 C5 形成 C5a 和 C5b，C5b 可与靶细胞膜结合，并与 C6 和 C7 相继结合形成 $\overline{C5b67}$。$\overline{C5b67}$ 可插入靶细胞膜的磷脂双层中，并与 C8 结合形成 $\overline{C5b678}$，C8 是 C9 分子的结合部位，$\overline{C5b678}$ 可同时结合 12～18 个 C9 形成 $\overline{C5b6789}$，即为膜攻击复合体（MAC）。MAC 嵌入细胞内形成贯通细胞膜的微孔，最终导致细胞溶解。

（二）旁路激活途径

旁路激活途径又称替代激活途径，与经典激活途径的不同之处在于其越过了 C1、C4、C2，直接激活 C3 从而完成 C5～C9 的连锁反应。旁路激活途径的激活物主要是细菌、真菌的细胞壁成分，如肽聚糖、磷壁酸、脂多糖及酵母多糖等。整个激活过程分为准备、活化和膜攻击三个阶段。

1. 准备阶段　在生理情况下，机体血清中的 C3 可缓慢的自发水解产生少量 C3b，在 Mg^{2+} 存在下可与 B 因子结合形成C3bB。D 因子可水解C3bB复合物中的 B 因子，形成 $\overline{C3bBb}$ 和 Ba，$\overline{C3bBb}$ 即为旁路途经的 C3 转化酶。体内不断形成低水平的 C3b 和C3bBb，为补体活化做准备。但生理情况下，大部分游离的 C3b 和C3bBb会被血清中的Ⅰ因子、H 因子等补体调节蛋白灭活。

2. 活化阶段　C3 转化酶和 C5 转化酶的形成。①C3 转化酶形成：细菌脂多糖、酵母多糖等的出现，为 C3b 和$\overline{C3bBb}$提供了一种不被Ⅰ、H 等因子灭活的保护性微环境。当$\overline{C3bBb}$与血清中 P 因子结合后，则形成更稳定的 C3 转化酶（$\overline{C3bBbP}$）。②C5 转化酶形成：C3 转化酶（$\overline{C3bBbP}$）裂解 C3 而产生的 C3b 可再与$\overline{C3bBbP}$结合，形成$\overline{C3bBb3b}$或$C3bnBbP$，即旁路途经的 C5 转化酶。

3. 膜攻击阶段　C5 转化酶裂解 C5 后形成膜攻击复合体，最终溶解靶细胞，这一过程与经典途径相同。

（三）MBL 激活途径

MBL 激活途径又称甘露聚糖结合凝集素途径，其激活物是病原微生物表面的甘露糖、葡萄糖等半乳糖等糖基。在病原微生物感染早期，机体的炎性细胞因子（如 IL-1、IL-6 等）刺激肝细胞合成并分泌急性期蛋白，其中参与补体激活的有 MBL 与 C 反应蛋白。

1. MBL 的激活　MBL 的化学本质是糖蛋白，是一种 Ca^{2+} 依赖的凝集素，属于胶原凝集素家族。正常血清中 MBL 含量极低，感染急性期 MBL 含量明显升高。MBL 可与多种病原微生物表面的半乳糖或甘露糖残基结合，并激活丝氨酸蛋白酶形成 MBL 相关的丝氨酸蛋白酶（MASP）。MASP 分为 MASP1 和 MASP2 两种。MASP2 与活化的 C1s 的生物学活性相似，可水解 C4 和 C2 形成 C3 转化酶，其后续反应与经典途径相同。MASP1可直接裂解 C3，其后续反应与旁路途经相同。

2. C 反应蛋白的激活　C 反应蛋白可与 C1q 结合并使之活化，后续反应与经典途径基本相同。

补体的三种激活途径发挥作用的意义各不同。旁路途经和 MBL 途径的激活无须特异性抗体的参与，侵入机体的病原微生物细胞壁成分或炎症早期合成的急性期蛋白可直接激活这两种途径，因此旁路途经和 MBL 途径在感染早期即能发挥抗感染作用。病原微生物感染时，补体发挥作用的顺序依次是旁路途经、MBL 途径和经典途径。三种激活途径在生理条件下密切相关，都以 C3 活化为中心，最终形成相同的膜攻击复合体，产生相同或相似的生物学效应。

三、补体激活过程的调节

补体系统的激活是一种高度有序的快速放大级联反应。补体激活后可发挥多种生物效应，既对机体有保护作用，也可造成病理损伤。生理情况下，补体的激活经适度的调控，可防止补体成分过度消耗及对器官组织造成损伤。补体激活的调节一般通过补体成分自身衰变和调节因子来实现。补体及其活化成分很不稳定，极易衰变失活，这是补体活化过程中一种重要的自我调控机制。体液中或细胞膜上存在多种补体调控因子（如 C1 抑制物、C4 结合蛋白等），它们在不同环节上调控补体激活的级联反应，使补体的激活有效且适度。

四、补体系统的生物学作用

补体具有多种生物学作用，不仅参与非特异性防御反应，也在特异性免疫应答的效应阶段发挥作用。补体的生物学功能主要包括：

1. 细胞溶解作用 补体激活后，可在靶细胞表面形成膜攻击复合体溶解靶细胞，这是机体抗病原微生物等感染的一种重要防御机制。

2. 调理作用 补体激活过程中产生的 C3b、C4b 等，它们的氨基端可与细菌等靶细胞结合，羧基端可与有相应受体的吞噬细胞结合，从而促进吞噬细胞对病原菌的吞噬。

3. 清除免疫复合物 补体 C3、C4、C3b 等通过干扰抗原抗体间的结合从而抑制新的 IC 形成；或嵌入抗原抗体复合物中，促使已形成的复合物降解并排出体外；以及通过将免疫复合物与红细胞、血小板等细胞连接形成大分子聚合物，促使其被吞噬细胞吞噬清除等方式清除免疫复合物。

4. 介导炎症作用 多种补体活性片段均具有炎症介质的作用，如 C3a、C4a、C5a（又称过敏毒素）可与肥大细胞、嗜碱性粒细胞等结合，激发细胞脱颗粒，释放组胺、白三烯等活性介质，引起类似过敏反应性的炎症。

此外，补体还具有一定的免疫调节作用。

复习思考题

1. 简述免疫器官的组成及作用。
2. 成熟的 T 细胞可分为哪些亚群？
3. 细胞因子有哪些生物学功能？
4. 补体系统有哪些激活途经？

第十七章 固有免疫应答

导学要点

1. 固有免疫应答的组成。
2. 固有免疫应答的作用时相。
3. 固有免疫应答和适应性免疫应答的关系。

第一节 参与固有免疫应答的成分

一、组织屏障

1. 皮肤黏膜屏障 ①物理屏障：由皮肤和黏膜组织构成的物理屏障具有机械屏障作用，在正常情况下可有效阻挡病原体侵入体内。②化学屏障：皮肤及黏膜能分泌多种杀菌、抑菌物质。汗腺分泌的乳酸、皮脂腺分泌的不饱和脂肪酸都呈酸性，不利于病原细菌的生长；胃液中的胃酸也有很强的杀菌能力。唾液、泪液、乳汁、呼吸道、消化道和泌尿生殖道分泌液中的溶菌酶、抗菌肽、乳铁蛋白等也能抵抗病原体。③微生物屏障：寄居在皮肤和黏膜表面的正常菌群构成的微生物屏障，可通过与病原体竞争结合上皮细胞和营养物质的作用或通过分泌某些杀、抑菌物质对病原体产生防御作用。

2. 血脑屏障 软脑膜、脉络丛的毛细血管壁和包在血管壁外的星形胶质细胞共同组成血脑屏障。该屏障能阻挡血液中的病原体和其他大分子物质进入脑组织及脑室，对中枢神经系统产生保护作用。婴幼儿因血脑屏障尚未发育完善容易发生中枢神经系统感染。

3. 血胎屏障 由母体子宫内膜的基蜕膜和胎儿的绒毛膜滋养层细胞共同构成，可防止母体内的病原体和有害物质进入胎儿体内，从而保护胎儿免遭感染。但不妨碍母子间营养物质的交换，保证胎儿正常发育。妊娠前 3 个月内血胎屏障尚未发育完善，此时孕妇若感染风疹和巨细胞等病毒，可导致胎儿畸形或流产。

二、固有免疫细胞

固有免疫细胞包括吞噬细胞、树突状细胞、自然杀伤细胞、NK-T 细胞、γδT 细胞、

B1 细胞等。

（一）吞噬细胞

吞噬细胞包括中性粒细胞和单核巨噬细胞，是执行机体固有免疫作用的效应细胞，可及时清除侵入体内的病原微生物，在机体的早期抗感染免疫过程中发挥重要作用。中性粒细胞具有很强的趋化作用和吞噬功能，病原体感染局部时，它们可迅速穿越血管的内皮细胞进入感染部位，对侵入的病原体发挥吞噬杀伤和清除作用。还可通过其表面的 IgG-Fc 受体和补体 C3b 受体发挥调理作用，促进和增强其吞噬杀菌作用。

单核巨噬细胞、树突状细胞、自然杀伤细胞的特性与功能详见第十六章第二节，此处不再赘述。

（二）NK T 细胞

NK T 细胞是一种既能表达 TCR，又能表达 NK 细胞 CD56 的 T 细胞，主要分布于骨髓、肝脏和胸腺，在脾脏、淋巴结和外周血中也有少量存在。NK T 细胞可被 CD1 分子提呈的脂类抗原所激活，具有免疫调节和细胞毒性作用。NK T 细胞活化后，可以分泌大量的 IL-4、IFN-γ、GM-CSF、IL-13 和其他细胞因子，发挥免疫调节作用，是联系固有免疫和适应性免疫的桥梁之一。NK T 细胞不但能分泌 Th1 和 Th2 细胞因子，同时还可通过分泌穿孔素或通过 Fas/FasL 途径杀伤靶细胞。NK T 细胞与自身免疫性疾病的发病机制、超敏反应的调节、抗肿瘤作用及抑制寄生虫感染等有关。

（三）γδT 细胞

γδT 细胞主要分布于肠道、呼吸道及泌尿生殖道等黏膜和皮下组织，是执行固有免疫功能的 T 细胞。γδT 细胞表面抗原受体识别的抗原种类有限，主要是某些病原微生物或感染/突变细胞表达的共同抗原，如热休克蛋白、CD1 提呈的脂类抗原、病毒蛋白等，也直接识别结合某些完整的多肽抗原，且不受 MHC 限制。γδT 细胞是皮肤黏膜局部参与早期抗感染免疫的重要效应细胞，对肿瘤细胞也有一定的杀伤作用，其杀伤机制与 NK 细胞、CD8$^+$CTL 基本相同。活化的 γδT 细胞还可通过分泌多种细胞因子参与免疫调节。

（四）B1 细胞

B1 细胞在胚胎期即出现，主要来源于胚肝，是表面具有 CD5 和单体 IgM 分子的 B 细胞，主要定居于腹腔、胸腔和肠壁固有层中，具有自我更新能力。B1 细胞主要识别某些细菌表面共有的多糖类抗原，如细菌脂多糖、荚膜多糖、葡聚糖等。B1 细胞还可识别某些变性的自身抗原，如变性 Ig 和变性单股 DNA，在识别变性自身抗原后将其清除。因此，B1 细胞在机体早期抗感染免疫和维持自稳中具有重要作用。B1 细胞产生抗体的应答具有以下特点：主要产生 IgM 类抗体，不发生 Ig 类别转换，无免疫记忆。

（五）其他固有免疫细胞

其他固有免疫细胞包括肥大细胞、嗜碱性粒细胞、嗜酸性粒细胞等。它们在炎症反应中发挥重要作用，在各型超敏反应中各自扮演着重要角色，在后续章节中将详细阐述。

三、固有免疫分子

1. 补体系统 补体系统是参与固有免疫应答的最重要的免疫效应分子，在机体早期抗感染免疫中具有十分重要的意义。当针对病原体产生特异性抗体后，所形成的抗原－抗体复合物可激活补体经典途径，更为有效地发挥抗感染作用。补体系统的组成及其生物学效应在前面章节已有详述，在此不再赘述。

2. 细胞因子 病原体感染机体后，可刺激免疫细胞和感染的组织细胞产生多种细胞因子，具有抗病毒、抗肿瘤、促进炎症反应、调节免疫等作用。

3. 溶菌酶 溶菌酶是一种不耐热的碱性蛋白质，分布于唾液、血液等各种体液、外分泌液和吞噬细胞溶酶体中，可溶解革兰阳性菌细胞壁中的肽聚糖，从而溶解破坏细菌。

4. 防御素 防御素是一组耐受蛋白酶的富含精氨酸的小分子多肽，对细菌、真菌和某些有包膜病毒具有直接杀伤作用。

5. 乙型溶素 乙型溶素是血清中一种对热较稳定的碱性多肽，在血浆凝固时由血小板释放。乙型溶素可作用于革兰阳性菌的细胞膜，产生非酶性破坏效应，但对革兰阴性菌无效。

第二节 固有免疫应答的作用时相

一、瞬时固有免疫应答阶段

瞬时固有免疫应答阶段发生于感染 0～4 小时之内。当病原体入侵时，首先是皮肤、黏膜发挥屏障作用，当少量病原体突破机体屏障结构，进入皮肤或黏膜下组织后，可及时被局部存在的巨噬细胞吞噬清除。有些病原体的成分可通过旁路途径激活补体，从而发挥补体的抗感染作用。中性粒细胞是机体抗细菌、抗真菌感染的主要效应细胞，具有强大的吞噬杀菌效应。中性粒细胞浸润是细菌感染性炎症反应的重要特征。通常绝大多数病原体感染终止于此时相。

二、早期固有免疫应答阶段

早期固有免疫应答阶段发生于感染后 4～96 小时之内。该阶段主要通过以下几种方式来发挥抗病毒及胞内病原体的感染的作用：细胞因子（IL－1、IL－6、TNF）等引起炎症反应；MBL 途径等激活补体；B1 细胞识别病原体表面的 LPS、荚膜多糖等共有多糖成分后合成分泌 IgM 类抗体；NK 细胞、NKT 细胞和 γδT 细胞杀伤靶细胞。在细胞因子作用下，感染周围组织中的巨噬细胞被募集到炎症反应部位，并被活化，以增强局部抗感染免疫应答的能力。B1 细胞接受多糖抗原刺激后，可在 48 小时内产生以 IgM 为主的抗菌抗体，在血清补体的协同作用下，可对少数进入血流的表达上述共有多糖抗原的病原菌产生杀伤溶解作用。

三、适应性免疫应答的诱导阶段

适应性免疫应答的诱导阶段发生在感染 96 小时以后。活化的专职抗原提呈细胞（巨噬细胞、树突状细胞）加工处理、提呈抗原，同时表达协同刺激分子，为激活适应性免疫应答创造条件。

第三节　固有免疫应答与适应性免疫应答的关系

一、启动适应性免疫应答

DC 是体内唯一能启动初始 T 细胞活化的抗原提呈细胞，是机体适应性免疫应答的始动者。巨噬细胞在吞噬、杀伤清除病原微生物等抗原性异物的同时，也启动了抗原加工和提呈的过程。上述两种固有免疫细胞直接参与适应性免疫应答的启动。

二、影响适应性免疫应答的类型

固有免疫细胞通过表面模式识别受体（PRR）对不同种类病原体的识别，可启动不同类型的适应性免疫应答。由于不同的固有免疫细胞通过 PRR 接受不同的配体分子（疾病相关分子模式，PAMP）刺激后，可产生不同的细胞因子，这些不同的细胞因子可决定特异性免疫细胞的分化方向，从而决定适应性免疫应答的类型。如巨噬细胞接受胞内病原体刺激后，可产生以 IL-12 和 IFN-γ 为主的细胞因子，诱导 Th0 细胞分化为 Th1 细胞，介导细胞免疫应答。NKT 细胞和肥大细胞接受胞外病原体刺激后，可产生以 IL-4 为主的细胞因子，可诱导 Th0 细胞分化为 Th2 细胞，分泌 Th2 型细胞因子，诱导活化 B 细胞增殖分化为浆细胞，产生抗体介导的体液免疫应答。

三、协助适应性免疫应答产物发挥免疫效应

体液免疫应答通过分泌抗体产生免疫效应，但抗体只有在固有免疫细胞和固有免疫分子参与下，通过调理吞噬、ADCC 和补体介导的溶菌效应等作用机制，才能有效杀伤清除病原体等抗原性异物。细胞免疫效应中，除 FasL 等途径可直接诱导靶细胞或其他细胞发生凋亡外，多数细胞因子是通过活化吞噬细胞和 NK 细胞，增强其吞噬杀伤功能，从而有效清除入侵的病原体。

综上所述，机体通过固有免疫应答对入侵机体的病原体迅速发生反应，将其清除，防止机体感染；同时又可以有效地启动和影响适应性免疫应答过程，并参与适应性免疫应答的效应阶段。

第十八章　适应性免疫应答

导学要点

1. 适应性免疫应答的概念、类型和基本过程。
2. 细胞免疫和体液免疫的生物学效应。
3. 抗体生成的规律及意义。

第一节　概　　述

一、概念

适应性免疫应答又称特异性免疫应答，是指 T、B 淋巴细胞接受相应抗原刺激后，自身活化、增殖、分化为效应 T 细胞或浆细胞，产生抗体，并产生一系列生物学效应的全过程。

二、适应性免疫应答类型

适应性免疫应答根据其对抗原刺激的反应状态和最终的效应，可分为正免疫应答和负免疫应答。所谓负免疫应答是指在某些特定条件下，抗原也可诱导机体免疫系统对其产生特异性不应答状态，即形成免疫耐受（immunological tolerance）。免疫应答还可分为生理性和病理性免疫应答。免疫应答的生物学意义主要是有效排除体内的抗原性异物，以保持机体内环境的相对稳定，为生理性的应答；但在某些情况下也可对机体造成损伤，引起超敏反应或其他免疫性疾病，则为病理性免疫应答。根据参与的细胞类型和效应机制的不同，可分为由 T 细胞介导的细胞免疫应答和 B 细胞介导的体液免疫应答。

三、适应性免疫应答的基本过程

适应性免疫应答的基本过程分为三个阶段：①抗原提呈和识别阶段：是抗原提呈细胞摄取、加工处理、提呈抗原和 T、B 细胞识别抗原的阶段。②活化、增殖和分化阶段：指 T、B 细胞识别抗原刺激后，活化、增殖、分化的阶段。B 细胞活化增殖并分化为浆细胞合成分泌抗体；T细胞活化增殖并分化为效应性T细胞。其中部分细胞可分化成为记忆细胞（Tm、Bm），机体再次遇到相同抗原刺激时，记忆细胞能迅速分化为免疫效应细胞。③效应阶段：指免疫应答产生的效应产物（抗体及效应T细胞）分别发挥体液免疫效应和细胞免疫效应的阶段。

适应性免疫应答的特点：①精确地识别"自己"和"非己"：T、B淋巴细胞通常对自身正常组织细胞产生天然免疫耐受，对非己抗原性异物产生免疫排斥反应。②特异性：机体接受某种抗原刺激后，只能产生对该种抗原的特异性的免疫应答。③记忆性：在T、B淋巴细胞的分化阶段，有部分细胞可分化为记忆细胞。这些记忆细胞可在体内长期存活，在机体再次接触相同抗原的刺激时，可迅速增殖分化为免疫效应细胞，产生相应的免疫效应。④MHC限制性：APC对抗原的处理提呈以及T细胞对抗原的识别均需要自身相应的MHC分子参与。

第二节　T细胞介导的细胞免疫应答

发育成熟的T细胞还未与特异性抗原接触时，称为初始T细胞。初始T细胞通过其表面抗原受体TCR与抗原提呈细胞表面的抗原肽－MHC分子特异性结合后，在其他辅助因素的作用下，活化、增殖并分化为效应T细胞，进而完成对抗原的清除，以及对免疫应答的调节。在免疫应答过程中，还有部分T细胞分化为记忆T细胞。

一、抗原提呈与识别阶段

抗原提呈细胞（antigen-presenting cell，APC）泛指具有能够加工处理抗原，并将抗原肽提呈给T淋巴细胞的一类免疫细胞，可分为专职抗原提呈细胞和非专职抗原提呈细胞两大类。专职抗原提呈细胞主要包括树突状细胞、单核-巨噬细胞和B细胞。抗原初次进入机体一般是由树突状细胞提呈，相同抗原再次进入机体则主要由单核-巨噬细胞或B细胞提呈。非专职抗原提呈细胞主要包括内皮细胞、成纤维细胞、病毒感染的细胞和肿瘤细胞等，这些细胞在一定条件下也可处理和提呈抗原，但作用较弱。

根据被提呈抗原的来源不同，分为两大类：一类是外源性抗原，是指来源于APC之外的抗原，如细菌、蛋白质抗原、被吞噬的细胞等。另一类是内源性抗原，是指细胞（靶细胞）内合成的抗原，如肿瘤抗原、病毒蛋白和某些胞内的自身成分等。

1. 外源性抗原加工处理和提呈途径（MHC-Ⅱ类分子途径）　①外源性抗原被APC摄入胞浆形成内体；②内体与溶酶体融合形成溶酶体/内体；③在溶酶体/内体被蛋白水解酶降解成小分子抗原肽；④抗原肽与高尔基体转运过来的在内质网合成的MHC-Ⅱ类分子结合，形成抗原肽－MHC-Ⅱ类分子复合物；⑤通过胞吐作用与细胞膜融合，使抗原肽－MHC-Ⅱ类分子复合物表达于APC表面，供CD4$^+$T细胞识别。

2. 内源性抗原加工处理和提呈途径（MHC-Ⅰ类分子途径）　①内源性抗原在泛素引导下由胞浆进入蛋白酶体；②蛋白酶体由多种蛋白水解酶组成，内源性抗原经其作用降解为抗原肽；③内源性抗原肽与内质网膜上抗原加工相关转运体（transporter associated with antigen processing，TAP）结合，介导抗原肽进入内质网；④抗原肽与内质网中合成的 MHC-I 类分子结合，形成抗原肽 - MHC-I 类分子复合物；⑤抗原肽 - MHC-I 类分子复合物经高尔基体转运至 APC 表面，供 CD8[+]T 细胞识别。

3. MHC 分子对抗原的交叉提呈途径 现已证实，MHC 对抗原的提呈存在交叉提呈现象。在某些情况下，外源性抗原可由 MHC-I 类分子提呈，而内源性抗原也能由 MHCⅡ类分子提呈。但这种交叉提呈不是抗原提呈的主要形式。

二、活化、增殖、分化阶段

（一）CD4[+]Th 细胞的形成

CD4[+]T 细胞通过表面抗原受体分子，与 APC 表面相应的抗原肽 - MHC-Ⅱ类分子复合物特异性结合，诱导 T 细胞活化第一信号的产生。APC（主要为 DC）和 CD4[+]T 细胞表面的黏附分子作为共刺激分子，互为受体和配体（B7 与 CD28、LFA - 3 与 LFA - 2 等）相互作用后，可诱导产生共刺激信号，即 T 细胞活化第二信号，导致 CD4[+]T 细胞活化（图 18 -1）。活化的 CD4[+]T 细胞在以 IL - 2 为主的细胞因子作用下分化为辅助性 T 细胞（Th），其中部分 CD4[+]T 细胞分化为长寿命的记忆性 T 细胞（Tm）。

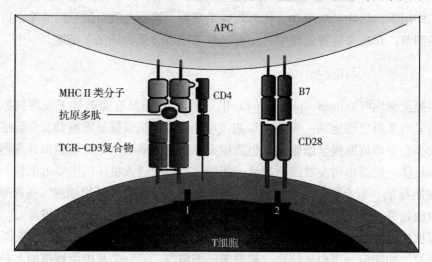

图 18 - 1　CD4[+]T 细胞活化双信号

（二）CD8[+]CTL 细胞的形成

CD8[+]T 细胞的活化也需要双信号，即 CD8[+]T 细胞通过表面抗原识别受体与 APC 表面相应抗原肽 - MHC-I 类分子复合物特异性结合后，诱导产生 T 细胞活化第一信号；在活化第一信号产生的基础上，CD8[+]T 细胞通过表面 CD28 与 APC 表面 B7 等共刺激分子间的相互作用，可诱导产生共刺激信号即 T 细胞活化第二信号（图 18 -2）。在双信号作用下，CD8[+]T 细胞充分活化、增殖，并分化为细胞毒 T 细胞（CTL）。

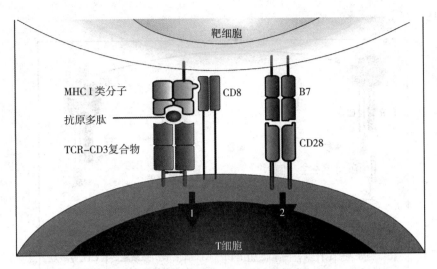

图 18 - 2　CD8$^+$T 细胞活化双信号

三、效应阶段

（一）Th 细胞的效应功能

Th 细胞通过释放 IL -2、INF -γ、TNF -β 等多种细胞因子，作用于单核 - 巨噬细胞、淋巴细胞和中性粒细胞等，促进其杀伤病原体（表 18 -1）。

表 18 -1　CD4$^+$Th1 释放的主要淋巴因子及其作用

细胞因子	主要作用
IL -2	1. 刺激 CD8$^+$Tc 细胞增殖分化为致敏 T 细胞 2. 刺激 CD4$^+$Th 细胞增殖分化，分泌 IL -2、TNF -β、IFN -γ 3. 增强 NK 细胞、Mφ 细胞杀伤活性 4. 诱导 LAK 和 TIL 的抗肿瘤活性
INF -γ	1. 活化增强 Mφ 细胞的吞噬杀伤功能 2. 活化 NK 细胞，增强杀瘤和抗病毒作用 3. 增强 MHC-Ⅱ/Ⅰ类分子表达，提高抗原提呈能力
TNF -β	1. 产生炎症作用和杀伤靶细胞 2. 抗病毒作用 3. 激活中性粒细胞、Mφ 细胞，释放 IL -1、IL -6、IL -8

（二）CTL 细胞的效应功能

CTL 主要杀伤胞内寄生病原体（病毒和某些胞内寄生菌等）的宿主细胞、肿瘤细胞等。CTL 可高效特异地杀伤靶细胞，而不损害正常组织。CTL 对靶细胞的杀伤作用主要通过释放穿孔素导致靶细胞破裂，通过释放颗粒酶、表达 FasL 和 TNF 诱导靶细胞凋亡（图 18 - 3）。

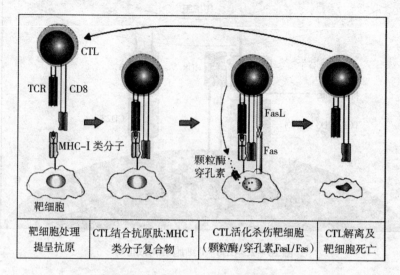

图 18 - 3　效应 CTL 杀伤靶细胞的过程

四、细胞免疫的生物学效应

1. 抗胞内病原体感染　效应性 CTL 的主要功能为杀伤胞内感染的病原体，包括抗细菌、抗病毒、抗真菌、抗寄生虫感染。

2. 抗肿瘤作用　其机制包括效应性 CTL 可特异性杀伤带有相应抗原的肿瘤细胞，巨噬细胞和 NK 细胞的 ADCC 效应以及细胞因子直接或间接的杀伤肿瘤的作用。

3. 免疫损伤作用　效应性 T 细胞可参与Ⅳ型超敏反应、移植排斥反应及某些自身免疫病的发生和发展，造成免疫损伤。

第三节　B 细胞介导的体液免疫应答

B 细胞识别的抗原包括 T 细胞依赖性抗原（TD - Ag）和 T 细胞非依赖性抗原（TI-Ag）。B 细胞对 TD 抗原的应答需要 Th 细胞的辅助。

一、B 细胞对 TD 抗原的应答

（一）抗原识别阶段

B 细胞可通过细胞表面抗原受体 BCR 直接特异性识别抗原。BCR 对抗原的识别与TCR 识别抗原有所不同：①BCR 不仅能识别蛋白质抗原，还能识别多肽、核酸、多糖类、脂类和小分子化合物；②BCR 可特异性识别完整天然抗原或识别降解抗原的表位；③BCR 识别的抗原无须经过 APC 的加工和处理，也无 MHC 限制性。

（二）活化、增殖、分化阶段

1. CD4⁺Th 细胞的活化、增殖阶段 TD 抗原诱导机体产生体液免疫应答必须要 CD4⁺Th 细胞协助。CD4⁺Th 细胞通过表面抗原受体与 APC 表面相应抗原肽 – MHC – Ⅱ 类分子复合物结合后，可获得活化第一信号；通过细胞表面共刺激分子（CD28、LFA – 1）与 APC 表面相应共刺激分子配体（B7、ICAM – 1）互补结合后，可获得共刺激信号即活化第二信号，使 CD4⁺Th 细胞活化。活化 CD4⁺Th 细胞表达 CD40L 和 IL – 2、IL – 4、IL – 12、IL – 13、INF – γ 等多种细胞因子的受体，在相应的细胞因子作用下进一步活化。活化 Th 细胞可产生大量以 IL – 4、IL – 5、IL – 6、IL – 10 和 IL – 13 为主的细胞因子，为 B 细胞的活化、增殖、分化提供微环境。

2. B 细胞的活化、增殖、分化 B 细胞可通过其表面的 BCR 结合抗原，获得活化第一信号；在活化第一信号产生的基础上，B 细胞通过表面 CD40 等共刺激分子与活化 CD4⁺Th 细胞表面表达的 CD40L 等互补结合，可诱导产生 B 细胞活化第二信号，导致 B 细胞活化（图 18 – 4）。活化 B 细胞可表达多种细胞因子的受体，为其增殖分化做好准备，也可分泌细胞因子参与免疫调节。

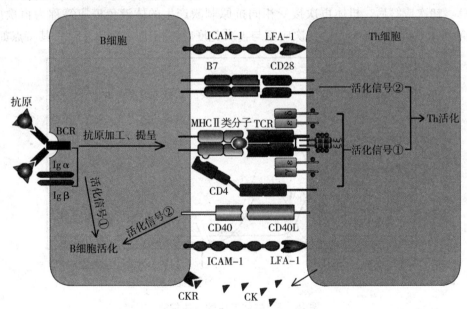

图 18 – 4 B 细胞与 Th 细胞间的相互作用

活化 B 细胞通过表面 IL – 2、IL – 4、IL – 5、IL – 6 等细胞因子受体，与活化 CD4⁺ Th 细胞产生的 IL – 2、IL – 4、IL – 5、IL – 6 等细胞因子结合作用后，可进一步增殖分化为浆细胞。在不同细胞因子作用下，B 细胞分化为可合成分泌不同类型的抗体的浆细胞，浆细胞分泌抗体发挥体液免疫效应。同时有部分 B 细胞停止分化，成为记忆 B 细胞。记忆 B 细胞再次与相同抗原接触后，可迅速增殖分化为浆细胞分泌抗体产生再次免疫应答。

（三）效应阶段

浆细胞通过分泌抗体发挥体液免疫效应。

二、B 细胞对 TI 抗原的应答

细菌多糖、多聚鞭毛蛋白、脂多糖等属 TI 抗原，能直接激活初始 B 细胞而无须 APC 和 Th 细胞辅助，不受 MHC 限制。TI 抗原诱导所产生的抗体为 IgM 类，不能进行 Ig 类型转换，不能诱导记忆 B 细胞的形成，无再次应答反应。

三、抗体产生的一般规律

研究证实，TD 抗原初次和再次进入机体，其应答规律有非常大的差异。免疫应答抗体的产生可分为四个阶段：①潜伏期：是指抗原进入体内到抗体产生之前的阶段，短者几天，长者数周。②对数期：是指抗体浓度呈指数增长的阶段。③平台期：是指抗体水平相对稳定的阶段。④下降期：是指抗体合成速度降低，血清中的抗体水平逐渐下降的阶段。TD 抗原初次进入机体引发的体液免疫应答称为初次应答（primary immune response）。初次应答后，机体再次接受相同抗原刺激产生的体液免疫应答称为再次应答（secondary immune response）。初次应答与再次免疫应答相比（图 18 - 5），其特点如下：

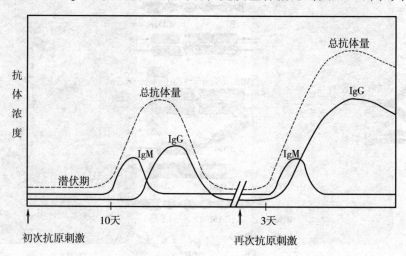

图 18 - 5　抗体产生的一般规律

（一）初次应答

初次应答的规律：① 抗体产生所需的潜伏期较长，5 ~ 15 天；②抗体含量低；③平台期持续时间较短，抗体水平下降迅速；④血清中抗体以 IgM 为主，IgG 为辅且出现相对较晚；⑤抗体与抗原结合的强度较低，为低亲和性抗体。

（二）再次应答

再次应答的规律：①潜伏期明显缩短，2~3 天；②抗体含量高，倍增所需时间短，抗体含量迅速大幅度上升；③平台期维持时间较长，抗体水平下降缓慢；④血清中抗体以 IgG 为主；⑤抗体为高亲和性抗体。

再次应答主要由记忆 T 淋巴细胞、记忆 B 淋巴细胞介导产生，其规律已广泛应用于传染性疾病的预防和诊治。例如，在免疫动物提取抗体时，亦需要多次免疫来获取高效价的免疫血清；在疫苗接种中制定最佳的接种方案或免疫程序，通过再次或多次加强免疫，使机体产生高效价、高亲和力、维持时间较长的抗体，达到理想的免疫效果，以便获得对某种传染病更强、更持久的免疫力；在某些疾病的免疫学诊断中，通过检测针对某种病原体的特异性 IgM 类抗体作为近期感染的指标；若以 IgG 类抗体或总抗体作为诊断病原体感染的指标，则应动态观察，取疾病的早期和恢复期双份血清，抗体效价增高 4 倍以上才有诊断意义。

四、体液免疫应答的生物学效应

1. 中和作用　抗体可通过可变区结合抗原直接发挥中和作用，中和外毒素或中和病毒感染的作用。

2. 细胞外抗感染作用　对胞外寄生的病原体，抗体在结合抗原后可以通过激活补体系统发挥溶解细胞作用或通过调理作用增强吞噬细胞的吞噬功能，杀伤靶细胞，发挥免疫保护作用。

3. 免疫病理损伤　如 I、II、III 型超敏反应及某些自身免疫性疾病的发生均有抗体参与。

第四节　免疫耐受与免疫调节

一、免疫耐受

（一）概述

免疫耐受（immunological tolerance）是指机体免疫系统接受某种抗原刺激后产生的特异性免疫无应答状态。对某种抗原产生耐受的个体，再次接受相同抗原的刺激，不能产生用常规方法可检测到的特异性免疫应答，但对其他抗原仍产生正常的免疫应答。免疫耐受与免疫抑制（immunosuppression）是截然不同的，免疫抑制是指由于先天的免疫系统缺陷或后天某些因素（感染、药物、放射线等）所致的免疫功能障碍，导致机体对任何抗原都不反应或反应减弱的非特异性免疫无应答或应答减弱状态。

耐受原（tolerogen）是指能诱导免疫耐受的抗原。自身抗原诱导产生的免疫耐受称为天然耐受（naturaltolerance）；外来抗原诱导产生的免疫耐受称为获得性耐受（acquired tolerance）。目前认为，免疫耐受是一种特殊形式的免疫应答，具有一般免疫应答的共性，即耐受需经抗原诱导产生，具有特异性和记忆性。正常免疫耐受机制的建立对维持机体自身稳定具有重要意义，自身耐受失调有可能会导致自身免疫性疾病。

T 细胞、B 细胞的免疫耐受特点有所不同，研究证实：①T 细胞免疫耐受易于建立且持续时间较长，可达 150 天左右；②B 细胞耐受建立所需时间较长但持续时间较短，在 50 天内即可消失；③高剂量 TD 抗原能使 T、B 两种细胞均产生免疫耐受；④低剂量 TD 抗原只能使 T 细胞产生耐受；⑤TI 抗原不能使 T 细胞产生耐受，只能在高剂量时可使 B 细胞产生耐受。

影响免疫耐受形成的因素：

1. 抗原因素 ①抗原因素（性质、剂量）：小分子可溶性、非聚合状态的抗原，如多糖和脂多糖等多为耐受原。抗原剂量随抗原种类、细胞类型、动物种属/品系和年龄而异。②抗原的注射部位：抗原经静脉注射最易诱导产生免疫耐受，腹腔注射次之，皮下和肌肉注射最难。不同部位静脉注射引起的结果也不相同，如人丙种球蛋白经肠系膜静脉注入可引起耐受，经颈静脉注入则引起免疫应答。口服某些抗原后可在黏膜局部产生免疫应答，同时可引起全身性免疫耐受，称为"耐受分离"。③抗原的持续存在：耐受原持续存在是维持机体免疫耐受状态的重要条件。这可能是由于持续存在的耐受原可使新生的免疫活性细胞产生耐受。使建立的免疫耐受维持下去。

2. 机体因素 免疫耐受形成的难易与机体免疫系统的发育成熟度有关。胚胎期最易形成免疫耐受，新生期次之，成年期最难。未成熟免疫细胞易于诱导产生免疫耐受；成熟免疫细胞难以诱导产生耐受。另外，免疫耐受诱导和维持的难易程度随动物种属、品系不同而异。大鼠和小鼠在胚胎期或新生期均易诱导形成免疫耐受；兔、有蹄类和灵长类在胚胎期较易诱导产生耐受，出生后较难。同一种属的不同品系诱导产生耐受的难易程度也有很大差异。免疫抑制措施的联合应用可诱导机体产生免疫耐受。

（二）免疫耐受的机制

免疫耐受按形成时期分为中枢耐受和外周耐受。中枢耐受是指未成熟的 T、B 淋巴细胞在中枢免疫器官中与自身抗原相互作用后形成的耐受。外周耐受是指成熟的 T、B 淋巴细胞在外周免疫器官中与抗原相互作用后形成的免疫不应答状态。研究表明，机体中枢免疫耐受主要针对共同的自身抗原，而外周自身免耐受主要针对组织特异性抗原。机体对自身抗原的免疫耐受主要在中枢免疫器官中完成。T 细胞在胸腺中通过阴性选择清除自身反应性 T 细胞，未成熟的 B 细胞在骨髓通过"克隆排除"和"克隆无能"两种机制形成自身耐受。针对组织特异性自身抗原的外周免疫耐受机制有：物理或免疫屏障作用（如眼晶状体蛋白、精子等）；组织细胞缺乏 MHC-Ⅱ类分子或缺乏 B7 和 CD40L 导致的克隆无能；免疫忽视。对外来抗原的免疫耐受常通过诱导细胞凋亡、T 细胞表达 CTLA-4、表达抑制性细胞因子 IL-10、TGF-β 进行负调控、调节性 T 细胞（Treg 细胞）参与等机制诱导产生免疫耐受。

（三）研究免疫耐受的意义

免疫耐受的研究在理论上和医学实践中均有重要意义。免疫耐受及其机制的研究，较好地解释了机体如何"识别"并清除"非己"成分，从而对自身抗原不应答的现象。同时，为阐明免疫应答的调节机制及免疫应答的形成机制提供依据。免疫耐受的诱导、维持和破坏与许多临床疾病的发生、发展和转归有关。对防治 I 型超敏反应、自身免疫性疾病和器官移植排斥反应，可考虑通过建立免疫耐受的途径来解决；而对某些传染性疾病和肿瘤等，则可通过打破免疫耐受，激发免疫应答来促进和加强机体对病原体、肿瘤的清除。

二、免疫调节

免疫调节（immunoregulation）是指在遗传基因控制和神经 - 内分泌系统参与下，在抗原刺激机体发生免疫应答过程中，免疫系统内部各种免疫细胞和免疫分子相互促进、相互制约，以及免疫系统与其他免疫系统之间相互作用而使机体产生最适应答，以维持机体免疫功能稳定的复杂生理过程。

（一）基因水平上的免疫调节

免疫应答受控于遗传因素，机体对抗原是否产生免疫应答及应答水平由个体的遗传背景决定。免疫应答基因主要包括 MHC 和 TCR、BCR 的基因。

（二）细胞水平上的免疫调节

1. CD4$^+$Th 细胞的调节　Th1 细胞通过分泌 IL - 2 和 IFN - γ 等细胞因子，介导产生细胞免疫效应；同时可抑制 Th0 细胞向 Th2 细胞分化，使体液免疫功能下降。Th2 细胞通过分泌 IL - 4 和 IL - 10 等细胞因子，增强体液免疫效应；同时可抑制 Th0 细胞向 Th1 细胞分化，导致细胞免疫功能下降。Th3 细胞可通过分泌 TGF - β，使特异性体液和细胞免疫应答及吞噬细胞和 NK 细胞的吞噬杀伤功能显著下降。iTreg 细胞在免疫应答中诱导分化而成，主要通过分泌抑制性细胞因子 TGF - β、IL - 10 发挥免疫抑制作用。

2. CD8$^+$Tc 细胞的调节　Tc 细胞可分为 Tc - 1 细胞和 Tc - 2 细胞两个亚群。Tc - 1 主要分泌 IL - 2 和 IFN - γ 等细胞因子，可促进 Th1 细胞生成，增强细胞免疫功能，促使体液免疫应答能力下降。Tc - 2 主要分泌 IL - 4 和 IL - 10 等细胞因子，可促进 Th2 细胞生成，增强体液免疫功能，使细胞免疫应答能力下降。

3. NKT 细胞及 γδT 细胞对免疫应答的调节　NKT 细胞活化后，可使肿瘤和病毒感染的细胞溶解破坏，也可分泌细胞因子而发挥免疫调节作用。在胞内病原体的刺激下，NKT 细胞分泌的细胞因子以 IL - 12 和 IFN - γ 为主，增强细胞免疫应答能力；在胞外病原体感染的刺激下，NKT 细胞分泌的细胞因子以 IL - 4 为主，增强体液免疫应答能力。γδT 细胞的免疫调节作用与 NKT 细胞类似。

4. 免疫细胞表面抑制性受体介导的负反馈调节作用　免疫细胞可表达激活性受体

和抑制性受体两类受体。激活性受体胞浆区含有免疫受体酪氨酸活化基序（ITAM），ITAM 中的酪氨酸磷酸化后，通过招募 PTK 参与启动激活信号的转导。抑制性受体胞内区含有免疫受体酪氨酸抑制基序（ITIM），其中磷酸化酪氨酸识别蛋白酪氨酸磷酸酶（PTP）。招募 PTP 并活化后，可阻断激活信号在胞内的传递过程，对细胞活化产生抑制作用。

常见抑制性受体及作用：在生理条件下，NK 细胞表面杀伤抑制性受体即 KIR2DL/3DL 和 CD94/NKG2A 与组织细胞表面 HLA－Ⅰ类分子结合，可产生杀伤抑制作用，使正常组织细胞不被杀伤破坏，以维持机体内环境的平衡。只表达于活化 T 细胞表面的 CTLA－4 为抑制性受体，能与 APC 表面 B7 分子高亲和力结合，产生与 CD28 结合相反的作用，终止活化 T 细胞增殖、分化。B 细胞表面的 FcγR－Ⅱ介导的免疫抑制作用，终止 B 细胞增殖、分化和产生抗体。

（三）分子水平上的免疫调节

1. 抗原对免疫应答的调节　抗原的性质可影响免疫反应的类型。如多糖和脂类抗原只能诱导产生体液免疫应答，且抗体多为低亲和性 IgM 类抗体。抗原的剂量和免疫途径也影响免疫应答的类型，如抗原剂量适当，经皮下或皮内免疫，可获得正免疫应答；如抗原量过高或过低常可诱导产生免疫耐受。

2. 抗体负反馈调节　高浓度抗体能有效地封闭抗原，并使之从体内迅速清除，从而降低或抑制抗原对免疫细胞的刺激作用；还能诱导机体产生抗独特型抗体，IgG 类抗独特型抗体通过其 Fc 段能与存在于同一 B 细胞表面的 FcγR－Ⅱ结合，而使 B 细胞表面 BCR 与 FcγR－Ⅱ交联，产生抑制信号，对 B 细胞产生负反馈调节。

3. 独特型－抗独特型网络调节　Jerne（1974）提出：体内某种抗原特异性抗体（Ab1）数量足够大时，其 V 区独特型表位可诱导机体产生抗独特型抗体（Ab2）。独特型表位存在于抗体分子及 TCR/BCR 的互补结合区（CDR）和骨架区（FR）。独特型抗体有针对 CDR 的 Ab2β，其 V 区有类似于外源性抗原的表位，可增强机体对该抗原的应答；还有针对 FR 的 Ab2α，可封闭抗原与 TCR/BCR 或 Ab1 可变区的结合，抑制机体对抗原的应答。

（四）神经－内分泌－免疫系统的相互调节

神经、内分泌、免疫三大系统在控制机体生命活动过程中起重要作用。这三大系统通过相互刺激、相互制约构成的多维控制网络，对维持机体的正常生理功能和健康具有极其重要的意义。

复习思考题

简述 Th 细胞如何辅助 B 细胞的免疫应答？

第十九章 病理性免疫应答

导学要点

1. 超敏反应的概念。
2. 各型超敏反应的发生机制及常见疾病。
3. 自身免疫病和免疫缺陷病的分类及常见疾病。

第一节 超 敏 反 应

超敏反应（hypersensitivity）是指机体受到某些抗原刺激时，出现生理功能紊乱或组织细胞损伤的病理性免疫应答。

根据超敏反应的发生机制和临床特点，将其分为四型：Ⅰ型超敏反应，即速发型超敏反应或过敏反应；Ⅱ型超敏反应，即细胞毒型或细胞溶解型超敏反应；Ⅲ型超敏反应，即免疫复合物型或血管炎型超敏反应；Ⅳ型超敏反应，即迟发型超敏反应。其中Ⅰ、Ⅱ、Ⅲ型超敏反应由抗体介导，Ⅳ型超敏反应由效应 T 细胞介导。

一、Ⅰ型超敏反应

Ⅰ型超敏反应是临床上最常见的一类超敏反应。主要由特异性 IgE 抗体介导产生，可发生于局部，亦可发生于全身。引起Ⅰ型超敏反应的抗原称为变应原（allergen）或过敏原（anaphylactogen）。变应原的种类繁多，可以是完全抗原，也可以是半抗原。在接触变应原的人群中只有少数个体会发生超敏反应，这些个体被称为过敏体质。

（一）参与Ⅰ型超敏反应的物质

1. 变应原 临床常见的变应原主要有：①吸入性变应原，如花粉颗粒、尘螨排泄物、真菌菌丝及孢子、昆虫毒液、动物皮毛等。②某些药物或化学物质，如青霉素、磺胺、普鲁卡因、有机碘化合物等。其本身没有免疫原性，但进入机体后可作为半抗原，与某种蛋白结合而获得免疫原性，成为变应原。③食物变应原，如奶、蛋、鱼虾、蟹贝等食物蛋白或部分肽类物质。④有些酶类物质，如尘螨中的半胱氨酸蛋白可引起呼吸道过敏反应；细菌酶类物质（如枯草菌溶素）可引起支气管哮喘。

2. 抗体 参与Ⅰ型超敏反应的抗体主要是 IgE 类抗体。IgE 具有亲细胞的特性，能与肥大细胞和嗜碱性粒细胞表面的 IgE Fc 受体结合，使该细胞处于致敏状态。产生 IgE 的浆细胞主要分布在鼻咽部、扁桃体、气管、支气管及胃肠道等处的黏膜固有层中。这些部位是变应原易侵入的门户，也是过敏反应的好发部位。

3. 细胞

（1）*肥大细胞和嗜碱性粒细胞* 肥大细胞主要分布于呼吸道、胃肠道和泌尿生殖道的黏膜下及皮下结缔组织靠近血管处，嗜碱性粒细胞主要分布于外周血中，数量少。两种细胞表面均表达高亲和力的 IgE Fc 受体，可与 IgE 的 Fc 段结合。细胞胞质中含有嗜碱性颗粒，储存有肝素、组胺、嗜酸性粒细胞趋化因子等多种生物活性介质。当肥大细胞和嗜碱性粒细胞被活化后，可释放和合成生物活性介质，导致Ⅰ型超敏反应的发生。

（2）*嗜酸性粒细胞* 嗜酸性粒细胞主要分布于呼吸道、消化道和泌尿生殖道的黏膜下结缔组织内，在Ⅰ型超敏反应病灶中其数量明显增加。嗜酸性粒细胞活化后，除通过释放生物活性介质，以杀伤寄生虫和病原微生物外，还可直接吞噬肥大细胞释放的颗粒，其分泌的组胺酶、芳基硫酸酯酶等可灭活组胺、白三烯，从而抑制炎症反应，在Ⅰ型超敏反应中发挥重要的负反馈调节作用。

4. 生物活性介质 肥大细胞和嗜碱性粒细胞活化后，脱颗粒释放的生物活性介质可分为两类：一类是预先合成并储存于颗粒内的介质，如组胺、激肽原酶和嗜酸性粒细胞趋化因子等；另一类是新合成的介质，如白三烯、前列腺素 D2 和血小板活化因子等。这些生物活性介质的主要作用有：①扩张毛细血管，使毛细血管通透性增加；②促使平滑肌收缩；③促进腺体分泌增加。

（二）Ⅰ型超敏反应的发生机制

可分为致敏阶段、发敏阶段和效应阶段三个阶段（图 19 – 1）。

1. 致敏阶段 变应原通过呼吸道、消化道或皮肤等途径进入机体后，诱导特异性 B 淋巴细胞产生 IgE，IgE 可在不结合抗原的情况下，通过其 Fc 段与肥大细胞或嗜碱性粒细胞表面的 Fc 受体结合，使机体处于致敏状态。机体受变应原刺激后约 2 周即可被致敏，此状态可维持数月或更长时间。如果此期间不接触相同变应原，致敏状态可逐渐消失。

2. 发敏阶段 当相同变应原再次进入处于致敏状态的机体时，迅速与肥大细胞和嗜碱性粒细胞表面 2 个或 2 个以上相邻的 IgE 特异性结合，使细胞膜表面 Fc 受体交联，细胞膜稳定性改变，致敏细胞脱颗粒释放组胺等生物活性介质；同时，由于磷脂酶类活化，膜磷脂分解，新合成白三烯等生物活性介质。细胞脱颗粒后暂时处于脱敏状态，1～2天后细胞将重新形成颗粒。

3. 效应阶段 释放的生物活性介质作用于效应组织和器官，可引起平滑肌收缩、毛细血管扩张、通透性增加，腺体分泌增加等病理变化，出现局部或全身的过敏反应。

Ⅰ型超敏反应的特点是：①超敏反应发生快，消退亦快；②参与的抗体主要是 IgE，

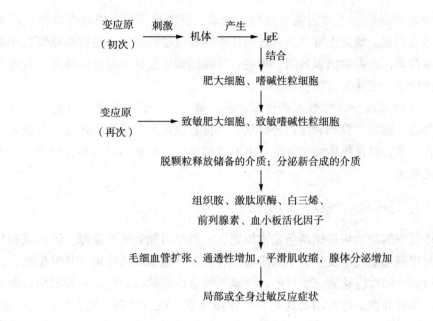

图 19 - 1 Ⅰ型超敏反应的发生机制

补体不参与；③常引起生理功能紊乱，几乎不发生严重的组织细胞损伤；④具有明显个体差异和遗传倾向。

（三）临床常见疾病

1. 全身性过敏反应 是最严重的一种过敏反应，临床上常见的有药物过敏性休克和血清过敏性休克。患者常在接触变应原后数秒或数分钟内出现胸闷、气急、呼吸困难、面色苍白、四肢冰冷、脉搏微弱、血压下降、意识障碍等临床表现，如抢救不及时可迅速死亡。

（1）药物过敏性休克 如青霉素、头孢菌素、普鲁卡因、链霉素、有机碘等药物均可引起过敏性休克，以青霉素最为常见。青霉素属于半抗原，本身无免疫原性，但其降解产物青霉噻唑醛酸或青霉烯酸与体内蛋白结合后，即可成为完全抗原刺激机体产生特异性 IgE，使机体处于致敏状态。当再次接触青霉素时，可诱发过敏反应，甚至出现过敏性休克。青霉素在弱碱性溶液中易降解形成青霉烯酸，故临床上使用青霉素时应临时配制，放置 2 小时后则不宜使用。临床发现，少数人在初次注射青霉素时也可发生过敏性休克，这可能与其使用过被青霉素污染的注射器等医疗器械，或吸入了空气中的青霉菌孢子而使机体处于致敏状态有关。

（2）血清过敏性休克 临床应用动物免疫血清，如破伤风抗毒素、白喉抗毒素进行治疗或紧急预防时，有些患者可因曾经注射过相同的血清制剂已被致敏，而发生过敏性休克，重者可在短时间内死亡。

2. 局部过敏反应

（1）皮肤过敏反应 药物、食物、肠道寄生虫或冷热刺激等均可引起皮肤过敏反应，主要包括荨麻疹、特应性皮炎（湿疹）和血管神经性水肿等。

（2）**呼吸道过敏反应** 常因吸入花粉、尘螨、真菌孢子、毛屑等变应原或呼吸道病原微生物感染引起。临床上常见的有过敏性哮喘和过敏性鼻炎。过敏性哮喘有早期相和晚期相反应两类，患者常出现胸闷、哮喘、呼吸困难等症状。过敏性鼻炎患者表现为鼻黏膜分泌物增加、流涕、打喷嚏等。

（3）**消化道过敏反应** 少数人进食鱼、虾、蟹、蛋、奶等食物后可发生过敏性胃肠炎，出现恶心、呕吐、腹痛和腹泻等症状，严重者也可发生过敏性休克。口服青霉素对已含有抗青霉素特异性抗体的患者也可引发过敏反应，可能与胃肠道分泌型 IgA 及蛋白水解酶缺乏有关。

（四）Ⅰ型超敏反应性疾病的防治原则

Ⅰ型超敏反应的防治应遵循两条基本原则：一是尽可能查明变应原，远离或避免再次接触。二是根据超敏反应发生的不同阶段，有针对性地采取措施阻止其发生发展，从而达到治疗目的。治疗应达到三个目的：迅速缓解急性症状、预防复发和根治，而且必须防治结合。非特异性治疗常用的药物有糖皮质激素、抗组胺药、肥大细胞膜稳定剂、黄嘌呤衍生物、肾上腺素能药等。特异性治疗是指过敏原特异性免疫治疗（脱敏治疗），这是最理想的变态反应性疾病的治疗方法，也是 WHO 推荐的有望根治的方法，但前提是有明确的过敏原。

1. 远离变应原 查明变应原、避免与之接触是预防超敏反应最有效的方法。临床检测变应原常采用皮肤试验的方法：将容易引起超敏反应的变应原稀释后，取 0.1mL 于前臂内侧做皮内注射，15～20 分钟后观察结果。若局部皮肤出现红晕，风团直径>1cm 为皮试阳性。现在常用的皮肤试验有斑贴法和点刺法。还可采用酶免疫法快速、准确、无痛检测过敏原。该方法可对患者血清或血浆中的过敏原进行定性和定量检测。已查明的变应原应避免接触，但有些变应原却难以回避，临床上可采用脱敏疗法。

2. 脱敏疗法

（1）**动物免疫血清脱敏疗法** 抗毒素皮试阳性但又必需应用的患者，可采用小剂量、短间隔（20～30 分钟）、多次注射的方法使其暂时脱敏，即脱敏疗法。其机制可能是少量变应原多次进入机体，使体内有限数量的致敏肥大细胞和嗜碱性粒细胞中的颗粒分期分批脱出而耗竭，由于释放的生物活性介质少，不足以引起明显的临床症状。此时机体暂处于脱敏状态，即使大量注射抗毒素血清也不会发生严重的超敏反应。但机体脱敏是暂时的，经过一定时间后，肥大细胞和嗜碱性粒细胞又会形成新的颗粒，机体又可恢复致敏状态。

（2）**特异性变应原脱敏疗法** 此疗法是对已查明而难以避免接触的变应原，如花粉、尘螨等，将该过敏原制成过敏原提取液并配制成各种不同浓度的制剂，经反复注射或其他途径（包括舌下含服脱敏疗法）与患者反复接触，剂量由小到大，浓度由低到高，从而提高患者对该种过敏原的耐受性，当再次接触此种过敏原时，不再产生过敏现象，是目前改变过敏性疾病的自然进程，且治疗有效的手段。其作用机制可能与机体产生封闭性抗体（变应原特异性 IgG）有关：通过改变抗原进入途径，诱导产生大量特异性的 IgG 类抗体，当变应原再次进入机体时，特异性 IgG 可与变应原竞争结合，阻断了变应原与 IgE 的结合。需要长期治疗，一般至少需要 2~3 年。

3. 药物防治

（1）抑制生物活性介质合成和释放的药物　①阿司匹林为环氧合酶抑制剂，可抑制 PGD2 等介质生成。②色甘酸钠、酮替芬、曲尼司特等可稳定细胞膜，阻止致敏靶细胞脱颗粒释放生物活性介质。③肾上腺素、异丙肾上腺素和前列腺素 E 可通过激活腺苷酸环化酶促进 cAMP 合成，使胞内 cAMP 浓度升高；甲基黄嘌呤和氨茶碱则可通过抑制磷酸二酯酶阻止 cAMP 分解，使胞内 cAMP 浓度升高。两者异曲同工，均可通过升高 cAMP 水平抑制靶细胞脱颗粒和生物活性介质的释放。

（2）生物活性介质拮抗药　抗组胺药物，可通过与组胺竞争结合效应器官细胞膜上的组胺受体而发挥抗组胺作用。抗组胺类药物有 H1 受体拮抗剂和 H2 受体拮抗剂两大类，前者（H1 受体拮抗药）主要用于过敏性疾病，如过敏性哮喘、过敏性鼻炎、急慢性荨麻疹等的治疗。氯苯那敏（扑尔敏）、苯海拉明、异丙嗪为第一代 H1 受体拮抗剂，主要副作用是易透过血脑屏障，产生中枢抑制作用；开瑞坦（氯雷他定）、仙特明（西替利嗪）、皿治林（咪唑斯汀）、息斯敏（阿司咪唑）等为第二代 H1 受体拮抗剂，该类药物不易透过血脑屏障，对神经系统影响较小，不产生或仅有轻微嗜睡作用，耐受性好，临床应用较广。氯雷他定和西替利嗪因心脏毒性较小，目前成为世界范围内应用最广泛的药物。酮替芬为第三代 H1 受体拮抗剂，此药物既无中枢抑制作用，又无心脏毒性，可用于预防变应性哮喘。阿司匹林为缓激肽拮抗剂。孟鲁司特、扎鲁司特等是拮抗白三烯炎症介质的药物。

（3）改善效应器官反应性的药物

1）肾上腺受体激动剂的主要作用机制是扩张支气管；肾上腺素不仅可解除支气管平滑肌痉挛，还可使外周毛细血管收缩而升高血压，因此在抢救过敏性休克时具有重要作用。

2）葡萄糖酸钙、氯化钙、维生素 C 等除可解痉外，还能降低毛细血管通透性和减轻皮肤与黏膜的炎症反应。

3）激素治疗：①吸入糖皮质激素治疗：适应证为哮喘、过敏性鼻炎等。代表性药物有：布地奈德（普米克）。GINA 方案（全球哮喘防治创议）推荐长期小剂量吸入激素，是预防和治疗哮喘的最有效方法。②全身应用激素：适应证为急性荨麻疹、血管神经性水肿、重症哮喘急性发作等。代表药物有：甲强龙。婴幼儿湿疹，可用氢化可的松或曲安西龙油膏，高效的皮质激素一般连续用药不能超过 1 周。针对过敏性鼻炎常用的鼻喷剂，如辅舒良、雷诺考特、内舒拿等类激素对鼻黏膜局部作用强。

4. 免疫新疗法　根据 IgE 介导 I 型超敏反应的机制和细胞因子对 IgE 产生调控作用，近年来应用一些免疫学新方法对 I 型超敏反应进行治疗：①将起佐剂作用的 IL-12 等分子与变应原共同使用，可使 Th2 型免疫应答向 Th1 型转换，下调 IgE 的产生。②CPG DNA 是一种含有 CPG（非甲基化胞嘧啶磷酸-鸟嘌呤）结构的 DNA，可通过基因疫苗免疫治疗的方法，诱导 Th1 反应，抑制 Th2 反应，用于治疗哮喘等过敏性疾病。

③应用人源化抗 IgE 单克隆抗体，抑制肥大细胞和嗜碱性粒细胞和释放介质，治疗持续性哮喘。④采用重组可溶型 IL－4 受体（sIL－4R）与 IL－4 结合，阻断其生物学效应，降低 Th2 细胞应答，减少 IgE 抗体的产生。

二、Ⅱ型超敏反应

Ⅱ型超敏反应是指 IgG 或 IgM 类抗体与靶细胞表面相应抗原结合后，在补体、巨噬细胞及 NK 细胞参与下，引起细胞溶解或组织损伤，又称为细胞毒型或细胞溶解型超敏反应。

Ⅱ型超敏反应的特点为：①主要由 IgG、IgM 介导；②靶细胞主要是血细胞和某些组织细胞；③通过补体、吞噬细胞、NK 细胞损伤靶细胞。

（一）发生机制

1. 靶细胞及其表面抗原　正常的组织细胞、改变的自身细胞或吸附有外来抗原、半抗原的自身组织细胞，均可成为被杀伤的靶细胞。靶细胞的表面抗原主要有以下四类。

（1）同种异型抗原　如 ABO 血型抗原、Rh 血型抗原和 HLA 抗原等。

（2）吸附于自身组织细胞表面的药物半抗原或抗原－抗体复合物　如青霉素、磺胺、奎尼丁、非那西汀等药物半抗原吸附在细胞表面，刺激机体产生抗体，抗体与吸附在细胞上的药物半抗原结合或抗体与抗原结合后吸附在细胞上，从而导致细胞损伤。

（3）由于感染或理化因素的作用改变的自身抗原。

（4）异嗜性抗原　外源性抗原与正常组织细胞之间具有的共同抗原，如链球菌胞壁的成分与心脏瓣膜、关节组织之间的共同抗原。

2. 靶细胞损伤机制　参与Ⅱ型超敏反应的抗体主要是 IgG 和 IgM。针对靶细胞表面抗原的抗体通过三条途径杀伤靶细胞（图 19－2）。

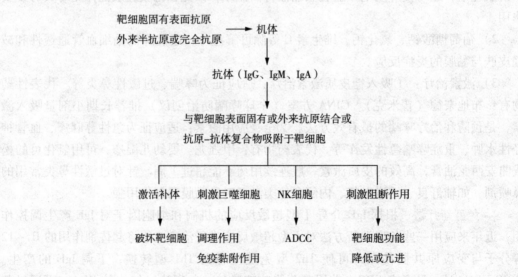

图 19－2　Ⅱ型超敏反应的发生机制

（1）**活化补体** 当抗体 IgG 或 IgM 与靶细胞表面抗原结合后，可通过经典途径激活补体，导致靶细胞溶解。

（2）**调理吞噬作用** IgG 的 Fc 段或补体裂解片段 C3b、C4b 可与吞噬细胞结合，促进吞噬细胞吞噬靶细胞。

（3）**通过 ADCC 效应导致靶细胞损伤** 特异性 IgG 与靶细胞表面抗原结合，其 Fc 段与 NK 细胞表面的 Fc 受体结合，激活 NK 细胞发挥 ADCC 效应，破坏靶细胞。

（二）临床常见疾病

1. 输血反应 多发生于 ABO 血型不符的输血。人血清中存在天然血型抗体 IgM，若输血错误，血型抗体与红细胞表面相应抗原结合，从而激活补体使红细胞裂解引起溶血反应。

2. 新生儿溶血症 新生儿溶血症主要因母子间 Rh 血型不符引起。血型为 Rh^- 的母亲由于输血、流产或分娩等原因接受红细胞表面 Rh 抗原刺激，产生抗 Rh 抗体，此抗体为 IgG 类抗体，可通过胎盘。当已产生抗体的 Rh^- 母亲再次妊娠时，若胎儿血型为 Rh^+，则母亲体内抗 Rh 的抗体可经胎盘进入胎儿体内，与其红细胞结合，导致胎儿红细胞被破坏，引起流产、死胎或新生儿溶血症。初次分娩后的 72 小时内给母体注射 Rh 抗体，及时清除进入母体内的 Rh^+ 红细胞，可有效预防再次妊娠时发生新生儿溶血症。

ABO 血型不符亦可发生新生儿溶血症，多见于母亲为 O 型血，胎儿为 A 型、B 型或 AB 型，进入母体的少量胎儿红细胞能诱生 IgG 类抗体，此抗体虽能通过胎盘进入胎儿体内，但血清及其他组织中存在的 A、B 型抗原物质能吸附抗体，使抗体不致全部作用于胎儿红细胞，故此型新生儿溶血症发生率虽高，但症状较轻。目前尚无有效的预防办法。

3. 自身免疫性溶血性贫血 服用甲基多巴类药物或某些病毒（如流感病毒、EB 病毒）感染机体后，可使红细胞膜表面成分发生改变，从而刺激机体产生抗红细胞的自身抗体。这种抗体与自身改变的红细胞特异性结合，可引起自身免疫性溶血性贫血。

4. 药物过敏性血细胞减少症 吸附于血细胞表面的青霉素、磺胺等药物半抗原与特异性抗体结合，或药物半抗原与特异性抗体结合形成抗原 – 抗体复合物，吸附于血细胞表面，可通过激活补体、调理吞噬或 ADCC 效应等作用，导致血细胞被破坏。临床上表现为药物溶血性贫血、粒细胞减少症和血小板减少性紫癜等。

5. 肾小球肾炎和风湿性心肌炎 由于链球菌与人肾小球基底膜和心肌细胞间存在共同抗原，抗链球菌的抗体除与链球菌结合外，还可与肾小球基底膜、心肌细胞发生交叉反应，导致这些部位的组织细胞损伤。

6. 肺出血 – 肾炎综合征（Goodpasture 综合征） 肺泡基底膜与肾小球基底膜之间存在共同抗原，当某些病毒或吸入的有机溶剂造成肺组织损伤后，产生的抗体可同这两种组织的基底膜结合，造成肺出血和肾炎。

7. 甲状腺功能亢进（Graves 病） 是一种特殊的 Ⅱ 型超敏反应，即抗体刺激型超敏反应。患者体内产生针对甲状腺细胞表面甲状腺刺激素（TSH）受体的自身抗体。该种抗体与甲状腺细胞表面 TSH 受体结合，可刺激甲状腺细胞合成分泌甲状腺素，引起甲状腺功能亢进，而不是甲状腺细胞的破坏。

三、Ⅲ型超敏反应

Ⅲ型超敏反应又称免疫复合物（IC）型或血管炎型超敏反应，是由可溶性免疫复合物沉积于局部或全身多处毛细血管基底膜后，通过激活补体，并在中性粒细胞、血小板、嗜碱性粒细胞等效应细胞参与下，引起的以充血水肿、局部坏死和中性粒细胞浸润为主要特征的炎症反应和组织损伤。Ⅲ型超敏反应的特点是：①主要由 IgG、IgM、IgA 类抗体介导；②中等大小的可溶性免疫复合物沉积是致病的关键；③中性粒细胞释放溶酶体酶是引起损伤的主要原因；④免疫病理变化以血管炎和血管周围炎为主。

（一）发生机制

Ⅲ型超敏反应的发生机制见下图（图 19 - 3）。

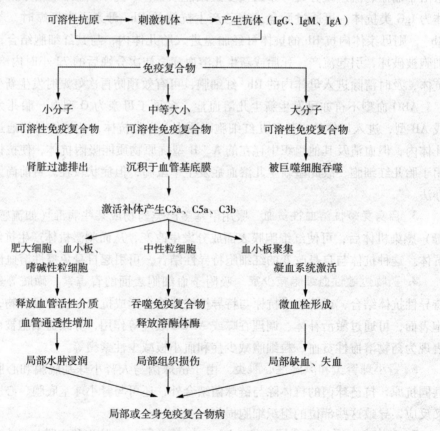

图 19 - 3　Ⅲ型超敏反应的发生机制

1. 可溶性免疫复合物的形成与沉积　血液循环中存在的可溶性抗原与相应的 IgG 或 IgM 类抗体结合，可形成可溶性抗原 - 抗体复合物（即免疫复合物）。正常情况下，免疫复合物的形成有利于机体通过单核 - 巨噬细胞吞噬，从而将抗原性异物清除。但在某些情况下，受到一些因素的影响，形成的中分子可溶性免疫复合物不能有效地被清除，随血液循环播散，可沉积于毛细血管基底膜，引起炎症反应和组织损伤。

补体功能障碍或补体缺陷、免疫复合物的量过大、吞噬细胞功能异常或缺陷等因素均可导致清除可溶性免疫复合物能力降低。易于使免疫复合物沉积的主要因素为：①血管通透性增加：免疫复合物可激活补体产生过敏毒素（C3a 和 C5a）和 C3b，使肥大细胞、嗜碱性粒细胞和血小板活化，也可直接与血小板表面 Fc γR 结合使之活化，释放组胺等血管活性物质。高浓度血管活性物质可使血管内皮细胞间隙增大、血管通透性增加，有助于免疫复合物向组织内沉积。②血管内高压及形成涡流：肾小球基底膜和关节滑膜等处的毛细血管血压较高，约为其他部位毛细血管压力的 4 倍，血流缓慢；动脉交叉口、脉络膜丛和眼睫状体等易产生涡流。血管内高压与涡流均有助于免疫复合物向组织内沉积。

2. 免疫复合物沉积引起的组织损伤

（1）补体的作用 免疫复合物通过经典途径激活补体，产生补体裂解片段 C3a 和 C5a。C3a 和 C5a 与肥大细胞或嗜碱性粒细胞上的 C3a 和 C5a 受体结合，使其释放组胺等炎性介质，致局部毛细血管通透性增加，渗出增多，出现水肿。C3a 和 C5a 同时又可趋化中性粒细胞至免疫复合物的沉积部位。

（2）中性粒细胞的作用 聚集的中性粒细胞在吞噬免疫复合物的同时，还释放许多溶酶体酶，包括蛋白水解酶、胶原酶和弹性纤维酶等，可水解血管及局部组织。

（3）血小板和嗜碱性粒细胞的作用 肥大细胞或嗜碱性粒细胞活化释放的 PAF，可使局部血小板集聚、激活，促进血栓形成，引起局部出血、坏死。血小板活化还可释放血管活性胺类物质，进一步加重水肿。

（二）临床常见疾病

1. 局部免疫复合物病 1903 年，Arthus 发现用马血清经皮下反复免疫家兔数周后，当再次注射马血清时，家兔的注射局部可出现红肿、出血和坏死等剧烈炎症反应，称为 Arthus 反应。临床上也发现反复注射胰岛素、狂犬疫苗等制剂时，也可在注射局部出现类似 Arthus 反应的局部炎症反应，称为类 Arthus 反应。长期吸入某些真菌孢子或蛋白粉尘，机体产生的抗体与这些抗原形成复合物，在肺泡和肺泡间质内形成免疫复合物时，可引起超敏反应性肺炎，也属于类 Arthus 反应。

2. 全身免疫复合物病

（1）血清病 初次大量注射动物免疫血清后，经过 7～14 天，患者出现发热、皮疹、关节肿痛、淋巴结肿大及一过性蛋白尿等症状，一般病程短，停止注射抗毒素后症状可自行消失。这是由于患者体内产生抗毒素的抗体与残存的抗毒素结合形成 IC 所致。有时长期使用青霉素、磺胺等药物也可引起血清病样反应。

（2）链球菌感染后肾小球肾炎 多发生在 A 族链球菌感染后 2～3 周，此时体内产生抗链球菌抗体，与链球菌可溶性抗原结合形成循环免疫复合物，沉积于肾小球基底膜所致。也可由其他病原微生物，如葡萄球菌、肺炎链球菌、乙型肝炎病毒、疟原虫等感染引起。

（3）类风湿关节炎　可能与病毒或支原体持续感染有关。这些病原体或其代谢产物可使体内的 IgG 变性，而变性的 IgG 刺激机体产生抗变性 IgG 的自身抗体，即类风湿因子（RF），多以 IgM 类抗体为主。RF 与变性 IgG 结合形成 IC，反复沉积于小关节滑膜引起类风湿关节炎。

（4）系统性红斑狼疮（SLE）　患者体内产生包括抗核抗体的多种自身抗体，与自身成分结合形成 IC，反复沉积于全身多处血管的基底膜，引起多脏器损伤。

四、Ⅳ型超敏反应

Ⅳ型超敏反应又称迟发型超敏反应，是由致敏 T 淋巴细胞与相应抗原作用后引起的以单核细胞浸润和组织损伤为主要特征的免疫病理损伤。Ⅳ型超敏反应的特点是：①反应发生慢（48~72 小时）；②与抗体和补体无关；③引起以单核细胞浸润和细胞变性坏死为主的炎症反应；④无明显个体差异。

（一）发生机制

Ⅳ型超敏反应的发生机制（图 19-4）与细胞免疫应答的机制基本相同，但前者主要引起组织损伤，而后者以清除病原体为主，两者常伴随发生。

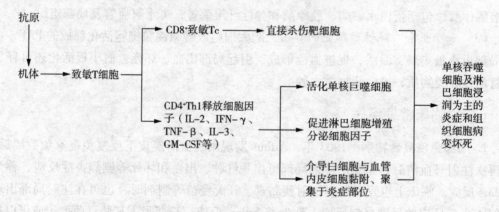

图 19-4　Ⅳ型超敏反应的发生机制

1. T 淋巴细胞致敏　引起Ⅳ型超敏反应的变应原主要有胞内寄生菌、病毒、真菌、寄生虫和化学物质等。当变应原进入体内经 APC 摄取、加工处理后，提呈给相应的 T 淋巴细胞识别，并使之活化、增殖、分化为效应性 T 淋巴细胞，也称致敏 T 淋巴细胞（即 CD4$^+$Th1 和 CD8$^+$CTL 细胞）。

2. T 淋巴细胞介导的免疫病理损伤

（1）Th1 细胞介导的炎症反应和组织损伤　效应性 Th1 细胞再次与相应变应原接触后分泌产生 IL-2、TNF-α及 IFN-γ等多种细胞因子，在这些细胞因子的作用下，于变应原的所在部位形成以单核细胞浸润和组织损伤为主的炎症反应。

（2）CTL 细胞介导的细胞毒作用　效应 CTL 细胞与具有相应抗原的靶细胞相互作

用，通过释放穿孔素、颗粒酶等介质使靶细胞溶解破坏，导致组织细胞变性坏死；或通过其表面表达的 FasL 与靶细胞表面的 Fas 结合，导致靶细胞发生凋亡。

Ⅳ型超敏反应的病理改变是：在抗原存在部位，形成以单个核细胞（单核细胞、淋巴细胞）浸润和组织细胞变性坏死为主要特征的炎症反应。

（二）临床常见疾病

1. 感染性迟发型超敏反应 是在病原微生物感染过程中伴随发生的Ⅳ型超敏反应，常见于胞内寄生菌（结核分枝杆菌、麻风分枝杆菌、布氏杆菌等）、病毒和真菌等感染。机体抗胞内感染主要靠细胞免疫，但细胞免疫在清除病原体的同时也可导致组织损伤。临床上，当患者再次感染结核杆菌时，病灶往往较初次感染时局限，结核杆菌生长受到抑制，这是细胞免疫作用的结果。但是患者出现的干酪样坏死、结核空洞等就属于Ⅳ型超敏反应。此外，结核菌素试验为典型的实验性感染性迟发型超敏反应。

2. 接触性皮炎 小分子半抗原（药物、塑料、油漆、染料、农药等）接触皮肤时，能与表皮内的角蛋白结合成完全抗原，经郎格汉斯细胞摄取并提呈给 T 淋巴细胞使机体致敏，当再次接触相同变应原时，约 24 小时后局部出现红肿、皮疹、水疱，严重者可出现剥脱性皮炎。

3. 移植排斥反应 引起移植排斥反应的主要是组织相容性抗原。临床上进行同种异体组织或器官移植时，由于供者和受者之间的组织相容性抗原不同，可刺激受者的免疫系统产生效应性 T 淋巴细胞，常于移植后 2～3 周发生Ⅳ型超敏反应，导致移植物被排斥。

临床上，超敏反应的发生比较复杂，有些超敏反应性疾病可由多种损伤机制引起，如肾小球肾炎主要由Ⅲ型超敏反应引起，但也可由Ⅱ型超敏反应引起。同一抗原物质也可在不同条件下引起不同类型的超敏反应性疾病，如青霉素可引起Ⅰ、Ⅱ、Ⅲ和Ⅳ型超敏反应。所以，在临床实际中应针对不同的超敏反应性疾病，进行具体分析。

第二节 自身免疫性疾病及免疫缺陷病

一、自身免疫病

自身免疫病（autoimmune disease，AID）是指机体免疫系统对自身细胞或自身成分发生免疫应答而导致机体出现病理改变和相应临床症状的疾病。

（一）自身免疫性疾病的特点

1. 患者血液中可检测到针对自身抗原的自身抗体和（或）自身反应性 T 淋巴细胞。

2. 自身抗体或自身反应性 T 淋巴细胞介导针对自身细胞或自身组织成分的病理性免疫应答，造成机体损伤或功能障碍。

3. 病情的转归与自身免疫反应强度密切相关。

4. 易反复发作，慢性迁延。

（二）自身免疫性疾病的分类及常见疾病

按病变组织的涉及范围，自身免疫性疾病可分为器官特异性自身免疫性疾病和全身性自身免疫性疾病两大类。

器官特异性自身免疫性疾病患者的病变一般局限于某一特定的器官，其产生原因是针对自身抗原的体液免疫和（或）细胞免疫通过效应机制损伤靶器官或腺体的细胞。此外，某些自身抗体可通过对靶器官或腺体的正常功能过度刺激或抑制，而引发器官特异性自身免疫性疾病。

全身性自身免疫性疾病又称为系统性自身免疫性疾病，由针对多种器官和组织靶抗原的自身免疫反应引起，病变可见于多种器官和组织。

发生于人类的常见自身免疫性疾病见表 19 - 1。

表 19 - 1　人类的常见自身免疫性疾病

分类	常见自身免疫性疾病	发生机制
器官特异性 自身免疫性疾病	桥本甲状腺炎	自身反应性 T 细胞引起
	毒性弥漫性甲状腺肿	自身抗体引起
	胰岛素依赖型糖尿病	自身反应性 T 细胞引起
	自身免疫性溶血性贫血	自身抗体引起
	重症肌无力	自身抗体引起
	风湿热	自身抗体引起
	肺出血肾炎综合征	自身抗体引起
全身性 自身免疫性疾病	系统性红斑狼疮	免疫复合物引起
	类风湿关节炎	自身反应性 T 细胞、免疫复合物引起
	强直性脊柱炎	免疫复合物引起
	多发性硬化症	自身反应性 T 细胞引起

（三）自身免疫性疾病的发病机制

自身免疫性疾病实际上是由自身抗体、自身反应性 T 淋巴细胞，或二者共同引起的针对自身抗原的超敏反应性疾病，其发病机制和超敏反应的发病机制相同。

（四）自身免疫性疾病发生的相关因素

目前对于启动自身免疫的确切原因仍不清楚，但下列因素与自身免疫性疾病的发生相关。

1. 抗原因素

（1）隐蔽抗原的释放　机体少数组织成分在正常情况下与免疫系统处于隔绝状态，这些组织成分被称为隐蔽抗原。如脑、眼球、甲状腺、睾丸、心肌和子宫等。在免疫系统发育过程中，机体没有建立对这些组织的免疫耐受。出生后，由于手术、外伤或感染等原因，隐蔽抗原释放出来，被免疫系统发现便能诱导相应的自身免疫应答，导致自身免疫性疾病发生。如因眼外伤释放的隐蔽抗原刺激机体产生特异性细胞毒 T 细胞，此效应细胞对健侧眼睛的细胞发动攻击，引发自身免疫性交感性眼炎。

（2）自身抗原的改变 物理、化学、药物、生物等因素可直接引起自身抗原改变，诱导自身应答，导致自身免疫病。如青霉素、头孢菌素等小分子药物可吸附到红细胞上获得免疫原性，刺激人体产生自身抗体，引起药物诱导的自身免疫性溶血性贫血。

（3）共同抗原的存在 某些微生物与人体某些组织有相同或类似的抗原表位，这些外源性抗原进入人体后诱发的免疫应答可以针对微生物抗原，也能对人体自身相应的组织发生应答。例如，A 族链球菌与人的心肌细胞或肾小球基底膜有共同抗原，所以在 A 族链球菌感染后容易发生风湿热或肾小球肾炎。

2. 免疫系统因素 MHC-Ⅱ类分子的异常表达，调节性 T 细胞的功能失常，效应淋巴细胞的死亡障碍和淋巴细胞的多克隆激活等免疫系统的异常因素与自身免疫性疾病的发生相关。

3. 遗传因素

（1）与自身免疫性疾病发生相关的基因 遗传背景在一定程度上决定个体对自身免疫性疾病发生的易感性。某些带有特殊 HLA 抗原的人群容易发生自身免疫性疾病。如携带 HLA－Ⅱ类分子 DR3 的人容易患重症肌无力、系统性红斑狼疮、胰岛素依赖型糖尿病；携带 B27 的人容易患强直性脊柱炎。

（2）性别 女性发生多发性硬化症和系统性红斑狼疮的可能性比男性大 10～20 倍；男性发生强直性脊柱炎的可能性约为女性的 3 倍。该易感性与性激素相关。

（五）自身免疫病的防治原则

1. 预防和控制微生物感染 多种微生物可诱发自身免疫性疾病。控制微生物的持续性感染可降低某些自身免疫性疾病的发生率。

2. 应用免疫抑制剂 免疫抑制剂是治疗自身免疫病的有效药物。如环孢素 A 和 FK－506 对多种自身免疫病的治疗有明显的临床疗效。糖皮质激素可通过抑制炎症反应减轻自身免疫病的症状。

3. 应用细胞因子及其受体的抗体或阻断剂 如应用 TNF－α 单克隆抗体和 IL－1 受体拮抗蛋白均对类风湿关节炎有明确的疗效。

二、免疫缺陷病

免疫缺陷病（immunodeficiency disease，IDD）是免疫系统先天发育不全或后天损害而使免疫细胞的发育、增殖、分化和代谢异常，并导致机体免疫功能降低或出现缺陷所表现出的临床综合征。

按发病原因的不同，可将免疫缺陷病分为原发性免疫缺陷病（primary immuno deficiency disease，PIDD）和获得性免疫缺陷病（acquired immunodeficiency disease，AIDD）两大类。

（一）原发性免疫缺陷病

原发性免疫缺陷病是由于免疫系统遗传基因异常或先天性发育障碍而致免疫功能不全引起的疾病。根据所累及的免疫细胞或免疫分子，分为适应性免疫缺陷（如 B 细胞缺陷、T 细胞缺陷、联合免疫缺陷）和固有免疫缺陷（如补体缺陷和吞噬细胞缺陷）（表 19 – 2）。

表 19 – 2　常见原发性免疫缺陷病的发病机制及遗传方式

分类	代表性疾病	发病机制	遗传方式
B 细胞缺陷病	X – 性联无丙种球蛋白血症	Btk 缺陷	XL
	X – 性联高 IgM 综合征	CD40L 缺陷	XL
	选择性 IgA 缺乏综合征	不明	AR 或 AD
T 细胞缺陷病	DiGeorge 综合征	胸腺发育不全	AD
	T 细胞信号转导缺陷	CD3ε 或 γ 链基因缺陷	不明
联合免疫缺陷病	严重联合免疫缺陷（SCID）	X – 性联 SCID	XL
		γ 链缺陷	
		ADA 缺陷	
		PNP 缺陷	
		MHC– Ⅱ 类基因启动子缺陷	
	Wiskott – Aldrich 综合征（WAS）	WASP 基因缺陷	XL
补体缺陷病	补体固有成分缺陷	补体固有成分缺陷	AR
	阵发性夜间血红蛋白尿	Pig – α 基因缺陷	
	遗传性血管神经性水肿	C1NH 缺陷	AD
吞噬细胞缺陷病	慢性肉芽肿病	Cyt p91^{phox} 缺陷	XL
		Cyt p67^{phox} 缺陷	AR
		Cyt p22^{phox} 缺陷	AR
	白细胞黏附缺陷病	整合素 β2 缺陷	AR

注：AR：常染色体隐性遗传；AD：常染色体显性遗传；XL：性联遗传；ADA：腺苷脱氨酶；PNP：嘌呤核苷磷酸化酶；Cyt：细胞溶质蛋白。

（二）获得性免疫缺陷病

获得性免疫缺陷病是指由于某些后天因素造成的、继发于某些疾病或使用药物后产生的免疫缺陷性疾病。

获得性免疫缺陷病的常见诱发因素如下。

1. 感染　某些病毒、细菌和寄生虫的感染，均可不同程度地影响机体免疫系统，导致获得性免疫缺陷。导致免疫缺陷的常见病原微生物有：艾滋病毒、麻疹病毒、风疹病毒、巨细胞病毒、EB 病毒，以及结核分枝杆菌、麻风分枝杆菌等。

2. 非感染因素

（1）恶性肿瘤 免疫系统肿瘤，如霍奇金病（hodgkin disease，HD）、骨髓瘤等能进行性损伤患者的免疫系统，导致免疫功能障碍。

（2）营养不良 是引起获得性免疫缺陷病的常见因素。

（3）医源性免疫缺陷 长期应用免疫抑制剂、某些抗生素及放射性损伤等均可引起免疫缺陷。

（三）免疫缺陷病的主要临床特征

免疫缺陷病的临床表现复杂多样，主要临床表现的共同特征如下。

1. 感染 IDD 患者对各种病原体的易感性增加，易发生反复感染且难以控制，往往是造成死亡的主要原因。尤其是条件致病微生物所致的感染比例最高。感染的性质主要取决于免疫缺陷的类型，如体液免疫缺陷、吞噬细胞和补体缺陷导致的感染，主要由化脓性细菌如葡萄球菌、链球菌和肺炎链球菌等引起；细胞免疫缺陷导致的感染主要由病毒、真菌、胞内寄生菌和原虫引起。

2. 恶性肿瘤 PIDD 患者尤其是细胞免疫缺陷者，恶性肿瘤的发病率比同龄正常人群高 100~300 倍，以白血病和淋巴系统肿瘤等居多。

3. 自身免疫病 PIDD 有高度伴发自身免疫病的倾向，正常人群自身免疫病的发病率为 0.001%~0.01%，而免疫缺陷者可高达 14%，以系统性红斑狼疮、类风湿关节炎和恶性贫血等多见。

4. 遗传倾向 多数 PIDD 有遗传倾向性，约 1/3 为常染色体遗传，1/5 为性染色体隐性遗传。15 岁以下 PIDD 患者多为男性。

（四）免疫缺陷病的治疗原则

免疫缺陷病的基本治疗原则是：尽可能减少感染并及时控制感染；通过过继免疫细胞或移植免疫器官以替代受损或缺失的免疫系统组分。

1. 抗感染 应用抗生素治疗反复发作的细菌感染，并应用抗真菌、抗原虫、抗病毒药物治疗，以控制感染，缓解病情。

2. 免疫重建 通过造血干细胞移植以补充免疫细胞，重建机体免疫功能。目前已用于治疗 SCID、WAS、DiGeorge 综合征等疾病。

3. 基因治疗 某些原发性免疫缺陷病，如由于腺苷脱氨酶（ADA）或嘌呤核苷磷酸化酶（PNP）缺乏导致的联合免疫缺陷病、白细胞黏附缺陷病等，是单基因缺陷所致，通过基因治疗可获得良好疗效。

4. 免疫制剂 即补充各种免疫分子（免疫球蛋白、细胞因子）以增强机体免疫功能。例如，用混合 γ 球蛋白治疗抗体缺乏的免疫缺陷病，以维持免疫球蛋白缺乏症患者的血清免疫球蛋白水平，有助于防止普通细菌感染；应用基因工程单克隆抗体可预防特异病原体感染；应用重组 IL-2 可增强 AIDS 患者免疫功能等。

复习思考题

青霉素引起的过敏性休克属于哪一型超敏反应？其发病机制如何？简述其防治方法。

第二十章 免疫学应用

导学要点

1. 免疫学诊断、免疫学预防和免疫学治疗的概念。
2. 人工主动免疫和人工被动免疫的区别及常用制剂。
3. 免疫治疗的常用方法及制剂。

第一节 免疫学诊断

免疫学诊断是指利用免疫学原理对抗原、免疫效应物质、激素等进行定性、定位、定量检测及对免疫细胞的功能进行检测的技术。

体外抗原抗体反应的特点：①特异性：指抗原与抗体结合反应的专一性。其物质基础是抗原的抗原决定簇与相应抗体的高变区在空间构型上的互补。②可逆性：指抗原与抗体为非共价键结合，抗原与抗体结合成复合物后，在一定条件下可发生解离，恢复抗原、抗体的游离状态，而且保持原有的理化性质与活性。③比例性：指抗原与抗体发生可见反应，要比例合适。若比例合适，二者反应完全，抗原、抗体结合后形成较大的复合物，出现肉眼可见反应。④阶段性：抗原抗体反应分为两个阶段。第一阶段是抗原、抗体的特异性结合阶段，仅几秒至几分钟，一般不能为肉眼可见；第二阶段为可见反应阶段，指抗原、抗体复合物在适当的电解质、pH 值、温度等影响下，进一步交联聚集，形成肉眼可见现象，需数分钟或数小时，甚至更长时间。

一、检测抗原或抗体的体外试验

（一）凝集反应

凝集反应（agglutination）是指颗粒性抗原与相应抗体结合，在一定条件下形成肉眼可见的凝集物。根据颗粒性抗原的来源不同，分为直接凝集反应和间接凝集反应。

1. 直接凝集反应 直接凝集反应是指颗粒性抗原（如细菌或红细胞等）与相应的抗体反应，一定条件下出现的凝集现象。可分为玻片法和试管法。玻片法为定性试验，常用于细菌的鉴定和人的 ABO 血型的测定等。试管法为半定量试验，以抗原、抗体结合出现明显凝集反应的最大稀释度（＋＋）即效价，来表示被检血清中相应抗体的含量，如诊断伤寒、副伤寒的肥达反应。

2. 间接凝集反应 间接凝集反应指将可溶性抗原或抗体结合于载体颗粒的表面，形成的包被颗粒再与相应抗体或抗原进行反应出现的凝集现象。

（二）沉淀反应

沉淀反应（precipitation）指可溶性抗原与相应抗体结合，在一定的条件下，出现肉眼可见的沉淀物的反应。沉淀反应根据反应的介质不同，分为环状沉淀试验、絮状沉淀试验和琼脂扩散试验等。最常用的为琼脂扩散试验。

1. 单向琼脂扩散 单向琼脂扩散指将特异性抗体均匀混合于溶化的琼脂中，然后浇制成琼脂板，再按一定要求打孔并在孔中加入抗原，使抗原向孔周围自由扩散，与琼脂中的抗体结合形成免疫复合物并沉积下来，在比例合适处形成白色沉淀环，沉淀环的直径与抗原浓度呈正相关。

2. 双向琼脂扩散 双向琼脂扩散指将抗原、抗体分别加入琼脂板的不同小孔中，两者在琼脂中扩散，当扩散至对应抗原抗体的比例合适处，则形成白色沉淀线或弧。一对相应抗原和抗体只形成一条沉淀线，因此可根据沉淀线的数目推断待测抗原中有多少种抗原成分。根据沉淀线的吻合、相切或交叉形状，可鉴定两种抗原是完全相同、部分相同或完全不同。

3. 火箭免疫电泳 火箭免疫电泳是将单向免疫扩散与电泳相结合的一项定量检测技术。抗原在含有定量抗体的琼脂中泳动，两者在比例合适处、在较短时间内生成锥形的沉淀峰。在一定浓度范围内，沉淀峰的高度与抗原含量成正比。

4. 对流免疫电泳 对流免疫电泳是电场力作用下的琼脂双向扩散技术。其原理是大部分蛋白性抗原等电点为 pH 值 4~5，在 pH 值 8.6 的缓冲液中，带负电荷多，受电场力的作用向正极移动，而作为抗体的 IgG 等电点为 pH 值 6~7，在 pH 值 8.6 的缓冲液中带负电荷少且分子量较大，向正极移动慢，而由电渗引起的向负极移动的作用超过 IgG 向正极移动的作用，因此 IgG 向负极移动。实验时在凝胶中打孔距为 10mm 的两个孔，正极侧加抗体，负极侧加抗原，置电泳槽中电泳，抗原、抗体在电场力和电渗力作用下彼此相对而行，二者在比例合适处出现沉淀线。

5. 免疫电泳 免疫电泳是先将待测血清标本做琼脂凝胶电泳，血清中各蛋白组分被分成不同的区带，然后与电泳方向平行挖一小槽，加入相应的抗血清，让分成区带的蛋白抗原成分与之做双向免疫扩散，在各区带相应的位置形成沉淀弧。主要用于血清蛋白及抗体成分分析，亦可用于抗原或抗体提取物的纯化鉴定。

（三）免疫标记技术

免疫标记技术是将抗原抗体反应与标记技术相结合，以检测抗原或抗体的一类方法。为了提高单纯抗原、抗体反应的灵敏性，用标志物标记已知抗体或抗原，通过检测标记物来反映抗原、抗体的反应情况，从而间接地测定被测抗原或抗体存在与否或含量的多少。若与显微技术相结合，能对组织或细胞内的待测物质做出精确定位。常用的标记物有荧光素、酶、放射性同位素、胶体金及化学发光物质等。以下介绍几种常用的免疫标记技术。

1. 免疫荧光技术 免疫荧光技术是以异硫氰酸、罗丹明等荧光素标记一抗或二抗，检测标本中相应的抗原或抗体。常用的方法有：①直接法：将荧光素标记抗体直接加到待测的细胞涂片或组织切片上进行染色，抗原抗体反应后，洗去未结合的荧光抗体，置于显微镜下观察，有荧光的部位即为相应抗原存在的部位。其缺点是每检测一种抗原，必须制备与其相应的荧光抗体，很不方便。②间接法：先将未标记的抗体（第一抗体）与组织或细胞上的抗原结合，充分洗涤后，再加荧光素标记的抗球蛋白的抗体（第二抗体），观察方法与直接法相同，此为间接法。其敏感性较高，因为第二抗体是针对第一抗体的同种型，所以只需标记一种第二抗体就能适应多对抗原抗体反应体系的检测。

2. 免疫酶标技术 免疫酶标技术是将抗原抗体反应的特异性与酶催化作用的高效性相结合的一项技术，用酶标记抗体或抗原来检测相应的抗原或抗体，通过酶作用于底物后显色来判定结果。常用的方法有酶联免疫吸附试验（enzyme linked immunosorbent assay，ELISA）和酶免疫组化法，前者用于测定可溶性抗原或抗体，后者测定组织中或细胞表面的抗原。ELISA 根据其测定抗体或可溶性抗原的不同，其相应的方法称为间接法和双抗体夹心法。反应结果可通过目测或借助酶标仪进行定性与定量分析。该法特异性强，敏感性高。

3. 放射免疫测定法 放射免疫测定法是将放射性同位素分析的灵敏性和抗原抗体反应的特异性相结合的测定技术。其特点是反应的灵敏度高、特异性强，且操作规范及自动化等，但放射性同位素有一定的危害性，试验需特殊仪器设备。

4. 免疫胶体金技术 免疫胶体金技术是以胶体金作为标记物来检测抗原抗体反应的一种新型的免疫标记技术。运用该技术中的胶体金免疫层析法制备的检测试纸条具有操作简便、快速的特点，广泛应用于液体标本中多种蛋白类物质的检测。如目前临床上用于妊娠早期诊断的人绒毛膜促性腺激素的测定。

二、免疫细胞检测

免疫细胞检测是根据免疫细胞的特异性表面标志或其功能受体及其分泌多种细胞因子的特点，对参与免疫应答的 T、B 等免疫细胞进行数量和功能测定。

（一）淋巴细胞数目测定

1. E - 花环试验 人的 T 细胞表面有绵羊红细胞受体（SRBCR），在一定条件下可与绵羊红细胞（SRBC）结合，形成以 T 细胞为中心，四周吸附有 SRBC 的玫瑰花样细胞团，即红细胞（erythrocyte，E）花环，简称 E - 花环，此试验称为 E - 花环试验。正常情况下，外周血淋巴细胞中能形成花环的细胞（即 T 细胞）为 70% ~ 80%。

2. 免疫荧光法 免疫荧光法指用荧光素标记的 CD3、CD4 和 CD8 分子的单克隆抗体来检测 T 细胞表面的抗原，了解外周血 T 细胞数量和亚群的变化；同理，利用抗 IgM/IgD 抗体做直接免疫荧光染色以测定 B 细胞表面的 mIg，来检测成熟 B 细胞的数量。

（二）淋巴细胞功能分析

1. T 淋巴细胞增殖试验　又称淋巴细胞转化试验，T 细胞在体外受特异性抗原物质或非特异性丝裂原（如 PHA、ConA 等）刺激后，能转化为体积较大、代谢旺盛，且能进行分裂的淋巴母细胞。T 细胞功能检测以丝裂原 PHA 最常用。可以通过以下三种方法检测其增殖情况。

（1）形态计数法　试验时取外周血分离淋巴细胞，加入合适剂量的 PHA，在营养液中培养 3 天，涂片染色，镜下形态观察并计算出转化细胞的百分率。正常人的转化率为 70% 左右，转化率在一定程度上可反映机体的细胞免疫功能。

（2）^{3}H - 胸腺嘧啶核苷掺入法　即在终止培养前 8 ~ 16 小时，加入 ^{3}H - 胸腺嘧啶核苷（^{3}H - TdR），因细胞转化过程中 DNA 合成增加，^{3}H - TdR 被转化细胞摄入，培养结束后测定细胞内的同位素掺入量，即反映细胞的转化程度，细胞增殖水平越高，掺入的放射性同位素越多。结果较为客观，重复性好，但需一定设备条件。

（3）MTT 比色法　MTT 为一种噻唑盐，化学名为 3 -（4,5 - 二甲基噻唑 - 2 - 噻唑）- 2,5 - 二苯基溴化四唑，为一种淡黄色可溶性物质。T 细胞增殖时，线粒体中的琥珀酸脱氢酶将 MTT 还原为紫褐色的甲臜颗粒，该颗粒溶于有机溶剂（如二甲基亚砜或酸化异丙醇等），用酶标仪测定细胞培养上清液的 OD 值，即反映细胞的增殖程度。

2. 细胞毒试验　细胞介导的细胞毒试验是检测 Tc、NK 等细胞杀伤靶细胞活性的一种细胞学技术。根据待检的效应细胞的杀伤原理，其检测方法可分为：

（1）51Cr（铬）释放法　将 51Cr - Na$_2$CrO$_2$ 水溶液与靶细胞混合，于 37℃ 培养 1 小时左右，51Cr 即可进入靶细胞，与胞浆蛋白结合成为 51Cr 标记的靶细胞。将待检的细胞毒性细胞与标记的靶细胞混合孵育 4 ~ 16 小时，靶细胞被杀伤越多，释放到上清液中的 51Cr 就越多。用 γ 计数仪检测上清液中 51Cr 的含量，即可根据公式计算出待检效应细胞杀伤活性。

（2）凋亡细胞检测法　靶细胞被 Tc 杀伤后，可发生细胞凋亡。凋亡细胞可通过特征性的形态学改变和核酸改变来测定。

3. B 细胞功能的测定

（1）B 细胞增殖试验　原理同 T 细胞增殖试验，不同的是选用 B 细胞特异性的丝裂原刺激，如小鼠 B 细胞可用细菌 LPS 作为刺激物，而人 B 细胞可用 SPA 刺激。

（2）测定抗体　因抗体来源于浆细胞，所以测定血清中免疫球蛋白和特异性抗体的种类和数量可反映 B 细胞的功能。

（3）空斑形成细胞试验　空斑形成细胞（plaque forming cell，PFC）试验是测定抗体形成细胞的数量和功能的一种方法。将经 SRBC 免疫的小鼠脾脏制成细胞悬液与高浓度的 SRBC、补体混合后加入琼脂凝胶中，在 37℃ 培养一定时间，脾细胞内的抗体形成细胞可释放抗 SRBC 抗体（溶血素），与其周围的 SRBC 结合，在补体参与下导致SRBC

溶血，形成肉眼可见的透明溶血区，即溶血空斑。一个空斑代表一个抗体形成细胞。空斑大小表示抗体生成细胞产生抗体的多少。

4. 细胞因子测定　多种活化的免疫细胞都可分泌细胞因子，主要是执行免疫调节的功能。所以测定细胞因子的种类和含量，可以反映多种免疫细胞的功能。可用 ELISA、RIA 等方法和生物活性测定法直接测定细胞因子的分泌量，或利用原位酶联免疫吸附试验从单个细胞水平测定细胞因子的分泌量，也可用 RT – PCR 从转录水平测定相应细胞因子 mRNA 转录量。

第二节　免疫学预防

免疫学预防是根据特异性免疫的原理，采用人工方法将抗原或免疫效应物质制成各种制剂，接种于人体，使其获得特异性免疫力，以达到预防某些疾病的目的。根据机体获得免疫力机制的不同，分为人工主动免疫和人工被动免疫。

一、人工主动免疫

人工主动免疫指给机体输入疫苗或类毒素等抗原物质，诱导机体产生特异性免疫力的方法。疫苗（vaccine）是指用于人工主动免疫的细菌性制剂、病毒性制剂以及类毒素等的统称。根据疫苗成分、性状及制备方式的不同，分为灭活疫苗、活疫苗、亚单位疫苗、重组疫苗等类型。

1. 灭活疫苗　又称死疫苗，是选用免疫原性强的病原体，经人工大量培养后，用理化方法灭活制成。

2. 活疫苗　又称减毒活疫苗，指用人工定向变异或从自然界筛选获得的减毒或无毒的活病原微生物制成的制剂。多数活疫苗的免疫效果良好、持久，除诱导机体产生体液免疫外，还可产生细胞免疫，经自然感染途径接种还形成黏膜局部免疫。其不足之处是疫苗在体内有回复突变的危险，但在实践中十分罕见。免疫缺陷者和孕妇一般不宜接种。

3. 类毒素　是用细菌的外毒素经 0.3% ~ 0.4% 甲醛处理使其失去毒性，保留免疫原性而制成。接种后能诱导机体产生抗毒素。

4. 新型疫苗　主要有亚单位疫苗、结合疫苗、合成肽疫苗、基因工程疫苗等。其中基因工程疫苗根据其组成的不同，分为重组抗原疫苗、重组载体疫苗、DNA 疫苗及转基因植物口服疫苗等。

疫苗的应用起始于抗感染免疫，并取得了巨大成就，但仍面临着新病原体以及新型抗原的挑战，其应用范围已扩展到许多非感染性疾病（如抗肿瘤、计划生育、防止免疫病理损伤等）领域，并且其功能不仅限于预防疾病，还可以通过调整机体的免疫功能，成为有前途的治疗性制剂。

二、计划免疫

计划免疫是根据特定传染病的疫情监测和人群免疫的状况分析，按照规定的免疫程序，有计划地进行人群预防接种，以提高人群的免疫水平，达到控制乃至最终消灭相应传染病的目的。儿童免疫接种是根据儿童的免疫特点和传染病发生的情况制定的免疫程序，有计划地使用生物制品进行预防接种，以提高儿童的免疫水平，达到控制和消灭危害儿童健康的传染病的目的。儿童基础免疫程序包括每一个儿童接种的疫苗种类、次数、年龄及月龄、间隔时间、剂量等。我国现在实施的儿童计划免疫程序的疫苗种类有：卡介苗、脊髓灰质炎疫苗、百白破疫苗、麻疹活疫苗、乙型肝炎疫苗、甲型肝炎疫苗、流脑多糖疫苗、流行性乙型脑炎疫苗、风疹疫苗、流行性腮腺炎疫苗、流行性出血热疫苗、炭疽疫苗和钩端螺旋体病疫苗。

三、人工被动免疫

人工被动免疫是直接给机体输入免疫效应物质如抗体，使机体获得特异性免疫力的方法。常用的人工被动免疫制剂如下。

1. 抗毒素（antitoxin） 是将类毒素免疫动物如马，取其血清分离纯化而制成的制剂，主要用于治疗和紧急预防外毒素所致的疾病。如白喉、破伤风、气性坏疽及肉毒杆菌引起的食物中毒等。

2. 正常人血浆丙种球蛋白和胎盘丙种球蛋白 正常人血浆丙种球蛋白是正常人血浆提取物，含 IgG 和 IgM；胎盘丙种球蛋白则是健康孕妇胎盘血液提取物，主要含 IgG。由于多数成人已隐性或显性感染过麻疹、脊髓灰质炎和甲型肝炎等传染病，血清中含有相应抗体。因此，这两种丙种球蛋白可用于上述疾病潜伏期的治疗或紧急预防，以达到防止发病、减轻症状或缩短病程的目的。

3. 人特异性免疫球蛋白 来源于恢复期病人及含高效价特异性抗体供血者的血浆，以及接受类毒素和疫苗免疫者的血浆。与丙种球蛋白相比，人特异性免疫球蛋白含高效价特异性抗体；与动物免疫血清相比，人特异性免疫球蛋白在体内滞留时间长，超敏反应发生率低。

人工主动免疫和被动免疫都用于增强特异性免疫力，预防相应疾病。但二者在制剂组成、免疫效果及用途上有明显不同。

第三节 免疫学治疗

免疫学治疗是指应用免疫学的原理，针对疾病的发生机制，人为地调整机体的免疫功能，以达到治疗疾病的目的所采取的措施。常见的免疫治疗制剂有：生物应答调节剂、免疫抑制剂、过继免疫疗法的淋巴细胞和不同来源的造血干细胞等。

一、生物应答调节剂

生物应答调节剂（biological response modifier，BRM）主要是指具有促进或调节免疫功能的制剂，通常对免疫功能正常者无影响，而对免疫功能异常者，特别是免疫功能低下者有促进或调节作用。现已研制出多种新型生物和非生物制剂。

1. 生物制剂

（1）细胞因子 细胞因子是最常用的一类生物制剂，目前已有多种细胞因子被重组成功。干扰素可用于带状疱疹、乳头瘤病毒感染及各种疣等的局部治疗；白细胞介素中研究较多的是 IL－2，IL－2 能促进活化 T、B 细胞的增殖和分化，诱导 Tc 细胞分化为效应细胞；集落刺激因子包括 GM－CSF、G－CSF、M－CSF、IL－3、EPO 等。临床应用最多的是 GM－CSF 和 G－CSF，近年来又将 CSFs 与细胞周期特异性药物联用，以促进幼稚白血病向终末细胞分化，促使白血病细胞逆转；适当剂量的肿瘤坏死因子表现为抗感染和炎症反应作用。

（2）单克隆抗体交联物 又称生物导向制剂或生物导弹，是指将单克隆抗体与毒素、化疗药物或放射性同位素交联，制成针对肿瘤细胞的、具有高度特异性和高杀伤力的交联制剂。

（3）中草药制剂 常见的能提高机体免疫功能的是多糖类的中草药，如香菇、灵芝、黄芪、人参、枸杞子、刺五加等。

2. 化学合成制剂 AS－101 的化学名为三氯（二氧乙烯－O,O'）合碲酸铵，是新合成的 BRM，能刺激淋巴细胞增殖；胞壁酰二肽是分枝杆菌胞壁中最小的免疫活性单位，具有非特异性抗感染和抗肿瘤作用；异丙肌苷由 N－二甲基氨基－2－丙醇和肌苷组成的复合物，有类似胸腺素样活性，能诱导 T 细胞成熟，增强其对丝裂原 PHA 的敏感性，促进 T、B 细胞的活化、增殖和分化，激发体内巨噬细胞和 NK 细胞的生物活性。

3. 微生物制剂 OK－432 是用溶血性链球菌弱毒株制备的细菌制剂，具有多种复杂的免疫作用。在体外，能激活中性粒细胞、巨噬细胞和 NK 细胞，发挥非特异性吞噬杀伤作用和抗肿瘤效应。在体内，可增强 NK 细胞活性；卡介苗（BCG）是免疫佐剂，具有良好的非特异性免疫增强作用。如能增强巨噬细胞的吞噬作用和溶菌酶活力，刺激巨噬细胞释放 IL－1，促进 T、B 细胞增殖和分化，增加 NK 细胞活性，促进造血干细胞成熟。

二、免疫抑制剂

免疫抑制剂是一类抑制机体免疫功能的生物制剂或非生物制剂，主要用于抗移植排斥反应、超敏反应性疾病、自身免疫病等。免疫抑制剂的作用是非特异性的，大多有毒副作用，可引起骨髓抑制和肝、肾毒性，长期使用或使用不当也可导致机体免疫功能下降，引发严重感染，并可能增加肿瘤发生的机会。主要包括：生物制剂的单克隆抗体、抗淋巴细胞丙种球蛋白、免疫脂质体；化学合成制剂的激素、环磷酰胺；微生物制剂的环孢霉素 A、FK－506 等。

三、过继免疫疗法

过继免疫疗法是指取自体淋巴细胞经体外激活、增殖后回输给患者，直接杀伤肿瘤细胞或激发机体抗肿瘤免疫效应。此法为肿瘤的生物治疗开创了新的领域，尤其在消除肿瘤转移病灶方面，有明显优势。目前已有多种免疫细胞被应用于这一疗法。如淋巴因子活化的杀伤细胞（lymphokin activated killer cells，LAK）即 LAK 细胞、肿瘤浸润性淋巴细胞（tumor infiltrating lymphocyte，TIL）、细胞因子基因重组免疫细胞。

四、免疫重建

免疫重建是将免疫功能正常的个体的造血干细胞或淋巴细胞，移植给免疫缺陷个体，使后者免疫功能全部或部分得到恢复。由于造血干细胞来自骨髓或胚胎肝脏，故免疫重建疗法包括骨髓移植和胚胎肝移植。

复习思考题

试述人工主动免疫和人工被动免疫的区别及常用制剂。

第三篇　人体寄生虫学概要

第二十一章　寄生虫学总论

导学要点

1. 寄生虫、宿主、感染阶段和生活史的概念。
2. 寄生虫对宿主的致病作用。
3. 宿主对寄生虫的免疫作用。
4. 寄生虫病的主要诊断方法及防治原则。

寄生虫所引起的疾病在世界范围内一直是普遍存在的公共卫生问题，严重影响着人类的健康。人体寄生虫学的研究对象即为寄生虫，本章主要介绍人体寄生虫学中的基本概念和基本理论知识。

第一节　寄生现象、寄生虫与宿主

一、寄生现象

凡是两种不同生物共同生活的现象，称为共生。根据共生现象中两种生物之间的利害关系，可将其分为共栖、互利共生和寄生三种类型。

1. 共栖　两种不同的生物生活在一起，其中一方受益，另一方既不受益也不受害，称为共栖。例如，海洋中个体较小的鲫鱼用其背部的吸盘吸附于大型鱼类的体表，对大型鱼类既无益也无害，但增加了鲫鱼觅食的机会。

2. 互利共生 两种不同的生物生活在一起，双方互相依靠，彼此受益，称为互利共生。例如，马胃内有很多纤毛虫，纤毛虫分泌的消化酶帮助马分解植物纤维，不仅虫体本身获得营养，也利于马的消化吸收。

3. 寄生 两种生物生活在一起，其中一种生物从对方获利并生存，而另一种生物受到损害，称为寄生（parasitism）。寄生虫、病毒、立克次体、细菌、真菌等寄生于人或动植物的体内或体表以获取营养赖以生存并损害对方，统称为寄生物。

二、寄生虫的概念及类型

在寄生生活中，获得营养并给对方造成损害的低等动物称寄生虫（parasite）。寄生虫包括单细胞原生生物和多细胞无脊椎动物，通常将其简称为原虫、蠕虫、节肢动物。

寄生虫的种类繁多，根据其与宿主的关系，可分为以下几种类型。

1. 专性寄生虫 寄生虫生活史中至少有一个时期必须营寄生生活，否则就不能生存的寄生虫为专性寄生虫。如似蚓蛔线虫虫卵在外界可生存一段时间，但发育到某一阶段后必须进入人体内营寄生生活，才能进一步发育为幼虫。

2. 兼性寄生虫 有些寄生虫主要在外界营自生生活，但在某种情况下可侵入宿主过寄生生活，称为兼性寄生虫。如粪类圆线虫一般在土壤内过自由生活，但也可在人体的肠道营寄生生活。

3. 体内寄生虫 寄生在人体的腔道、组织和细胞中的寄生虫，称为体内寄生虫。如寄生在消化道内的钩虫、寄生在红细胞内的疟原虫等。

4. 体外寄生虫 寄生在人体的体表或开口于体表的腔道中的寄生虫，称为体外寄生虫。如寄生在体表的虱、蚤、蚊、白蛉等。它们在吸血时与宿主体表接触，吸血后便离开。体外寄生虫也称为暂时性寄生虫

5. 机会致病寄生虫 在宿主体内处于隐性感染的寄生虫，当机体免疫力低下时，可大量增殖，致病力增强，使宿主出现临床症状，这类寄生虫为机会致病寄生虫。如刚地弓形虫、微小隐孢子虫等。

此外，还有因偶然机会侵入非正常宿主体内而营寄生生活的寄生虫，称为偶然寄生虫。如某些蝇卵或幼虫被误食进入消化道或幼虫侵入泌尿生殖道并寄生，引起蝇蛆病。

三、宿主的概念及类型

在寄生生活中，被寄生虫所寄生并受到损害的人或动物称为宿主（host）。寄生虫在发育过程中，有的只需要 1 个宿主，有的需要多个宿主。根据寄生虫不同发育阶段所寄生的宿主不同，可将宿主分为以下几种类型。

1. 终末宿生 是寄生虫成虫或有性生殖阶段所寄生的宿主。如肺吸虫成虫寄生在人的肺部，则人是肺吸虫的终末宿生。

2. 中间宿主 是寄生虫幼虫或无性生殖阶段所寄生的宿主。有些寄生虫需要 2 个

或 2 个以上的中间宿主，则按顺序称为第一中间宿主和第二中间宿主。如华支睾吸虫幼虫先后寄生在豆螺和淡水鱼、虾体内，则豆螺为第一中间宿主，淡水鱼、虾为第二中间宿主。

3. 保虫宿主或储存宿主 有些寄生虫的成虫除了可寄生于人体外，也可感染某些脊椎动物，这些受染的动物称保虫宿主或储存宿主，是此种寄生虫病的重要传染源。如日本血吸虫成虫除寄生于人体外，还可寄生于牛等其他哺乳动物，则牛等其他哺乳动物为日本血吸虫的保虫宿主或储存宿主，是血吸虫病的重要传染源。

4. 转续宿主 有些寄生虫幼虫侵入非正常宿主，在非正常宿主体内不能正常发育，但可长期存活。这种含有滞育状态寄生虫幼虫的非适宜宿主为转续宿主。幼虫一旦有机会侵入正常宿主体内仍可发育为成虫。如野猪是卫氏并殖吸虫的非适宜宿主，其童虫侵入野猪体内不能发育为成虫，幼虫长期处于滞育状态，并在野猪体内移行，引起幼虫移行症。若人或犬生食或半生食含有卫氏并殖吸虫幼虫的野猪肉，这些幼虫进入人或犬体内，仍可继续发育为成虫。因此，野猪为该虫的转续宿主。

四、寄生虫的生活史

寄生虫完成一代生长、发育与繁殖的全过程称寄生虫的生活史（life cycle）。按生活史过程是否需要转换宿主分为直接型生活史和间接型生活史。直接型生活史的寄生虫不需要转换宿主，如蛔虫、钩虫；间接型生活史的寄生虫需要转换宿主，如旋毛虫、血吸虫。不同寄生虫的繁殖方式也不一样。有些寄生虫的生活史中只有无性繁殖，如阴道毛滴虫和蓝氏贾第鞭毛虫等；而有些寄生虫生活史中只有有性繁殖，如蛔虫、鞭虫和蛲虫等；还有一些寄生虫的生活史中既有有性繁殖也有无性繁殖。寄生虫生活史中有性繁殖和无性繁殖交替的现象称为世代交替，如血吸虫和疟原虫。

寄生虫的生活史中，能够感染人体的发育阶段称感染阶段（infective stage）。掌握寄生虫的生活史和感染阶段，可针对寄生虫某个发育阶段采取有效的防治措施。

第二节 寄生虫与宿主的相互关系

寄生虫与宿主的相互关系包括寄生虫对宿主的损害及宿主对寄生虫的免疫两方面。

一、寄生虫对宿主的致病作用

1. 夺取营养 寄生虫在宿主体内生长、发育、繁殖所需的营养均来自于宿主，有些肠道寄生虫，不仅可直接摄取宿主的营养，还可妨碍宿主营养物质的吸收，造成宿主的营养不良或发育障碍。如血吸虫和钩虫以宿主的血液为食；蛔虫以宿主消化道内的食物为营养。

2. 机械性损伤 寄生虫在宿主体内寄生、移行及窜扰等过程会给宿主造成机械性损伤或破坏。如钩虫依靠钩齿或板齿咬附在肠黏膜上会造成肠黏膜的损伤；细粒棘球绦虫在宿主体内形成的棘球蚴除可破坏寄生的器官外，还可压迫邻近组织；肺吸虫的童虫在体内移行，可引起肺、肝等多个器官损伤。

3. 毒性作用及免疫损伤 寄生虫的排泄物、分泌物、死亡崩解物、虫卵、蠕虫的蜕皮液等均对宿主有毒害作用。同时，寄生虫体内和体表的许多成分及线虫的蜕皮液等均具有抗原性，可引起宿主的免疫病理损伤。例如寄生于淋巴管内的丝虫，其分泌物、代谢产物可引起淋巴管内皮细胞肿胀、增生，管壁及周围组织发生炎症细胞浸润，管壁增厚，最后导致管腔阻塞。日本血吸虫和疟原虫抗原与宿主产生的抗体结合形成的抗原 - 抗体复合物会引起肾脏损伤；日本血吸虫虫卵可引起虫卵肉芽肿；棘球蚴破裂会引起过敏性休克等。

二、宿主对寄生虫的免疫作用

寄生虫一旦侵入宿主，宿主的机体必然会产生一系列的防御反应，包括非特异性免疫和特异性免疫应答，杀伤或消灭感染的寄生虫。由于寄生虫自身的特点，如抗原成分复杂、抗原容易变异等，所以宿主针对寄生虫感染产生的免疫力一般不能将寄生虫从宿主体内完全清除，还需通过抗寄生虫药物的作用杀灭寄生虫。

（一）非特异性免疫

抗寄生虫的非特异性免疫作用包括屏障作用、吞噬细胞的吞噬作用、体液中的补体及溶酶体酶的作用。宿主可通过非特异性免疫作用抑制、杀伤、消灭寄生虫。

（二）特异性免疫

机体对寄生虫抗原的刺激可产生特异性免疫应答，包括体液免疫应答和细胞免疫应答，这种特异性免疫应答作用在抗寄生虫感染中发挥着重要的作用。由于寄生虫抗原的复杂性，对寄生虫的特异性免疫应答有独特的表现类型。

1. 消除性免疫 消除性免疫指的是人体感染某种寄生虫后所产生的特异性免疫，既可消除体内寄生虫又能完全抵抗再感染。例如杜氏利什曼原虫引起的皮肤利什曼病。消除性免疫在抗寄生虫感染中是比较少见的一种免疫现象。

2. 非消除性免疫 非消除性免疫在抗寄生虫感染中是较常见的一种免疫类型。机体感染寄生虫后，其产生的特异性免疫不能完全清除体内寄生虫，但在一定程度上能抵抗再感染，称非消除性免疫。若体内的活虫在药物的作用下被完全清除。非消除性免疫是宿主的免疫力与体内寄生虫共存的不完全免疫现象，也是抗寄生虫感染中比较多见的一种免疫现象。某些血内寄生虫如疟原虫感染，当患者临床症状消失后，体内仍有低密度的原虫，机体能保持一定的免疫力，对同种疟原虫再感染具有抵抗力，这种免疫状态称带虫免疫。某些蠕虫如血吸虫感染时，机体产生的免疫力对体内成虫无明显的杀伤效应，但可杀伤再次侵袭的童虫，这种免疫状态称伴随免疫。

机体针对寄生虫抗原产生的特异性免疫，一方面表现为对再感染的抵抗力，另一方面可使宿主产生 Ⅰ ~ Ⅳ 型超敏反应，引起机体的免疫病理损伤。

寄生虫与宿主相互作用的结果与寄生虫致病力的强弱、侵入机体的数量和部位及宿主免疫力有关。二者相互作用的结果可表现为：带虫状态、清除寄生虫、引起寄生虫病等。体内有寄生虫寄生但无临床症状的人称带虫者（carrier）。带虫者是最难以控制的，也是在流行病学意义上最危险的传染源。

第三节　寄生虫病的流行与防治

一、寄生虫病流行的基本环节

寄生虫病的流行必须具备传染病流行的三个基本环节，即传染源、传播途径和易感人群。

1. 传染源　寄生虫病的传染源是指感染了寄生虫的人和动物，包括患者、带虫者和保虫宿主。其中带虫者和保虫宿主是最难以控制的传染源。

2. 传播途径　寄生虫的感染阶段侵入易感机体的过程称传播途径。寄生虫可通过多种传播途径侵入人体。

（1）经口感染　这是最常见的侵入途径。主要通过被污染的水源、食物或手感染。我国不少地区用未经无害化处理的人粪作为肥料，粪便中的感染期虫卵污染蔬菜、水果等是常见的传播途径。

（2）经皮肤黏膜感染　寄生虫的感染阶段经皮肤黏膜侵入。

（3）经节肢动物感染　寄生虫的感染阶段由节肢动物叮咬宿主而侵入。如蚊对疟原虫和丝虫的传播，白蛉对黑热病的传播等。

（4）经胎盘感染　母体妊娠时感染某种寄生虫后，寄生虫的感染阶段经胎盘由母体传给胎儿。如弓形虫和疟原虫。

（5）经接触感染　寄生虫的感染阶段由于与宿主的直接接触或间接接触而传播。如疥螨经皮肤的接触传播，阴道毛滴虫经性接触传播。

寄生虫还可通过其他的传播途径进入人体。如输血感染疟原虫，吸入感染肺孢子虫和自体感染猪带绦虫等。

3. 易感人群　对某些寄生虫缺乏免疫力或免疫力低下的人群称易感人群。人体对寄生虫感染的免疫力多属于带虫免疫，未感染的人因缺乏特异性免疫力而成为易感者。具有免疫力的人，当其体内的寄生虫被清除后，其免疫力也随之消失，重新成为易感者。

二、影响寄生虫病流行的因素

寄生虫病的流行除了与基本环节有关，还受到自然因素、生物因素和社会因素的影响。

1. 自然因素　包括温度、湿度、雨量、光照、地理环境等。这些因素可影响寄生虫在外界环境中的发育，也可影响其中间宿主的发育和分布。某地区流行的寄生虫的种类与这些特定的自然因素有一定关系。如我国南方气候温暖、潮湿、雨量丰富，有利于传播媒介蚊虫的发育。而北方的冬季寒冷、干燥、全年的雨量明显少于南方，不利于蚊虫的发育，所以以蚊作为传播媒介的疟疾在南方流行严重。

2. 生物因素 寄生虫生活史过程中所涉及的宿主、媒介昆虫或媒介植物等生物因素直接影响着某地区寄生虫流行的种类。如日本血吸虫的中间宿主钉螺在我国的分布不超过北纬 33.7°，因此我国北方地区无血吸虫病的流行。

3. 社会因素 包括政府对寄生虫病的重视程度、社会的经济和科学文化教育水平、医疗卫生水平及人们的生产方式、生活习惯等。这些因素在寄生虫病的流行上都有非常重要的作用。

三、寄生虫病流行的特点

寄生虫病的流行具有明显的地方性、季节性和自然疫源性的特点。

1. 地方性 寄生虫病的分布和流行有明显的地方性特点，这与自然因素、生物因素、社会因素的关系非常密切。如丝虫病主要流行于我国的长江流域及其以南地区，血吸虫病的流行与钉螺的分布一致，旋毛虫病、华支睾吸虫病等食源性寄生虫病与当地居民的饮食习惯密切相关。

2. 季节性 寄生虫病流行的季节性也与自然因素、生物因素、社会因素密切相关。在温湿度较高、雨量较大的季节流行更为严重，其流行与中间宿主和传播媒介的季节消长一致，同时也与人们的生产和生活活动有关。如血吸虫病和疟疾主要在夏秋季节流行，与人们接触疫水和蚊媒的活动一致。

3. 自然疫源性 可在人与脊椎动物之间自然传播的寄生虫病称人兽共患寄生虫病。这类存在于自然界的人兽共患寄生虫病具有明显的自然疫源性。如旋毛虫病的传播和流行。

四、寄生虫病的防治原则

控制寄生虫病流行的三个基本环节是寄生虫病防治的基本原则。

1. 控制传染源 控制传染源是寄生虫病防治中的主要环节。在流行区，普查、普治病人和带虫者是控制传染源的主要措施。对于保虫宿主也要进行有效的查治和处理。同时要检测疫情，防止传染源输入和扩散。

2. 切断传播途径 不同的寄生虫病其传播途径不尽相同，要制定出具有针对性的预防措施，切断其传播途径。如对于经口传播的寄生虫要加强水源和粪便的管理，同时要注意环境和个人卫生；如果是通过媒介节肢动物传播的，要控制和消灭节肢动物。

3. 保护易感者 人体对各种寄生虫的感染大多缺乏先天的特异性免疫力，因此对人群采取必要的保护措施是防止寄生虫感染的最直接方法。积极开展预防寄生虫病的宣传教育，建立良好的卫生行为和饮食习惯，提高群众的自我保护意识，必要时可预防服药或在皮肤涂抹驱避剂。

复习思考题

1. 什么是寄生虫和宿主？宿主有几种类型？
2. 寄生虫对宿主的致病作用主要有哪些？
3. 寄生虫病流行的基本环节有哪些？传播途径有哪些？
4. 预防寄生虫病的基本原则是什么？

第二十二章 常见的致病寄生虫

第一节 医学蠕虫

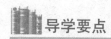 导学要点

常见的医学蠕虫的形态特点、感染阶段、生活史、防治原则。

蠕虫（helminth）是一类多细胞无脊椎动物，借身体肌肉伸缩做蠕形运动。寄生于人体的蠕虫称作医学蠕虫，包括扁形动物门、线形动物门和棘头动物门。常见的医学蠕虫有线虫、吸虫、绦虫。

根据是否需要中间宿主，可将蠕虫分为两大类：①土源性蠕虫：生活史简单，完成生活史不需要中间宿主，其虫卵在外界适宜环境中发育成感染期后直接感染人，肠道线虫多属此类。②生物源性蠕虫：生活史较复杂，完成生活史需要中间宿主，其幼虫需在中间宿主体内发育为感染期后才能感染人，所有吸虫、大部分绦虫、组织内线虫多属此类。

一、线虫

线虫（nematode）属于线形动物门，种类繁多、分布广泛，多数营自生生活，少数营寄生生活。

线虫成虫为圆柱状或线状，两侧对称，不分节。虫体大小因虫种而异。雌雄异体，一般雌虫较大、雄虫较小。消化系统较完整，包括口腔、咽管（食道）、肠和肛门。生殖系统发达，为管形。常见的寄生于人体的有蛔虫、蛲虫、钩虫、丝虫等。

（一）似蚓蛔线虫

似蚓蛔线虫（*Ascaris lumbricoides* Linnaeus，1758）简称蛔虫，是人体最常见的寄生虫之一。成虫寄生于小肠，可引起蛔虫病。

1. 形态

（1）成虫　虫体较大，雌虫大小为（20~35）cm×（3~6）mm，雄虫为（15~31）cm×（2~4）mm，尾端向腹侧卷曲，头端有"品"字形唇瓣，体表两侧有侧索，雌虫尾端钝圆。

（2）虫卵　蛔虫虫卵分为受精卵和未受精卵两种。

受精卵大小为（45~75）μm×（35~50）μm，卵壳从内向外分为三层：受精膜（卵黄膜）、壳质层、蛔甙层。卵内为一大而圆的细胞，它与卵壳的两端形成新月形的空隙。虫卵外层为被胆汁染成棕黄色的蛋白质膜。

未受精卵狭长，大小为（88~94）μm×（39~44）μm，壳薄，无蛔甙层，卵内为许多大小不等的折光性颗粒。虫卵的蛋白质膜可脱落，此时虫卵呈无色透明，应注意与其他线虫卵鉴别。

2. 生活史　成虫寄生于人体小肠，以肠道内半消化食物为食。雌虫交配后产的虫卵随粪便排出体外，在外界环境中，受精卵在荫蔽、潮湿、氧气充足和适宜温度（21℃~30℃）下，约经2周，卵内细胞发育为幼虫，再经1周，幼虫蜕皮1次成为感染期虫卵。感染期虫卵为蛔虫的感染阶段。感染期虫卵被人吞食后，在小肠内孵出幼虫，幼虫侵入小肠黏膜和黏膜下层的小静脉或淋巴管，经静脉入肝，再经右心到肺，穿破肺毛细血管进入肺泡，蜕皮2次后，再沿支气管、气管移行至咽，随宿主的吞咽，重新到达小肠，在小肠内经第4次蜕皮，逐渐发育为成虫。从误食感染期虫卵进入人体到雌虫产卵约需2个月。蛔虫成虫的寿命一般为1年左右（图22-1）。

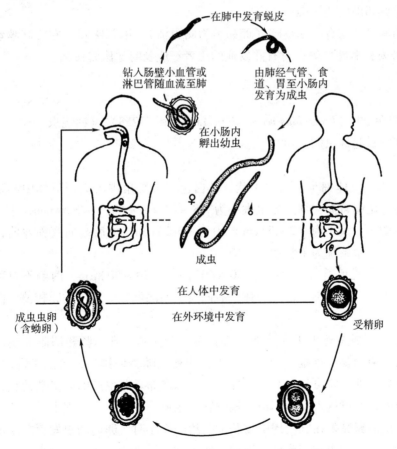

图 22-1　蛔虫的生活史示意图

3. 致病性

（1）**幼虫致病** 幼虫在移行过程中，穿破肺毛细血管进入肺泡，可造成肺局部出血、炎性渗出和嗜酸性粒细胞浸润，引起肺蛔虫症（蛔蚴性肺炎），临床上可出现体温升高、咳嗽、哮喘、痰中带血丝。

（2）**成虫致病** 蛔虫对人体的致病作用主要由成虫引起。成虫寄生于小肠，直接掠夺宿主的营养，损伤肠黏膜，导致小肠的消化和吸收功能障碍，患者可出现阵发性脐周疼痛、食欲不振、消化不良等，在儿童常可引起营养不良，甚至发育障碍；虫体的分泌物、代谢物可引起超敏反应，常使患者出现荨麻疹及夜间磨牙、惊厥等症状；成虫有钻孔习性，当寄生环境发生变化，如宿主体温升高或食入刺激性食物，或不适当的驱虫治疗，可刺激虫体引起各种并发症，如胆道蛔虫症、阑尾炎、胰腺炎等，其中以胆道蛔虫症为最常见。

4. 实验诊断 病原学诊断主要依据从粪便中查见虫卵或虫体。常用粪便直接涂片法检查虫卵，改良加藤厚涂片法、沉淀法、饱和盐水浮聚法检出率更高。

5. 防治原则 预防蛔虫病，应采取综合性措施。加强宣传教育，普及卫生知识，注意饮食卫生和个人卫生，生食瓜果蔬菜要洗净，饭前洗手，灭蝇。加强粪便管理，减少虫卵对土壤和地面的污染。

常用的驱虫药物有阿苯哒唑（商品名为肠虫清）、甲苯咪唑、左旋咪唑和枸橼酸哌嗪（商品名为驱蛔灵）等，对有并发症的患者，应及时送医院诊治。

（二）蠕形住肠线虫

蠕形住肠线虫（*Enterobius vermicularis* Linnaeus，1758）又称蛲虫。成虫主要寄生于人体回盲部，引起蛲虫病。

1. 形态

（1）**成虫** 虫体细小，白线头状，乳白色，头端角皮膨大，形体中部膨大，有明显的咽管球。尾端直而尖细。雌虫大小为（8~13）cm×（0.3~0.5）mm，生殖系统为双管型。雄虫微小，大小为（2~5）cm×（0.1~0.2）mm，体后端向腹面卷曲，具有尾翼及数对乳突，生殖系统为单管型。

（2）**虫卵** 无色透明，大小为（50~60）μm×（20~30）μm，两侧不对称，一侧凸出，一侧较平，截面为不等面三角体，有两层透明的卵壳，蛋白质膜较薄，内含一胚胎期幼虫。

2. 生活史 成虫寄生于人体回盲部，多见于盲肠、升结肠和回肠末端，以肠内容物、组织或血液为食。雌雄交配后，雄虫很快死亡随粪便排出，雌虫子宫内充满虫卵。当宿主入睡后，部分雌虫移行至肛门外，在肛周产卵。雌虫产卵后多数死亡，少数可经肛门返回肠腔，偶可进入女性阴道、输卵管、尿道等，引起异位寄生。

雌虫产出的卵黏附在肛门周围皮肤上，约经6小时，卵内幼虫发育并蜕皮1次成为感染期虫卵。感染期虫卵即为感染阶段，经手被人吞食后，在小肠内孵出幼虫，并沿小肠下行至回盲部发育为成虫。自吞入感染期虫卵至发育为成虫产卵需2~6周。雌虫寿命一般为 2 ~ 4 周（图 22 - 2）。

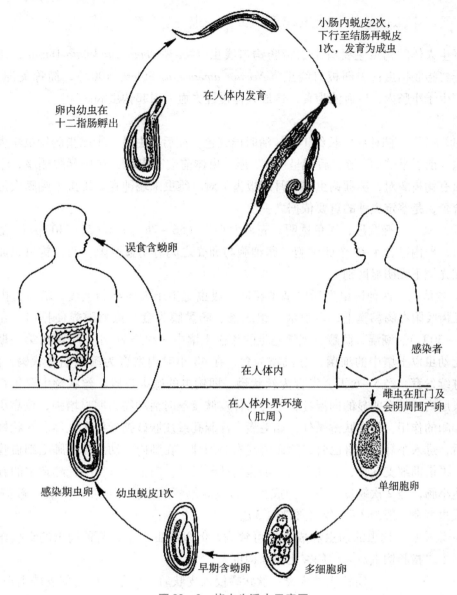

小肠内蜕皮2次，
下行至结肠再蜕皮
1次，发育为成虫

在人体内发育

卵内幼虫在
十二指肠孵出

误食含蛲卵

感染者

在人体内

在人体外界环境
（肛周）

雌虫在肛门及
会阴周围产卵

单细胞卵

感染期虫卵 幼虫蜕皮1次

早期含蛲卵 多细胞卵

图 22 - 2 蛲虫生活史示意图

3. **致病性** 雌性蛲虫在肛周爬行、产卵，刺激皮肤黏膜，引起肛门及会阴部皮肤瘙痒，是蛲虫病的主要症状。患者常有烦躁不安、失眠、食欲减退、消瘦、夜惊等症状。长期反复感染，可影响儿童的身心健康。

4. **实验诊断** 根据雌虫产卵的特点，用透明胶纸法在肛周取材查虫卵是常用的实验诊断方法，采样应在清晨排便前进行。

5. **防治原则** 做好宣传教育，讲究公共卫生、家庭卫生及个人卫生。教育儿童养成不吸吮手指，勤剪指甲，饭前、便后洗手的良好卫生习惯。

治疗的常用口服药物有甲苯咪唑、噻嘧啶等，外用药物有蛲虫膏、2% 白降汞软膏等，涂于肛周，有止痒和杀虫作用。

（三）十二指肠钩口线虫和美洲板口线虫

寄生人体的钩虫主要有十二指肠钩口线虫（*Ancylostoma duodenale* Dubini，1843），简称十二指肠钩虫；美洲板口线虫（*Necator americanus* Stiles，1902），简称美洲钩虫。成虫寄生于小肠内，以血液为食，造成人体慢性失血，引起钩虫病。

1. 形态

（1）成虫　圆柱状，长约1cm，活时肉红色，死后灰白色。十二指肠钩虫略大于美洲钩虫，前者呈"C"形，后者呈"S"形。虫体前端有口囊，在口囊腹侧缘，十二指肠钩虫有钩齿2对，美洲钩虫有半月形板齿1对。雌虫末端钝直。雄虫末端膨大形成膜质交合伞，是鉴定虫种的重要依据之一。

（2）虫卵　椭圆形，无色透明，壳薄大小为（56～76）μm×（35～40）μm。随粪便排出时，卵内已含4～8个卵细胞，卵细胞与卵壳之间有明显空隙，两种钩虫虫卵极相似，在光镜下无明显区别。

2. 生活史　两种钩虫生活史基本相同。成虫寄生于人体小肠上段，借口囊内的钩齿或板齿咬附在肠黏膜上，以血液、组织液、肠黏膜为食。虫卵随粪便排出，在温暖（25℃～30℃）、潮湿、荫蔽、氧气充足的疏松土壤中，约经24小时可孵出第一期杆状蚴，此幼虫以土壤中的细菌、有机物为食，在48小时内发育为第二期杆状蚴，此后，虫体继续发育，经5～6天，发育为丝状蚴，即钩虫的感染阶段。丝状蚴主要生存在土壤的表层内，具有明显的向温性，当与人体皮肤接触时活动能力明显增强，依靠机械性穿刺和酶的作用，从皮肤薄嫩处，如毛囊、汗腺孔或皮肤破损处侵入人体。丝状蚴侵入皮肤后，进入小静脉或淋巴管，随血流经右心到肺。在肺内，幼虫穿出肺毛细血管进入肺泡，再借助细支气管、支气管上皮细胞的纤毛摆动，向上移行至咽，随宿主的吞咽动作到达小肠，经2次蜕皮，发育为成虫。自丝状蚴侵入人体到成虫产卵，一般需5～7周。成虫寿命一般为3～5年（图22-3）。

3. 致病性　钩虫的幼虫和成虫均可致病，但以成虫为主。两种钩虫的致病作用相同，但十二指肠钩虫对人的危害比美洲钩虫大。

（1）幼虫致病　①钩蚴性皮炎：丝状蚴侵入皮肤后，数分钟内局部皮肤出现针刺、烧灼和奇痒感，继而见红色点状丘疹，可呈现红肿、水泡。钩蚴性皮炎多见于与土壤接触较多的足趾、足背、手背、指（趾）间的皮肤。②呼吸道症状：钩虫幼虫移行至肺，穿破微血管进入肺泡时，引起局部出血及炎症。患者出现咳嗽、痰中带血丝，伴有畏寒、发热等全身症状。重者可咯血、持续干咳和哮喘。

（2）成虫致病　①消化道症状：成虫以口囊内的钩齿或板齿咬附在肠黏膜上，造成肠黏膜损伤。患者常有上腹部不适及隐痛、恶心、呕吐、腹泻等症状。少数患者出现喜食生米、泥土、煤渣、破布等异常症状，称为异嗜症，补充铁剂后，大多数患者此现象消失。②贫血：钩虫对人体的危害主要是成虫吸血，引起宿主长期慢性失血而出现缺铁性贫血。患者皮肤蜡黄、黏膜苍白、头晕、乏力、劳动力减弱或丧失，严重者可有心

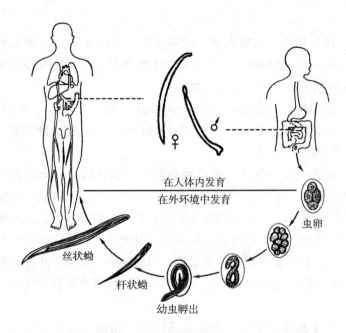

图 22 – 3　钩虫生活史示意图

慌、气促、面部及下肢浮肿等症状。

4. 实验诊断

（1）粪便检查虫卵　常用饱和盐水浮聚法和直接涂片法。

（2）钩蚴培养法　虫卵在适宜条件下，孵出钩蚴，在培养的试管中可直接观察到。检出率与饱和盐水浮聚法相似，可鉴定虫种。

5. 防治原则　加强对粪便的管理，加强个人防护，尽量减少手、足直接与泥土接触，建议穿鞋下地。如需手足直接与土壤接触，可用 25% 白矾水、左旋咪唑等涂肤剂涂擦皮肤，以防感染。

常用的治疗药物有阿苯哒唑、甲苯咪唑、噻本咪唑等，另需加强营养，纠正贫血等。

二、吸虫

吸虫（trematode）属于扁形动物门，寄生于人体的吸虫称为复殖吸虫，其生活史较复杂，一般需要更换 2 个或 2 个以上的宿主。成虫多呈叶状或舌状，背腹扁平，均有口吸盘和腹吸盘。消化系统不完整，有口无肛。生殖系统发达，除血吸虫外，均为雌雄同体。常见的有肝吸虫、肺吸虫、血吸虫等。

（一）华支睾吸虫

华支睾吸虫（*Clonorchis sinensis* Cobbold，1875），又称肝吸虫，成虫寄生于人体肝胆管内，引起肝吸虫病。

1. 形态

（1）成虫　体形狭长，背腹扁平，前端尖细，后端略钝，体表无棘。虫体大小一般为（10~25）mm×（3~5）mm。口吸盘略大于腹吸盘，后者位于虫体前端1/5处。睾丸前后排列于虫体后端1/3处，呈分支状。

（2）虫卵　黄褐色，大小平均为29μm×17μm，形似芝麻，是寄生于人体最小的蠕虫卵，卵壳厚，前端有明显的卵盖，卵盖与卵壳的接合处稍厚，隆起称为肩峰，后端有一疣状小结节，卵内有一毛蚴。

2. 生活史　成虫主要寄生于人或哺乳动物的肝胆管内。虫卵随胆汁进入肠道混于粪便排出。在水中被第一中间宿主如纹沼螺等淡水螺吞食，毛蚴在螺的消化道内孵出，穿过肠壁到肝脏，经胞蚴、雷蚴的发育和增殖，产生大量尾蚴，成熟尾蚴离开螺体，若遇第二中间宿主淡水鱼、虾，即可侵入其皮下、肌肉等处发育为囊蚴。囊蚴为肝吸虫的感染阶段。终宿主因食入含有囊蚴的淡水鱼、虾而感染。囊蚴在小肠内脱囊为童虫，从胆总管进入肝内胆小管，也可穿过肠壁经腹腔再进入肝胆管发育为成虫。成虫寿命长达20~30年。

3. 致病性　由于虫体对胆管的刺激及其代谢产物诱发的超敏反应，可引起胆管内膜及胆管周围的炎症，使胆管扩张及胆管上皮增生，管壁增厚，肝肿大，肝细胞萎缩坏死，纤维组织增生，继发肝硬化。因虫体阻塞胆管，导致阻塞性黄疸。死亡虫体的碎片、脱落的胆管上皮可构成结石的核心，引起胆石症。临床表现为上腹部胀满、食欲不佳、肝肿大、肝区隐痛、黄疸，甚至肝硬化、腹水等。

4. 实验诊断

（1）粪便检查　因华支睾吸虫产卵量少且虫卵小，直接涂片法易于漏检。常用自然沉淀法、氢氧化钠消化法及改良加藤厚涂片法。必要时可以做十二指肠引流液查虫卵。

（2）免疫诊断　常用皮内试验、间接血凝试验、ELISA等，其中以ELISA应用最多。

5. 防治原则　开展卫生宣教，不吃生鱼、虾，生熟炊、食具等应分开，以防感染。加强粪便管理、水管理。

常用的治疗药物有吡喹酮、阿苯哒唑等。

（二）布氏姜片吸虫

布氏姜片吸虫（*Fasciolopsis buski* Lankester，1857），简称姜片虫，寄生于人体小肠，引起姜片虫病。

1. 形态

（1）成虫　圆形，肥厚，活时呈肉红色，死后呈灰暗色，似姜片。虫体长20~75mm，宽8~20mm，厚0.5~3mm，为人体最大的吸虫。腹吸盘明显大于口吸盘，为口吸盘的4~5倍。

（2）虫卵　圆形、淡黄色，大小为（130～140）μm×（80～85）μm，是寄生于人体最大的蠕虫卵。卵壳薄而均匀，卵盖小或不明显，卵内含1个卵细胞和20～40个卵黄细胞。

2. 生活史　成虫寄生于人或猪的小肠内，虫卵随粪便排出，入水后，在适宜温度下，经3～7周，毛蚴孵出并侵入扁卷螺体内，经1～2个月发育和增殖，先后形成胞蚴、母雷蚴、子雷蚴及尾蚴。成熟尾蚴自螺体逸出，在水红菱、荸荠和茭白等水生植物或其他物体的表面脱去尾部，形成囊蚴。囊蚴是姜片虫的感染阶段。宿主因生吃含囊蚴的水生植物而经口感染。在小肠内，囊内幼虫脱囊而出，经1～3个月发育为成虫。成虫寿命一般为1～2年。

3. 致病性　虫体吸附在小肠壁，争夺宿主营养，若感染虫数较多，虫体覆盖肠黏膜，影响宿主消化与吸收功能，导致营养不良和消化功能紊乱。

此外，虫体的代谢产物和分泌物还可引起变态反应和嗜酸性粒细胞增多。大量感染时，虫体成团可引起肠梗阻。

4. 实验诊断　粪便检查虫卵是主要的诊断依据，可用直接涂片法、浮聚法、沉淀法等。

5. 防治原则　不生吃未经刷洗或沸水烫的菱角、荸荠等水生植物，不喝河塘内的生水。加强粪便管理。最常见的治疗药物是吡喹酮。

（三）卫氏并殖吸虫

卫氏并殖吸虫（paragonimus），又称肺吸虫，引起的疾病称肺吸虫病。

1. 形态

（1）成虫　虫体肥厚，背面隆起，腹部扁平，形似半粒黄豆。长7.5～12mm，宽4～6mm，厚3.5～5mm，宽长之比约1：2。口、腹吸盘大小略同。卵巢指状与子宫左右并列于腹吸盘之后的两侧。雌雄生殖器官左右并列为本虫的显著特征。

（2）虫卵　呈金黄色，椭圆形，大小为（80～118）μm×（48～60）μm，最宽处多近卵盖一端。卵盖大，常略倾斜，但也有缺盖者。卵内含1个位于正中央的卵细胞和10多个卵黄细胞。

2. 生活史　成虫主要寄生于肺，虫卵随痰液或粪便排出，入水后，在适宜温度下，约经3周发育，孵出毛蚴，毛蚴侵入川卷螺体内，经胞蚴、母雷蚴、子雷蚴的发育和增殖，形成大量尾蚴。成熟尾蚴从螺体逸出，侵入溪蟹或蝲蛄体内发育为囊蚴。囊蚴是肺吸虫的感染阶段。终宿主因生食或半生食含有囊蚴的溪蟹、石蟹或蝲蛄而感染。囊蚴在小肠内脱囊，发育为童虫，穿过肠壁进入腹腔，经1～3周窜扰后，穿过横膈经胸腔进入肺内发育为成虫。从囊蚴进入人体至虫体成熟并产卵，需2～3个月。成虫寿命一般为5～6年。

3. 致病性　卫氏并殖吸虫的致病，主要是童虫或成虫在人体组织与器官内移行、寄居造成的机械性损伤及其代谢物等引起的免疫病理反应。根据病变过程，可分为急性期及慢性期。急性期主要表现为童虫移行，游窜时造成机械损害及免疫病理反应。临床上以低热、纳减、乏力、消瘦、荨麻疹、嗜酸性粒细胞增高等为多见。重症患者有毒血型症状等。童虫进入肺内发育至成虫所引起的病变,大致可分为脓肿期、囊肿期和纤维瘢痕期,肺吸虫囊肿是本病最特殊的病变。

4. 实验诊断 取痰或粪便查见虫卵,皮下包块或结节活检发现童虫,均可确诊。免疫学试验常用皮内试验、酶联免疫吸附试验、循环抗原检测等。

5. 防治原则 不生吃或半生吃溪蟹和蝲蛄,不饮生水。加强水源与粪便管理。常用治疗药物为吡喹酮。

(四) 日本裂体吸虫

日本裂体吸虫也称日本血吸虫,主要寄生在人体肠系膜下静脉内,引起血吸虫病。

1. 形态

(1) 成虫 雌雄异体,长圆柱状。雄虫略粗短,呈乳白色,大小为 (10～22)mm × (0.5～0.55)mm,虫体自腹吸盘后向两侧增宽并向腹侧卷曲形成抱雌沟。雌虫细长,大小为 (12～26)mm × (0.1～0.3)mm。

(2) 虫卵 成熟虫卵呈椭圆形,淡黄色,大小为 (74～106)μm × (55～80)μm。卵壳薄,无卵盖,卵壳一侧有小棘,内含一毛蚴。

(3) 毛蚴 呈梨形或长椭圆形,灰白色,左右对称,平均大小为 99μm × 35μm,周身被有纤毛,是其活动器官。

(4) 尾蚴 尾蚴大小为 (280～360)μm × (60～95)μm,分体部和尾部,尾部又分为尾干和尾叉。体部前端有一头器,头器中央有一单细胞腺体,腹吸盘较小,位于体部后半部,在体部的中、后部有 5 对钻腺,开口于头器顶端。

2. 生活史 成虫寄生于人体及其他哺乳动物的肠系膜下静脉。雌虫产卵于肠黏膜下层静脉末梢内,虫卵随血流至肝和结肠肠壁静脉内。卵内细胞反复分裂,发育为毛蚴。由于毛蚴头腺分泌的可溶性虫卵抗原能透过卵壳,破坏血管壁,使肠壁坏死组织向肠腔破溃,虫卵随溃破组织落入肠腔,随粪便排出体外。虫卵下水后,在适宜条件 (20℃～30℃) 下,孵出毛蚴。毛蚴进入钉螺体内,经母胞蚴、子胞蚴的发育和增殖产生大量尾蚴,尾蚴是感染阶段。成熟尾蚴自螺体内逸出,当人或其他哺乳动物与尾蚴接触时,尾蚴便借其头腺和穿刺腺分泌物的溶解作用及体部伸缩、尾部摆动的机械作用,钻入宿主表皮细胞间质到达真皮层,脱去尾部后成为童虫。童虫侵入宿主的小血管或淋巴管,随血流汇集于门静脉,最后在肠系膜静脉定居,逐渐发育为成虫。从尾蚴侵入人体内至成虫产卵,约经 24 天。成虫在人体内的寿命一般为 2～5 年 (图 22－4)。

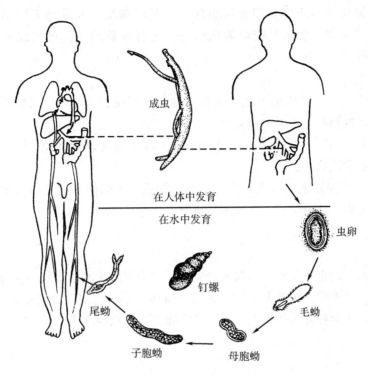

成虫

在人体中发育

在水中发育

虫卵

钉螺

尾蚴

毛蚴

子胞蚴　　母胞蚴

图 22-4　日本血吸虫生活史

3. 致病性　血吸虫的尾蚴、童虫、成虫及虫卵均可对宿主产生损害。其中虫卵为主要致病阶段。

（1）尾蚴和童虫所致的损害　尾蚴侵入宿主皮肤时，由于其机械性损伤及化学毒性作用而导致皮肤局部炎症和免疫反应，出现丘疹，有痒感，称为尾蚴性皮炎。童虫至肺部时，引起局部细胞浸润和点状出血，患者可出现咳嗽、发热、荨麻疹、痰中带血丝及血中嗜酸性粒细胞增多等症状。

（2）成虫所致的损害　一般无明显致病作用，少数可引起轻微的机械性损害，如静脉内膜炎和静脉周围炎。

（3）虫卵所致的损害　血吸虫病主要由虫卵引起，虫卵沉积在肝和肠壁引起的肉芽肿和纤维化是血吸虫病的主要病变。由虫卵内毛蚴分泌的可溶性虫卵抗原（SEA）诱发肉芽肿反应，虫卵肉芽肿一方面是宿主的免疫保护反应；但另一方面，肉芽肿相互连接形成瘢痕，导致线型肝硬化及肠壁纤维化等一系列病变。血吸虫卵肉芽肿形成窦前静脉堵塞，导致门静脉高压，肝脾肿大，侧支循环开放；另一方面出现干线型纤维化。虫卵除主要沉积于肝、结肠外，还沉积于肺、脑等组织。

血吸虫病的临床表现分为急性期、慢性期和晚期。急性血吸虫病多见于无免疫力的初次严重感染者，临床上表现为发热、肝脾肿大、腹痛、腹泻或黏液血便等症状。慢性血吸虫病患者因经少量、多次反复感染而获得部分免疫力，病人可不出现明显的临床症状，部分病例有腹痛、慢性腹泻、黏液血便、肝脾肿大、消瘦、乏力及劳动力减退等。若病程继续发展，肝、肠组织纤维化加重，可出现肝硬化、门脉高压、巨脾、腹水或上消化道出血等，此称晚期血吸虫病。儿童时期反复大量感染可影响腺垂体功能，生长发育受抑制，临床上表现为侏儒症。还有少数病例，可出现结肠壁明显增厚，甚至发生癌变。

4. 实验诊断

（1）病原学诊断　常用的方法有直接涂片法、尼龙袋集卵法、毛蚴孵化法、改良加藤厚涂片法、直肠黏膜活组织检查等。

（2）免疫学诊断　常用的方法有皮内试验、环卵沉淀试验（COPT）、间接血凝试验、酶联免疫吸附试验等。

5. 防治原则　加强水粪管理，消灭钉螺，加强个人防护、避免与疫水接触。治疗首选药物为吡喹酮，氯硝柳胺、呋喃丙胺也有一定疗效。

三、绦虫

绦虫（cestode）也称带虫，属扁形动物门。成虫背腹扁平，带状，多分节，雌雄同体，无消化道，缺体腔，虫体由头节、颈部和链体三部分组成。生活史需要 1～2 个中间宿主。常见的绦虫有链状带绦虫、肥胖带吻绦虫、细粒棘球绦虫等。

（一）链状带绦虫

链状带绦虫（*Taenia solium* Linnaeus，1758），又称猪带绦虫、猪肉绦虫、有钩绦虫，是我国主要的人体绦虫，中医学称之为寸白虫或白虫，是被最早记载的人体寄生虫之一。成虫寄生在人小肠内，引起猪带绦虫病。幼虫寄生于人或猪的肌肉等组织内，引起猪囊尾蚴病。

1. 形态

（1）成虫　乳白色，长 2～4m，扁平，带状，分节。头节近球形，直径 0.6～1mm，有 4 个吸盘，顶端具顶突，其上有 25～50 个小钩，呈内外两圈排列。颈部细，不分节。链体的节片数为 700～1000 个，幼节宽大于长；成节近正方形，内含成熟的雌雄生殖器官各 1 套，睾丸呈滤泡状，为 150～200 个，卵巢位于节片后 1/3 的中央，除左右两叶外，在子宫与阴道间有一小叶；孕节长大于宽，除充满虫卵的子宫外，其他器官均退化，子宫由主干向两侧分支，每侧 7～13 支。

（2）虫卵　球形或近似球形，直径 31～43μm，卵壳薄而透明，极易脱落，镜检所见多为具胚膜的虫卵。胚膜较厚，棕黄色，其上有放射状条纹，内含 1 个六钩蚴。

（3）囊尾蚴　卵圆形、白色半透明，大小为（8～10）mm×5mm，如黄豆大小，囊内充满透明液体，囊内有一小米粒大小的白点，其构造与成虫头节相同。

2. 生活史　人是唯一的终宿主，中间宿主是人或猪。成虫寄生于人体小肠，末端的孕节、常数节相连脱落，随粪便排出。孕节或散出的虫卵被猪吞食后，在小肠消化液的作用下，六钩蚴逸出并钻入肠壁，随血液、淋巴到达猪的身体各处，经 60～70 天发育为囊尾蚴。囊尾蚴为感染阶段。当人因食入含活囊尾蚴的猪肉后，囊尾蚴在小肠经胆汁刺激，头节翻出，附着于小肠黏膜，经 2～3 个月发育为成虫，成虫寿命可长达 25 年。

人体感染囊尾蚴的方式有三种：①异体感染：误食他人排出的虫卵而感染；②自体外感染：误食自己排出的虫卵而感染；③自体内感染：体内有成虫寄生，因肠逆蠕动，孕节或虫卵反流至胃而感染，这种感染往往十分严重。

3. 致病性

（1）成虫致病　成虫寄生于人体小肠内，引起猪带绦虫病。患者多无明显症状，粪便中发现节片是常见的求医原因。少数患者表现为腹部不适、恶心、食欲亢进、腹泻等胃肠道症状。

（2）囊尾蚴治病　囊尾蚴在寄生部位造成占位性病变，压迫周围组织，刺激邻近组织产生炎症，对人体的危害远较成虫为大。人体寄生的囊尾蚴可由 1 个至数万个，寄生部位很广，常见的顺序为皮下组织、肌肉、脑、眼、心、舌等。在皮下寄生可形成结节，结节呈圆形或椭圆形，硬度如软骨，多可活动，无压痛；寄生在肌肉者，可出现肌肉酸痛、胀痛、肌肉痉挛等症状。癫痫发作、颅内压增高、精神症状是脑囊尾蚴病的三大症状，以癫痫发作为常见。表现为头痛、恶心、呕吐、失语、瘫痪、痴呆等，严重者可致死。眼囊尾蚴病，轻者表现为视力障碍；重者导致玻璃体混浊、视网膜炎、视网膜剥离，继发白内障、青光眼，终至导致失明。

4. 实验诊断

（1）猪带绦虫病的诊断　询问患者有无吃"米猪肉"及排节片史。如检获孕节，计数子宫分支数可鉴定虫种。检查虫卵可用涂片法、浮聚法、沉淀法。

（2）囊尾蚴病的诊断　诊断方法应根据寄生部位选择。对皮肤和肌肉囊尾蚴病，可手术摘取皮下结节或浅部肌肉内包块查囊尾蚴。脑和深部组织囊尾蚴病可做 X 线检查，但只有虫体死亡钙化后才显影，CT 扫描可显示囊尾蚴病灶。眼囊尾蚴病可做眼底镜检查。免疫诊断对深部组织囊尾蚴病有重要价值，多用囊尾蚴囊液作为抗原，常用方法是 IHA、ELISA。

5. 防治原则　加强卫生宣传，注意个人卫生和饮食卫生，不食生的或未熟透的猪肉。切生肉和熟食的菜刀、菜板要分开。饭前便后要洗手。改进养猪方式，猪要圈养，猪圈与人厕要分开，防止猪吃人粪。严格肉类检查，严禁销售含囊尾蚴的猪肉。

治疗绦虫病常用槟榔、南瓜子联合驱虫，以及氯硝柳胺（灭绦灵）、吡喹酮等。治疗囊尾蚴病亦可用吡喹酮或丙硫咪唑。

（二）肥胖带吻绦虫

肥胖带吻绦虫（*Taenia saginata* Goeze，1782），又称牛带绦虫、牛肉绦虫或无钩绦虫，它与猪带绦虫同属带科、带属，两者形态和发育过程相似。

1. 形态　牛带绦虫与猪带绦虫形态相近，其主要区别见表 22 − 1。

表22－1　牛带绦虫与猪带绦虫形态的主要区别

	猪带绦虫	牛带绦虫
体长	2～4m	4～8m 或更长
节片	700～1000 节，薄，略透明	1000～2000 节，肥厚，不透明
头节	球形，有顶突及小钩	略呈方形，无顶突及小钩
成节	卵巢分左右两叶及中央小叶	卵巢仅两叶
孕节	子宫分支每侧 7～13 支	子宫分支每侧 15～30 支

2. 生活史　牛带绦虫生活史与猪带绦虫相似。人为唯一终宿主。孕节常单节脱落，亦可自行逸出肛门或随粪便排出体外。牛为中间宿主，人因食入生的或未熟的含牛囊尾蚴的牛肉而感染，成虫寿命可达 20～30 年，甚至更长。牛囊尾蚴不能寄生于人体，是与猪带绦虫的重要区别。

3. 致病性　牛带绦虫的致病性与猪带绦虫的成虫相同。人体寄生的成虫多为 1～2条，但在流行区多条感染并非少见，最多的一例竟达 31 条，但患者的症状多不明显，或似猪带绦虫病，有胃肠道和神经系统症状。由于节片可自行逸出肛门，可有肛门瘙痒，偶可引起肠梗阻或阑尾炎。

4. 实验诊断　同猪带绦虫病，可根据子宫分支数和头节形态鉴定虫种。孕节自行逸出肛门时常自断端散出虫卵，故肛门拭子法查卵阳性率较高。

5. 防治原则　与猪带绦虫病的防治基本相同。

复习思考题

1. 蛔虫感染可引起哪些疾病？如何防治蛔虫病？
2. 简述钩虫的生活史及所致疾病。
3. 列表比较线虫纲寄生虫的感染阶段、感染方式。
4. 吸虫纲寄生虫生活史有何特点？

第二节　医学原虫

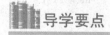

导学要点

1. 医学原虫的分类和常见种类。
2. 溶组织内阿米巴、阴道毛滴虫、疟原虫的感染阶段和致病性。
3. 肝吸虫、血吸虫的感染阶段、感染方式。

原虫（protozoon）为单细胞真核生物，属于原生动物门。

虫体微小，形态各异，结构简单，基本构造有胞膜、胞质、胞核三部分，能完成感觉、运动、摄食、排泄、生殖等全部生命活动。其种类繁多，分布广泛，多营自生或腐生生活，少数营共栖或寄生生活。

寄生于人体的致病性原虫以及与人体处于共栖状态的非致病性原虫统称为医学原虫，少数致病性原虫如疟原虫、溶组织内阿米巴等可严重危害人类健康，引起区域或广泛流行的寄生虫病。

根据运动细胞器的有无和类型，将医学原虫分为四个纲：①根足虫纲：以伪足为运动细胞器，如溶组织内阿米巴等。②鞭毛虫纲：以鞭毛为运动细胞器，如阴道毛滴虫等。③孢子虫纲：无明显的运动细胞器，如疟原虫等。④纤毛虫纲：以纤毛为运动细胞器，如结肠小袋纤毛虫等。

一、根足虫纲

（一）溶组织内阿米巴

溶组织内阿米巴（*Entamoeba histolytica*），又称痢疾阿米巴，主要寄生于人体结肠，在一定条件下侵入肠壁组织，引起阿米巴痢疾，也可随血液侵入肝、肺、脑等组织，引起肠外阿米巴病。

1. 形态 溶组织内阿米巴有滋养体和包囊两个形态时期，成熟的四核包囊是感染期。

（1）滋养体 滋养体具有侵袭性，可吞噬红细胞，直径在 $10 \sim 60 \mu m$ 之间。借助单一定向的伪足产生运动，有透明的外质和富含颗粒的内质，具有一个泡状核，呈球形，直径 $4 \sim 7 \mu m$，核膜边缘有单层均匀分布、大小一致的核周染色质粒。核仁小，大小为 $0.5 \mu m$，居中，周围有纤细无色的丝状结构。其形态与虫体的多形性和寄生部位有关，如在阿米巴痢疾患者新鲜黏液血便中的滋养体运动活泼，形态变化大；从有症状患者组织中分离的滋养体，直径 $20 \sim 60 \mu m$，常含有红细胞，有时有白细胞和细菌；而生活在肠腔、非腹泻粪便或有菌培养基中的滋养体大小为 $10 \sim 30 \mu m$，不含红细胞。

（2）包囊 滋养体在肠腔内形成包囊，包囊呈圆球形，直径为 $10 \sim 20 \mu m$，外有光滑囊壁，根据结构不同分为成熟包囊和未成熟包囊。成熟包囊为四核包囊，囊内仅有 4 个细胞核，此期是原虫的感染阶段；未成熟包囊分单核和双核包囊，胞质中有营养物质拟染色体和糖原块（图 22 -5）。

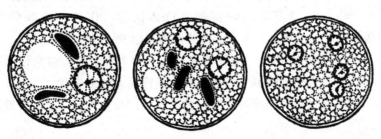

图 22 -5 溶组织内阿米巴包囊

2. 生活史 溶组织内阿米巴的生活史简单，基本过程为包囊→滋养体→包囊。感染性的四核包囊随污染的食物或水经口进入人体，行至小肠，经消化液的作用，虫体脱囊而出。多核的滋养体甚至未完全脱囊即开始摄食。四核虫体经3次胞质分裂和1次核分裂发展成8个子虫体，即在结肠上端摄食细菌和二分裂增殖。虫体在肠腔中下行，因营养和水分的减少，虫体团缩形成前包囊，分泌出厚厚的囊壁，经二次有丝分裂形成四核包囊，随粪便排出体外。

滋养体在外环境中存活时间较短，即使吞食也会被消化液杀灭，而包囊则可以在外界生存数日至1个月。滋养体是虫体的侵袭形式，当宿主全身或肠道局部的抵抗力下降时，肠腔内的滋养体可借助伪足运动和所分泌的酶与毒素的作用侵入肠壁组织，吞噬破坏红细胞、溶解肠壁组织，引起液化性坏死，病变部位以回盲部多见。滋养体随坏死的组织等落入肠腔，随粪便排出体外，宿主出现阿米巴性痢疾的症状。有些滋养体还可侵入血管，随血流至肝、肺、脑等组织器官内寄生，导致不同部位的脓肿，引起肠外阿米巴病。

3. 致病性 人体感染溶组织内阿米巴后，大多数成为无症状带虫者，只有少数的感染者发病。能否发病，取决于虫株的毒力、数量、肠道菌群的协同作用以及宿主的免疫功能。

（1）致病机制 溶组织内阿米巴对宿主的侵袭力，主要表现为伪足的机械性损伤及其释放的凝集素、穿孔素等物质的毒性作用。肠壁组织的早期病变一般限于浅表的肠黏膜，坏死区较小，随着病程的进展，滋养体不断繁殖，可穿破黏膜层，在疏松的黏膜下层甚至肌层繁殖扩散，典型的病损表现是口小底大的烧瓶样溃疡；肠外阿米巴病往往呈无菌性、液化性坏死，周围浸润有淋巴细胞。

（2）临床表现 ①肠阿米巴病：主要是阿米巴痢疾，典型症状为腹疼伴里急后重、腹泻，粪便可呈果酱样黏液脓血便，有特别腥臭味。②肠外阿米巴病：以阿米巴肝脓肿最常见，表现为弛张热、肝肿大、肝区疼等；肺脓肿常继发于肝脓肿，患者的主要症状有发热、胸疼、咳嗽、咳痰、痰呈咖啡色；脑脓肿患者可出现神经系统的症状和体征，死亡率高。

4. 实验诊断

（1）病原学检查 粪便标本中可检出滋养体和包囊。检查滋养体常用生理盐水直接涂片法。检查包囊最常选用的方法为碘液涂片法，也可用甲醛乙醚法沉淀包囊。

（2）免疫学检查 目前常用间接荧光抗体试验（IFA）、酶联免疫吸附试验（ELISA）、间接血凝试验（IHA）等方法检测抗阿米巴的特异性抗体。

5. 防治 加强卫生宣传教育，注意饮食、饮水和个人卫生；对粪便进行无害化处理，防止污染水源；消灭蝇、蟑螂等传播媒介；治疗病人和带虫者。

治疗药物可用甲硝唑、替硝唑等，中药大蒜素、白头翁等有一定的疗效。

（二）其他消化道阿米巴

此类阿米巴一般是非致病性的，虽寄生在人类消化道内但并不侵入人体组织且无临床症状。当大量原虫寄生或宿主免疫力低下时，或合并细菌感染而致肠功能紊乱时，可出现症状。如结肠内阿米巴、微小内蜒阿米巴、哈氏内阿米巴、布氏嗜碘阿米巴，这些非致病或机会致病的阿米巴在形态上与溶组织内阿米巴相似。

二、鞭毛虫纲

（一）阴道毛滴虫

阴道毛滴虫（*Trichomonas Vaginalis*）简称为阴道滴虫，主要寄生于女性的阴道和尿道，也可感染男性的泌尿生殖系统，引起滴虫性阴道炎和尿道炎，又称滴虫病，是以性传播为主的一种感染性疾病。

1. 形态　阴道毛滴虫的发育仅有滋养体期而无包囊。滋养体呈梨形或椭圆形，大小为（7～32）μm×（10～15）μm。虫体无色透明，具4根前鞭毛和1根后鞭毛，虫体前1/2处有一波动膜，后鞭毛向后伸展与波动膜外缘相连，使虫体做旋转运动。另有一透明的轴柱纵贯虫体，并于后端伸出体外。

2. 生活史　阴道毛滴虫的生活史简单，只有滋养体期。主要寄居在女性阴道，尤以后穹窿多见，偶可侵入尿道；男性感染多见于尿道和前列腺。滋养体以二分裂方式繁殖，是本虫的繁殖阶段和感染阶段。

3. 致病性　阴道毛滴虫的致病力与虫体本身的毒力以及宿主的生理状态有关。正常情况下，健康女性阴道内存在大量乳酸杆菌，能酵解阴道上皮细胞的糖原，产生乳酸，使阴道保持酸性，抑制虫体或细菌的生长，即阴道的自净作用。当机体的生理功能发生变化，如妊娠及月经后期，阴道内pH值升高，滴虫借机生长从而消耗阴道上皮细胞中的糖原，妨碍乳酸杆菌的酵解作用，乳酸生成减少，阴道内环境趋于中性或碱性，此条件有利于滴虫及其他病原菌的生长繁殖，从而导致阴道炎症的发生。传染源是患者和无症状带虫者，通过直接或间接接触传播。主要表现为外阴瘙痒或烧灼感，白带增多，典型白带呈灰黄色泡沫状，有臭味，严重时会混有血液。若感染累及尿道，患者可出现尿频、尿急、尿痛等症状。男性感染者多呈无症状的带虫状态，可导致配偶的重复感染。

4. 实验诊断　取阴道壁或阴道后穹窿分泌物、尿液沉淀物、前列腺液，用生理盐水涂片或涂片染色（铁苏木素、瑞氏或姬氏染色）后镜检，以观察到滋养体为诊断依据。另外，酶联免疫吸附试验（ELISA）、间接荧光抗体试验（IFA）等免疫学方法可用于检测毛滴虫抗原，特异性好，敏感度高。

5. 防治原则　改善卫生条件、注意个人卫生和规范个人行为是预防感染的重要措施。治疗滴虫病必须夫妻双方同时用药才能根治，首选药物为甲硝唑，如用1%乳酸、0.5%醋酸或1∶5000高锰酸钾冲洗阴道以保持局部的酸性环境，可提高疗效。

（二）蓝氏贾第鞭毛虫

蓝氏贾第鞭毛虫（*Giardia lamblia*），又称贾第虫，主要寄生于人体小肠，引起以腹泻为主要症状的贾第虫病。蓝氏贾第鞭毛虫呈世界性分布，感染状况与卫生条件和医疗水平关系密切，发展中国家的感染人数约 2.5 亿，在旅游者中发病率比较高，故又有"旅游者腹泻"之称。近年来，贾第虫合并 HIV 感染的病例不断增多，在临床实践中应给予高度关注。

1. 形态 蓝氏贾第鞭毛虫的生活史中有滋养体和包囊两个发育阶段。

（1）滋养体 滋养体大小为（9~21）μm×（5~15）μm，形似半个纵切的梨，两侧对称，前端钝圆，后部渐细，背面隆起，腹面凹陷并于其前部形成 2 个吸盘，有 4 对鞭毛，1 对轴柱。

（2）包囊 椭圆形，大小为（8~14）μm×（7~10）μm，囊壁较厚，与虫体之间有均匀明显的空隙，细胞核常偏于一端。未成熟包囊有 2 个核，成熟包囊有 4 个核。囊内还可见鞭毛、轴柱的早期结构（图 22-6）。

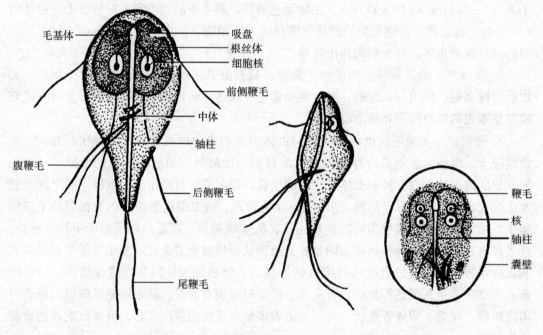

图 22-6 蓝氏贾第鞭毛虫的滋养体和包囊

2. 生活史 作为感染阶段的四核包囊随被污染的食物、水等进入人体，在十二指肠内脱囊形成 2 个滋养体。滋养体主要寄生于十二指肠和上段小肠，偶尔寄生于胆道和胰管，依靠吸盘吸附于肠黏膜，以二分裂方式大量增殖。当滋养体落入肠腔，在环境不利的情况下可分泌囊壁形成包囊，随粪便排出体外；若肠蠕动增快，滋养体则直接随稀便排出体外。

3. 致病性 大量滋养体覆盖于小肠黏膜表面，造成肠黏膜的损伤和炎症，影响小肠的吸收功能，导致腹泻等肠炎症状。患者主要表现为腹痛、腹胀、腹泻等，粪便恶臭，呈水样，一般无脓血，含较多的脂肪颗粒。

4. 实验诊断 粪便、十二指肠液、胆汁中检获滋养体或包囊作为诊断依据。常用生理盐水直接涂片法检查滋养体，碘液染色法检查包囊。免疫学检查如酶联免疫吸附试验、间接荧光抗体试验等方法主要应用于流行病学调查和临床辅助诊断。

5. 防治原则 加强粪便管理，保护水源，改善环境卫生；注意饮食饮水卫生；查治病人和带虫者。常用治疗药物有甲硝唑、替硝唑、阿苯达唑、呋喃唑酮、吡喹酮等。

（三）杜氏利什曼原虫

杜氏利什曼原虫（*Leishmania donovani*），又称黑热病原虫，其生活史有前鞭毛体和无鞭毛体两个发育阶段。前者寄生于媒介昆虫白蛉的消化道内，后者寄生于人及其他哺乳类动物的巨噬细胞内，引起利什曼病即黑热病。

1. 形态 因在其生活史中宿主和环境的不同，杜氏利什曼原虫有无鞭毛体和前鞭毛体两种不同形态。

（1）无鞭毛体 又称为利杜体。虫体呈圆形或卵圆形，大小为 $(2.9 \sim 5.7)\mu m \times (1.8 \sim 4.0)\mu m$，圆形的细胞核位于虫体的一侧，核旁有一细小杆状的动基体，其前方有一点状的基体并由此发出一个根丝体。基体和根丝体在普通光学显微镜下难以区分。

（2）前鞭毛体 又称鞭毛体。虫体呈梭形，大小为 $(11.3 \sim 20)\mu m \times (1.5 \sim 1.8)\mu m$。细胞核位于虫体的中部，其前端有动基体和基体，鞭毛由基体发出并游离于虫体外。

2. 生活史 杜氏利什曼原虫的生活史，分为在白蛉体内和在人体或其他哺乳动物体内的发育两个时期。

（1）在白蛉体内发育 雌性白蛉叮刺受染宿主时，宿主血液及皮肤内含有无鞭毛体的巨噬细胞被其吸入胃内，巨噬细胞被消化，无鞭毛体散出，24小时后发育为前鞭毛体。前鞭毛体以二分裂方式大量增殖，同时逐渐移向并聚集在雌性白蛉的口腔及喙内。

（2）在人体或其他哺乳动物体内发育 口腔及喙内聚集有前鞭毛体的雌性白蛉叮刺宿主吸血时，前鞭毛体随白蛉的唾液进入宿主体内。一部分前鞭毛体被多核白细胞吞噬消灭；另一部分则进入巨噬细胞。在巨噬细胞内，前鞭毛体虫体变圆，成为无鞭毛体。无鞭毛体在巨噬细胞内，不但可以存活而且大量繁殖，最终导致巨噬细胞破裂，散出后又侵入其他巨噬细胞，不断重复上述增殖过程。

3. 致病性 无鞭毛体在巨噬细胞内增殖，使巨噬细胞被大量破坏和增生，导致肝、脾、骨髓、淋巴结等富含巨噬细胞的组织器官肿大，尤以脾肿大最常见，是黑热病最主要的体征。晚期脾肿大，伴随着脾功能亢进，血细胞在脾内被大量破坏，致使全血细胞减少产生贫血，此是黑热病重要的症状之一。由于肝、肾功能受损，患者血浆白蛋白减少，而巨噬细胞的大量增生使球蛋白增加，白蛋白与球蛋白比例倒置。

人体感染杜氏利什曼原虫后经 3~8 个月或更长的潜伏期，才出现症状和体征，主要表现为：①长期不规则发热；②贫血；③肝、脾、淋巴结肿大；④鼻衄和齿龈出血；⑤蛋白尿、血尿。晚期病人大都消瘦、精神不振、头发稀少无光泽，病人面部、四肢及躯干逐渐变黑暗色，故称黑热病。病后可获得牢固免疫力，能抵抗同种利什曼原虫的再感染。

4. 实验诊断 将患者骨髓穿刺液直接涂片，瑞氏或姬氏染色后镜检，如检出无鞭毛体可作为黑热病的确诊依据；必要时也可对穿刺物进行培养或动物接种，以查找病原体。另外，血清学检测以及 PCR 技术对黑热病的诊断都具有比较好的辅助诊断意义。

5. 防治原则 虽然我国已基本消灭了黑热病，但传染源和传播媒介尚未根除，自然疫源地仍然存在，所以应坚持长期监测，杀灭病犬，防蚊灭蚊，加强个体防护。治疗药物首选葡萄糖酸锑钠、戊烷脒等。

三、孢子虫纲

(一) 疟原虫

疟原虫（plasmodium）是引起疟疾的病原体。疟疾俗称"打摆子""冷热病"，曾称为"瘴气"，周期性发作的冷、热、出汗为其主要症状。

寄生于人体的疟原虫有四种，分别为间日疟原虫（*Plasmodium Vivax*）、恶性疟原虫（*P. Falciparum*）、三日疟原虫（*P. Malariae*）和卵形疟原虫（*P. Ovale*）。我国主要是间日疟原虫和恶性疟原虫，其他两种少见。

1. 形态 疟原虫在红细胞内生长、发育、增殖，形态变化很大，一般分三个主要发育期。以间日疟原虫为例，描述其各期特征（图 22 - 7）。

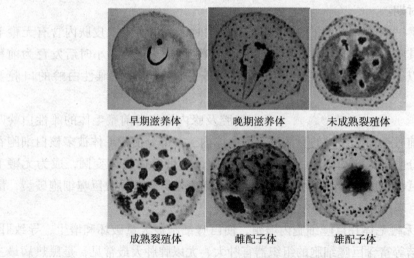

| 早期滋养体 | 晚期滋养体 | 未成熟裂殖体 |
| 成熟裂殖体 | 雌配子体 | 雄配子体 |

图 22 - 7 间日疟原虫的各期形态

（1）**滋养体** 滋养体是疟原虫在红细胞内最早出现的摄食和生长阶段，分早期滋养体和晚期滋养体两种。①早期滋养体：经瑞氏或姬氏染色后，虫体细胞质环状，蓝色，细胞核点状，红色，形似镶有红宝石的戒指，又称环状体，被寄生的红细胞无变化。②晚期滋养体：虫体细胞质增多，核变大，有时伸出伪足，形状不规则，细胞质内出现褐色疟色素，又称为阿米巴样体。被寄生的红细胞胀大，色变淡，胞质内开始出现红色细小的薛氏小点。

（2）**裂殖体** 晚期滋养体继续增大，虫体变圆，若细胞核分裂成 2～10 个，但细胞质不分裂，增多的疟色素分布不均匀，此期为未成熟裂殖体；若细胞核继续分裂成 12～24 个，细胞质也随之分裂，且每一部分胞质包绕一个胞核，形成 12～24 个裂殖子，疟色素聚集成团，此种含有裂殖子的虫体称为成熟裂殖体。此时被寄生的红细胞明显胀大，颜色变淡，可见薛氏小点。

（3）**配子体** 疟原虫在红细胞内经数代裂体增殖后，部分裂殖子进入红细胞后不再分裂，胞质增多，发育成配子体。配子体有雌雄之分，雌配子体又称为大配子体，虫体较大，细胞质深蓝色，细胞核较致密，深红色，常偏于虫体一侧；雄配子体又称为小配子体，虫体较小，细胞质浅蓝略带红色，细胞核较疏松，浅红色，常位于中央。

2. 生活史 疟原虫的生活史包括在人体内和按蚊体内的发育两部分。人是疟原虫的中间宿主，其在人体内进行裂体增殖；按蚊是疟原虫的终宿主，其在按蚊体内进行配子生殖和孢子生殖。生殖方式属于世代交替。四种疟原虫的生活史基本相同，以间日疟原虫为例阐释如下（图 22-8）。

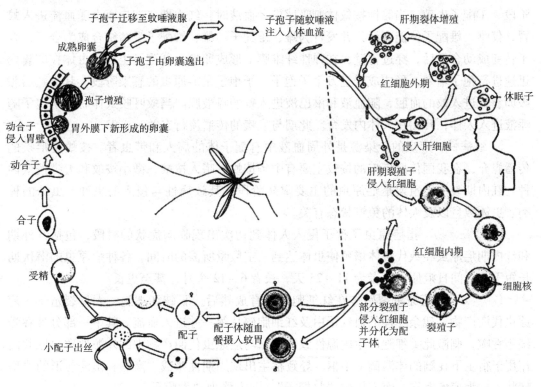

图 22-8 疟原虫生活史

（1）**在人体内的发育** 疟原虫先后在肝细胞和红细胞内发育。①红细胞外期：简称红外期，即疟原虫在肝细胞内的裂体增殖。当唾液腺内含有成熟子孢子的雌性按蚊刺吸人血时，子孢子随即进入人体，约经 30 分钟侵入肝细胞。目前认为，间日疟原虫的子孢子具有速发和迟发两种不同的遗传类型。速发型子孢子进入肝细胞后进行裂体增殖，形成大量成熟裂殖体，内含大量的裂殖子，最后造成肝细胞破裂，裂殖子释放入血，部分裂殖子被吞噬细胞吞噬，其余则侵入红细胞内发育。而迟发型子孢子因种、株的不同，则要经过一段或长或短的休眠期后，才能完成红细胞外期的裂体增殖，再侵入红细胞内发育，是日后疟疾复发的根源。间日疟原虫完成红细胞外期需 8 天，恶性疟原虫需 5 ~ 6 天，三日疟原虫需 11 ~ 12 天，卵形疟原虫约 9 天，此期与疟疾的潜伏期长短有关。②红细胞内期：简称红内期，即疟原虫在红细胞内的裂体增殖。红外期的裂殖子侵入红细胞后，依次发育成小滋养体、大滋养体、未成熟裂殖体，最后转变为成熟裂殖体。红细胞破裂，裂殖子释出，部分被吞噬细胞吞噬，部分侵入其他正常红细胞，重复裂体增殖过程，如此反复进行，不断造成红细胞破裂引起疟疾的发作。间日疟原虫、恶性疟原虫、卵形疟原虫裂体增殖一代需 48 小时，三日疟原虫则需 72 小时。红内期与疟疾的发作和再燃有关。

间日疟原虫经过 3 ~ 5 代的裂体增殖后，部分裂殖子侵入红细胞不再进行裂体增殖，而逐渐发育为雌、雄配子体，开始有性生殖。

(2) 在蚊体内的发育　分为在蚊胃腔内的配子生殖和在蚊胃壁上的孢子增殖两个阶段。①配子生殖：当雌性按蚊体刺吸感染者血液时，红内期各期疟原虫随血流进入蚊胃，仅雌、雄配子体能存活，并发育为雌、雄配子。雌、雄配子受精结合成为合子，合子转变成动合子后，穿过胃壁，在弹性纤维膜下形成卵囊。②孢子生殖：虫体在卵囊内迅速进行孢子增殖，形成成千上万个子孢子。子孢子是疟原虫的感染阶段，其成熟后胀破卵囊，进入蚊的血腔，随血液和淋巴液进入蚊的唾液腺。当蚊叮咬人体时，子孢子随唾液进入人体，开始在人体内发育。此期与疟疾的传播流行有关。

3. 致病性　疟疾的传染源是外周血液中有配子体的病人和带虫者。按蚊是疟疾的传播媒介，在我国传播疟疾的按蚊主要有中华按蚊、嗜人按蚊、微小按蚊和大劣按蚊四种。红内期裂体增殖期是疟原虫的主要致病阶段，其致病性与侵入的虫种、虫株的种类、虫体数量以及人体的免疫状态有关。

(1) 潜伏期　指疟原虫子孢子侵入人体到初次出现临床症状的时段，包括红外期和红内期疟原虫经数代裂体增殖使虫体达到一定数量所需的时间。各种疟原虫的潜伏期长短不一，间日疟原虫短者为 11 ~ 25 天，长者 6 ~ 12 个月，甚至更长。

(2) 发作　疟原虫裂殖体在红细胞内发育成熟后，胀破红细胞，大量裂殖子、疟原虫代谢产物、残余变性的血红蛋白及红细胞碎片等一并进入血流。其中一部分被吞噬细胞吞噬，刺激此类细胞产生内源性致热原，与疟原虫代谢产物中的外源性致热原共同作用于宿主下丘脑的体温调节中枢，导致宿主出现周期性寒战、高热和出汗热退的典型症状，称为疟疾发作，南方俗称"打摆子"，北方称为"发疟子"。

疟疾发作的周期性与疟原虫红内期裂体增殖的周期一致。间日疟、恶性疟、卵形疟均隔日发作 1 次，三日疟隔 2 天发作 1 次。但初发患者、儿童、同一种疟原虫的重复感染、不同种疟原虫的混合感染者以及曾服过抗疟药的病人，发作的症状与周期性均不典型，常易误诊，应注意鉴别。

(3) 贫血与脾肿大　疟疾反复发作后，因疟原虫对红细胞的直接破坏、免疫病理损伤以及脾功能亢进等原因，宿主会出现不同程度的贫血。由于疟原虫及其代谢产物的刺激，脾脏充血、单核-巨噬细胞系统增生，在疾病的早期，脾脏即可出现肿大，长期不愈或反复发作的病人脾肿大可达脐下。

（4）再燃与复发　急性疟疾患者发作停止后，在无重新感染的情况下，红细胞内残存的疟原虫因抗原变异逃避人体的特异性免疫，或机体免疫力下降，重新大量繁殖，引起的疟疾发作称为再燃。疟疾初发后，红细胞内的原虫已被消灭，在无重新感染的情况下，肝细胞内迟发型子孢子结束休眠状态，经裂体增殖而导致疟疾的发作称为复发。恶性疟原虫和三日疟原虫因无迟发型子孢子，故不引起复发。

（5）凶险型疟疾　此型疟疾多由恶性疟原虫所致，感染者可出现持续性高热、抽搐、昏迷、重症贫血或肾衰竭等症状，发病急骤，来势凶猛，易误诊，死亡率高。临床分为脑型、超高热型、厥冷型、胃肠型等，以脑型最多见。

另外还有疟疾性肾病、妊娠期疟疾、先天性疟疾、输血疟疾等临床类型。

4. 实验诊断

（1）病原学检查　主要方法是采末梢血液涂片染色，常在同一张载玻片上做薄血膜涂片和厚血膜涂片，经姬氏或瑞氏染色后镜检，检出疟原虫即可确诊。采血时间：间日疟原虫以发作前后数小时至10余小时、恶性疟原虫发作开始时为宜。

（2）免疫学与分子生物学检测　用免疫学方法检测抗体和循环抗原可用于疟疾的辅助诊断、流行病学调查、防治效果评估及输血对象的筛选。近年来采用的DNA探针以及PCR技术以其特异性强、敏感性高为疟原虫的诊断开辟了更广阔的前景。

5. 防治原则　防治疟疾必须实施综合性措施，包括治疗病人以消灭传染源，灭蚊、防蚊以切断传播途径，预防服药以保护易感人群。疫苗接种将是人类控制疟疾流行的理想途径，目前在研制和试验阶段。

抗疟药物主要包括杀灭红内期裂体增殖期原虫的氯喹、磷酸氯喹、青蒿素等，用于控制临床发作；杀灭红外期原虫及红内期配子体的伯氨喹啉、乙胺嘧啶，具有抗复发和切断传播的作用。

（二）刚地弓形虫

刚地弓形虫（*Toxoplasma gondii*）简称弓形虫，世界性分布，动物和人普遍易感，引起人兽共患的弓形虫病。在机体抵抗力下降时，可致严重后果，是一种重要的机会致病原虫。近年来，由于应用放疗、化疗、免疫抑制剂等治疗手段或者某些病毒感染（如艾滋病）等导致机体免疫缺陷，使弓形虫的感染率明显升高。尤其是先天感染可对胎儿造成严重危害，所以日益受到人们的重视。

1. 形态　弓形虫的生活史中有滋养体、包囊、裂殖体、配子体和卵囊五种形态，在终宿主体内五种形态均存在，而在中间宿主体内则仅有速殖子和包囊。

（1）滋养体　又称速殖子，呈弓形或新月形，大小为（4~7）μm×（2~4）μm，运动方式多样，滑动、旋转或翻筋斗。经瑞氏或姬氏染色后，虫体胞质呈蓝色，核呈紫红色，位于虫体中央稍后。速殖子可单个或数个散在体液中，也可在宿主细胞内形成数个至20余个速殖子的集合体，称为假包囊。

（2）包囊　圆形或椭圆形，直径 5～100μm，外具一层坚韧富有弹性的囊壁，内含数个至数千个缓殖子，缓殖子增殖缓慢，形态与速殖子相似。

（3）卵囊　圆形或椭圆形，直径 10～12μm，具双层光滑透明的囊壁。成熟的卵囊内含 2 个孢子囊，每个孢子囊内含 4 个新月形的子孢子。

2. 生活史　弓形虫完成生活史需两种宿主，包括无性生殖和有性生殖阶段。终宿主为猫科动物，特别是家猫。中间宿主广泛，包括爬行类、鸟类、鱼类、人及其他的哺乳类，猫科动物也可作为其中间宿主。

（1）在中间宿主体内的发育　当成熟的卵囊、包囊、假包囊被中间宿主，如人、猪、牛、羊等吞食后，子孢子、缓殖子、速殖子在肠腔逸出，侵入肠壁，经血或淋巴扩散到脑、肝、肺、骨骼肌等组织细胞内进行无性繁殖，随着宿主细胞的胀破，释出的速殖子又侵入新的细胞，反复繁殖。免疫功能正常的机体，速殖子的繁殖受到抑制，形成包囊，可存活数月、数年甚至终身。当宿主的免疫力下降，组织内包囊释出的缓殖子，进入血液或其他新的组织细胞中继续发育繁殖，造成新的播散。

（2）在终宿主体内的发育　当成熟的卵囊、包囊、假包囊被猫科动物吞食后，虫体释出，少部分可通过肠黏膜，随血液或淋巴液扩散至全身的组织细胞内寄生；大部分侵入到小肠绒毛上皮细胞，进行裂体增殖。经过几代裂体增殖后，部分裂殖子发育成雌、雄配子体，再发育为雌、雄配子，继而受精形成合子，发育为卵囊。卵囊落入肠腔，随粪便排出体外，在外界发育成熟。

3. 致病性　弓形虫生活史中的卵囊、包囊、假包囊对终宿主和中间宿主都具有感染性，传染源广泛，传播方式多样，可经口、胎盘、损伤的皮肤黏膜及输血发生感染。速殖子是弓形虫的主要致病时期，其分裂繁殖迅速，导致大量组织细胞被破坏，引起局部组织的炎症和水肿。根据感染途径的不同，弓形虫病分为先天性与获得性两类。

（1）先天性弓形虫病　母亲在孕期感染弓形虫，虫体可通过胎盘垂直感染，引起胎儿先天性弓形虫病，典型表现有小脑畸形、脑积水、智力缺陷、视网膜脉络膜炎、精神运动障碍等症状。孕早期感染后果严重，常可引起早产、流产、死胎和畸形。

（2）获得性弓形虫病　获得性弓形虫病主要是由于宿主食入含包囊、假包囊的肉类或被卵囊污染的食物和水所致。多数感染者呈无症状的带虫状态，当机体免疫功能受损时，可出现急性期病变，表现为淋巴结肿大、头痛、癫痫、视力障碍、昏迷等。在免疫功能低下者中，弓形虫脑病最常见且为死因之一。

4. 实验诊断

（1）病原学诊断　①涂片染色法：取急性期患者的脑脊液、胸水、羊水或眼房水等体液进行离心沉淀，取沉渣涂片，或取活组织穿刺物直接涂片，经姬氏或瑞氏染色后镜检速殖子，但检出率较低。②动物接种分离法或细胞培养法：将标本接种于敏感动物小白鼠的腹腔，1～3 周后取腹腔渗出液镜检速殖子；也可接种于离体培养的单层有核细胞中进行培养，查找速殖子。

（2）免疫学诊断　常用的检查方法有间接血凝试验、间接免疫荧光抗体试验、酶联免疫吸附试验等。近年来 DNA 探针和 PCR 技术为弓形虫感染的诊断开辟了新途径。

5. 防治原则　加强对家畜、家禽的饲养管理及监测，强化对肉类加工的检疫及食品卫生的管理，不食未煮熟的肉类、蛋、乳制品，防止猫粪污染食物及饮水。定期对孕妇进行血清学检查，一旦发现感染，应及时治疗或终止妊娠，防止先天性弓形虫病的发生。常用的治疗药物有磺胺类、乙胺嘧啶。

复习思考题

1. 溶组织内阿米巴、阴道毛滴虫所致的疾病有哪些？
2. 疟原虫所致的疾病有哪些？解释疟疾的再燃与复发。

第三节　医学节肢动物

导学要点

1. 医学节肢动物种类、全变态与半变态。
2. 医学节肢动物对人体的危害及防制原则。
3. 蚊、蝇、蚤、虱、蜱、恙螨、疥螨、蠕形螨、尘螨等医学节肢动物的形态、生活史和生态习性。

一、概述

节肢动物是无脊椎动物的重要门类，分布广泛，种类繁多，约有 80 万种，占动物种类总数的 2/3 以上。凡以骚扰、刺螫、吸血、致敏、毒害、寄生和传播病原生物等方式危害人体健康的节肢动物，称为医学节肢动物（medical arthropod）。医学节肢动物学是研究医学节肢动物形态、分类、生活史、生态、地理分布、致病、传播规律和防制方法的科学，是一门独立的学科，也是人体寄生虫学、传染病学、流行病学及公共卫生学的重要组成部分。

（一）形态特征与分类

节肢动物的主要特征是：虫体两侧对称，身体及成对附肢均分节；体表由几丁质的外骨骼组成；循环系统为开放式；发育史多经历蜕皮和变态。

节肢动物门分为 10 多个纲，与医学关系密切的主要是昆虫纲和蛛形纲。

1. 昆虫纲　虫体分头、胸、腹三部分，头部有触角 1 对，胸部有足 3 对。代表种类有蚊、蝇、蚤、虱、白蛉、蠓、臭虫、蜚蠊等。

2. 蛛形纲　虫体分头胸和腹两部分或头胸腹愈合成躯体，有足 4 对，无触角。代表种类有蜱、恙螨、疥螨、蠕形螨、尘螨、粉螨、蜘蛛、蝎子等。

（二）医学节肢动物的发育

医学节肢动物的个体发育包括胚胎发育和胚后发育两个阶段，前者在卵内完成，后者从卵孵化为幼虫到成虫性成熟为止。节肢动物从卵发育到成虫所经历的形态结构、生理功能和生活习性的一系列变化的总和称为变态。根据是否有蛹期分为全变态和半变态两种类型。

1. 全变态 生活史经历卵、幼虫、蛹和成虫四个时期。其特点是要经历一个蛹期，各期之间在形态和生活习性上明显不同，如蚊、蝇、蚤等。

2. 半变态 又称不全变态，生活史包括卵、幼虫、若虫和成虫四个时期（如蜱、螨），或分为卵、若虫和成虫三个时期（如虱、蜚蠊）。这类节肢动物的发育过程中，幼体（幼虫、若虫）与成虫的形态和生活习性相似，仅体积较小，性器官未发育成熟。

（三）对人体的危害

医学节肢动物对人体的危害是多方面的，大致可分为直接危害和间接危害。

1. 直接危害 指节肢动物本身损害人体健康，常见的方式有：①骚扰、刺螫、吸血：如蚊、蚤、蜱等叮人、吸血令人不安；②寄生：如疥螨寄生于皮内引起疥疮；③毒害：如蜱叮咬时分泌的麻痹性神经毒素导致蜱瘫痪；④致敏：某些节肢动物本身或者其分泌物、代谢产物等，可作为过敏原引起超敏反应，如尘螨引起过敏性哮喘和鼻炎等。

2. 间接危害 一些节肢动物携带病原体传播疾病，称为媒介节肢动物，又称传播媒介，其传播的疾病称为虫媒病。其传播方式有以下两类：①机械性传播：医学节肢动物对病原体仅起到运输、携带作用，病原体不在节肢动物体表或体内发育或繁殖，如蝇传播痢疾、伤寒、霍乱等；②生物性传播：指病原体在节肢动体内经过发育或繁殖才具有感染力引起疾病的传播，如恙虫立克次体在恙螨体内、疟原虫在蚊体内等。

（四）医学节肢动物的防制

医学节肢动物的防制是预防和控制虫媒病的重要手段，应从媒介、生态环境和社会条件的整体观点出发，制订一套系统的综合性的防制措施，具体方法包括：

1. 环境防制 通过环境治理，减少媒介滋生。如疏通沟渠、填平坑洼、清除垃圾杂草、翻缸倒罐等。

2. 物理防制 利用热、光、电、声、机械等物理方法捕杀和驱赶医学节肢动物。如高温灭虱、紫外灯光诱蚊、装纱窗纱门、挂蚊帐等。

3. 化学防制 通过化学合成杀虫剂诱杀、毒杀或趋避节肢动物。常用的有机磷杀虫剂（敌敌畏、马拉硫磷等）、氨基甲酸酯杀虫剂（西维因、残杀威等）、拟除虫菊酯杀虫剂（二氯苯醚菊酯、胺菊酯等）。

4. 生物防制 利用捕食性生物和致病性生物防制节肢动物，优点是对人畜安全，不污染环境。如在水塘中放养柳条鱼扑食蚊幼虫，苏云金杆菌可使蚊幼虫致病而死。

5. 遗传防制 改变或移换节肢动物的遗传物质，降低其繁殖力，从而达到减少和杀灭害虫的目的。

6. 法规防制 通过国家法律或条例，强制性防制医学节肢动物。如加强入境检疫，对某些重要害虫实行监管等。

二、昆虫纲

昆虫纲是动物界种类最多、数量最大的一个类群，与人类关系密切的医学昆虫主要有蚊、蝇、蚤、虱等。

（一）蚊

蚊（mosquito）属双翅目蚊科，全世界已知38属3350多种，我国报告18属370多种，是最重要的一类医学昆虫。与医学有关的主要是按蚊属、库蚊属和伊蚊属。

1. 形态 蚊体长 1.6～12.6mm，呈灰褐色、棕褐色或黑色，分头、胸、腹三部分（图22－9）。

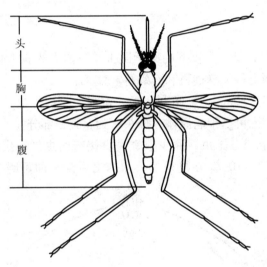

图 22－9 蚊的形态

2. 生活史 蚊的发育为全变态，生活史分卵、幼虫、蛹和成虫四个阶段。前 3 个时期生活于水中，成虫生活于陆地。雌雄交配后，雄蚊死亡，雌蚊吸血后，卵巢发育，产卵于水中。卵在28℃时经 2～3 天孵出幼虫，7～8 天蜕皮 4 次化蛹，再经 2 天羽化为成蚊。完成一代需 2 周，一年可繁殖 7～8 代。雄蚊寿命 1～3 周，雌蚊寿命 1～2 个月。

3. 生态习性 三属主要蚊种幼虫的滋生地不同：按蚊孳生于稻田、小溪等大型清洁水体；库蚊孳生于洼地积水、下水道等污染水体；伊蚊孳生于树洞、盆等小容器水体。雄蚊多栖息于野外杂草和树丛中，以植物汁为食；雌蚊多在羽化后 2～3 天开始吸血，吸血后卵巢才能发育成熟。伊蚊主要在白天吸血，其他蚊种多在夜晚吸血。气温低于 10℃时，蚊卵巢发育停滞，营养物质转化为脂肪，进入越冬。在热带和亚热带全年平均温度在 10℃以上的地区，无越冬现象。

4. 与疾病的关系 蚊不但骚扰吸血，更重要的是作为媒介传播多种疾病，严重危害人类健康。

（1）疟疾 主要症状为周期性发冷、发热和出汗并引起贫血和脾大，在我国是长期危害人民健康的严重疾病之一。其传播媒介是按蚊，已知全世界约60种按蚊可传播疟疾，其中20余种在我国有分布。

（2）丝虫病 临床的主要特征是肢体和生殖泌尿系统淋巴管淋巴结炎、象皮肿、鞘膜积液、乳糜尿等。我国班氏丝虫病的主要传播媒介是淡色库蚊和致倦库蚊，马来丝虫病的主要传播媒介为中华按蚊和嗜人按蚊。

（3）流行性乙型脑炎 是由乙脑病毒引起、蚊传播的一种人畜共患病。以高热、意识障碍、抽搐等神经系统症状为临床特征，好发于夏秋季节，在我国以三带喙库蚊为主要传播媒介。

（4）登革热 由登革病毒引起、伊蚊传播的急性传染病。主要传播媒介是白纹伊蚊和埃及伊蚊。

（二）蝇

蝇（fly）属双翅目，是一类重要的医学昆虫。我国大约有1500种，与疾病密切相关的种类多属蝇科、丽蝇科、麻蝇科和狂蝇科。

1. 形态 成蝇长5~10mm，呈暗灰、黑、黄褐、暗褐等色，许多种类带有金属光泽，全身被有鬃毛，鬃毛可携带病原体，分头、胸、腹三部分。

2. 生活史 蝇为全变态昆虫，除少数蝇类直接产幼虫外，生活史有卵、幼虫、蛹和成虫四个时期（图22-10）。在夏秋季，卵产出后1天即可孵化成幼虫（俗称蛆），

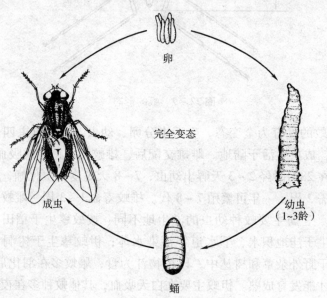

图22-10 蝇的形态与生活史

幼虫发育成熟后钻入周围干松的土里静止化蛹，蛹一般 3~6 天羽化为成蝇，羽化 1~2 天后进行交配，一般一生仅交配 1 次，数日后雌虫产卵。整个生活史所需时间与蝇种、温度、湿度、食物等因素有关。在外界条件适宜时，完成一代需 20~30 天，成蝇寿命为 1~2 个月。

3. 生态习性　蝇的幼虫孳生于有机物质丰富的场所，蝇嗜食腐败的动植物、人和动物的食物、分泌物、排泄物等，且有边吃、边吐、边排泄的习性。由于蝇的食性特点使成蝇黏附大量的病原体，在机械性传播疾病方面具有重要意义。

4. 与疾病的关系　蝇除骚扰人、污染食物外，更重要的是传播多种疾病和引起蝇蛆病。

（1）传播疾病　包括机械性传播和生物性传播，所传播的疾病如痢疾、霍乱、伤寒、阿米巴病、锥虫病等。

（2）蝇蛆病　蝇类幼虫寄生于组织器官中，导致蝇蛆病。如羊狂蝇幼虫寄生于眼引起眼蝇蛆病；纹皮蝇幼虫寄生于皮肤引起皮肤蝇蛆病等。

（三）蚤

蚤（flea）属蚤目，俗称跳蚤，是哺乳类、鸟类和人类的体表寄生虫。我国目前报告有 480 余种，是鼠疫等人兽共患病的传播媒介。

1. 形态　蚤体小，体侧扁，长 3mm 左右，棕黄色或深褐色，有眼或无眼，无翅，足长发达，善于跳跃，全身多刚劲的刺称为鬃。

2. 生活史　蚤发育为全变态，生活史有卵、幼虫、蛹和成虫四个阶段（图 22-11）。雌虫交配后产卵，初产时白色，后逐渐成暗黄色，在适宜条件下 5~15 天孵出幼

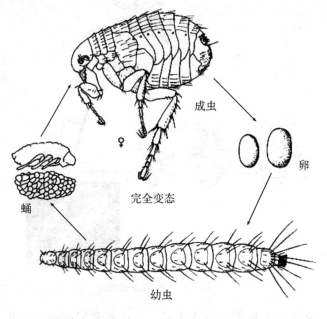

成虫

卵

完全变态

蛹

幼虫

图 22-11　蚤的生活史

虫，幼虫经 2~3 周，蜕皮 2 次，变为成熟幼虫，成熟幼虫吐丝作茧，在茧内经 3 次蜕皮、化蛹，蛹期 1~2 周，有时可达 1 年，受外界刺激后羽化。从卵发育为成虫约需 1 个月，蚤的寿命为 1~2 年。

3. 生态习性 蚤的宿主广泛，有鼠、猫、狗、猪、人等，雌蚤通常在宿主皮毛上和窝巢中产卵。由于卵壳缺乏黏性，宿主身上的卵最终都散落到其窝巢及活动场所，这些地方也就是幼虫的滋生地，如鼠洞、畜禽舍、屋角、墙缝、床下以及土坑等。雌雄蚤均吸血，且喜欢更换宿主吸血，叮刺频繁，耐饥力强，有边吸边排便的习性。蚤对温度敏感，当宿主死后变冷，即离去另找新宿主，易造成疾病在不同宿主间传播。

4. 与疾病的关系 蚤对人类的危害主要有以下三个方面。

（1）**叮刺骚扰** 叮刺处瘙痒，可因搔抓感染造成溃疡。

（2）**寄生** 有些蚤类寄生于啮齿类或人类皮下。

（3）**传播疾病** 最重要的是鼠疫，其次是鼠型斑疹伤寒（地方性斑疹伤寒）。

（四）虱

虱（louse）属虱目，是哺乳动物和鸟类的体外永久性寄生虫。在人体寄生的主要有人虱和耻阴虱两种。

1. 形态 虱体小、无翅、背腹扁平，足末端具有特殊的攫握器。

2. 生活史 虱的生活史分卵、若虫、成虫三个时期，为半变态（图 22 - 12）。雌虫交配后 1~2 天产卵，卵俗称虮子，白色，卵期 1 周。若虫从卵盖钻出约 2 小时即能吸血，8~9 天经 3 次蜕皮成为成虫。虱卵发育至成虫需 16 天，成虫寿命为 1~2 个月。

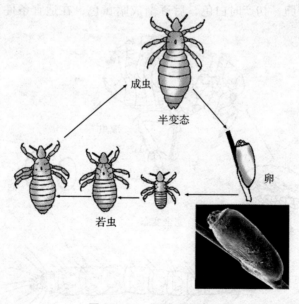

图 22 - 12 虱的生活史

3. 生态习性 寄生于人体的虱有人头虱、人体虱和耻阴虱。人头虱寄生在人头发间，人体虱主要生活在贴身衣裤的缝隙中，耻阴虱主要寄生于阴部及肛门周围的毛上。

若虫和雌雄成虫都嗜吸人血，并有边吸血边排粪的习性。虱对温度和湿度都极其敏感，既怕热、怕湿，又怕冷。虱一般情况下不会离开人体，当宿主患病或剧烈运动后体温升高、汗湿衣着，或病死后尸体变冷，虱即爬离另觅宿主，这一习性利于疾病的传播。

4. 与疾病的关系　虱对人类的危害主要表现在叮咬和传播疾病上，传播的疾病主要有流行性斑疹伤寒、战壕热和虱媒回归热。

三、蛛形纲

蛛形纲的特征是虫体分头胸部及腹部，或头胸腹融合为一体，无触角，无复眼，无翅，成虫有足 4 对，与人类关系最密切的是蜱和螨。蜱螨类生活史可分为卵、幼虫、若虫和成虫等期，属半变态发育。

（一）蜱

蜱（tick）属寄螨目蜱总科。

1. 形态　虫体为椭圆形，未吸血时腹背扁平，背面稍隆起，成虫体长 2 ~ 10mm，饱血后胀大如赤豆或蓖麻子状，可长达 30mm。表皮革质，背面或具壳质化盾板。虫体分颚体和躯体两部分。蜱根据躯体背面有无坚硬的盾板，分为硬蜱和软蜱两大类。成虫在躯体背面有壳质化较强的盾板，通称为硬蜱（图 22 - 13），约有 700 种；无盾板者，通称为软蜱，约有 150 种。

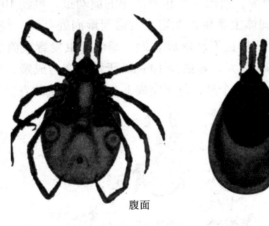

腹面　　　　　　背面

图 22 - 13　硬蜱的成虫形态

2. 生活史　蜱的发育过程分卵、幼虫、若虫和成虫四个时期。成虫吸血后交配，落地产卵，在适宜条件下卵可在 2 ~ 4 周内孵出幼虫，幼虫形似若虫，但体小，有足 3 对，幼虫经 1 ~ 4 周蜕皮成若虫，若虫有足 4 对，无生殖孔，到宿主身上吸血，落地后再经 1 ~ 4 周蜕皮而为成虫。蜱完成一代生活史需 2 个月至 3 年不等，硬蜱的寿命 1 ~ 10 个月不等，软蜱的成虫由于多次吸血和多次产卵一般可活五六年甚至数十年。

3. 生态习性　硬蜱多生活在森林、灌木丛、开阔的牧场、草原、山地的泥土中等，软蜱多栖息于家畜的圈舍、野生动物的洞穴、鸟巢及人房的缝隙中。蜱一般寄生在宿主皮肤较薄、不易被搔动的部位，如颈部、耳后、腋窝、大腿内侧、阴部和腹股沟等处。硬蜱多在白天侵袭宿主，吸血时间较长，一般需要数天，软蜱多在夜间侵袭宿主，吸血时间较短，一般数分钟到 1 小时。蜱的吸血量很大，各发育期饱血后可胀大几倍至几十倍，雌硬蜱甚至可达 100 多倍。

4. 与疾病的关系 蜱对人体的危害包括：

（1）直接危害 蜱在叮刺吸血时多无痛感，叮咬局部可造成充血、水肿，还可引起继发性感染。有些硬蜱在叮刺吸血过程中，唾液分泌的神经毒素可导致宿主运动性纤维的传导障碍，引起上行性肌肉麻痹现象，导致呼吸衰竭而死亡，称为蜱瘫痪。

（2）传播疾病 如森林脑炎、新疆出血热、蜱媒回归热、莱姆病、Q 热、蜱传斑疹伤寒、细菌性疾病等。

（二）恙螨

恙螨（chigger mites）又称恙虫，成虫和若虫营自生生活，幼虫寄生在家畜和其他动物体表引起皮炎，传播恙虫病。全世界已知 3000 多种，我国记录有 420 余种。

1. 形态 幼虫多为椭圆形，红、橙、淡黄或乳白色，体长为 0.2 ~ 0.5mm。背面有盾板和背毛，腹面有 3 对足。

2. 生活史 恙螨的生活史分卵、前幼虫、幼虫、若蛹、若虫、成蛹和成虫等七期（图 22 - 14）。雌虫产卵于泥土表层缝隙中，卵为球形，淡黄色，直径约 0.2mm，经 5 ~ 7 天卵内幼虫形成，卵壳破裂，逸出一个包有薄膜的前幼虫，再经 10 天左右发育，幼虫破膜而出，遇宿主即爬到体上寄生，在宿主皮薄而湿润处叮刺，经 2 ~ 3 天饱食后，坠落地面缝隙中，3 ~ 7 天后静止不动形成若蛹，蛹内若虫发育成熟后，从蛹背逸出。自幼虫静止至若虫孵出约需 12 天，若虫经 10 ~ 35 天静止变为成蛹，成蛹经 1 ~ 2 周发育为成虫。完成 1 个世代约需 3 个月，每年完成 1 ~ 2 代，成虫的寿命平均为 10 个月。

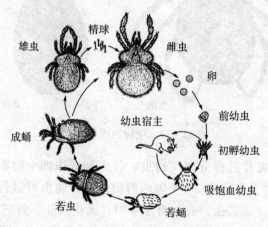

图 22 - 14 恙螨的生活史

3. 生态习性 恙螨幼虫的宿主范围很广泛，以鼠类为主，约 50 种可侵袭人体。恙螨幼虫的活动范围较小，多寄生在宿主皮肤较柔软嫩薄处，如人的腰、腋窝、腹股沟、阴部等处。幼虫在宿主体上叮刺吸吮时，先以螯肢爪刺入皮肤，然后注入唾液，宿主组织受溶组织酶的作用，上皮细胞、胶原纤维及蛋白发生变性，出现凝固性坏死，在唾液周围形成一个环圈，以后继续增长形成一条小吸管通到幼虫口中，称为茎口，被分解的组织和淋巴液，通过茎口进入幼虫消化道。幼虫在刺吸过程中，一般不更换部位或转换宿主。

4. 与疾病的关系

（1）恙螨皮炎 多发生在腰、腋窝、腹股沟、阴部等皮薄而湿润处，表现为丘疹和奇痒，有时可发生继发感染。

（2）恙虫病 是恙螨幼虫感染立克次体后，叮咬人引起的一种急性传染病。其临床特征为起病急骤、持续高热、皮疹、皮肤受刺叮处有焦痂和溃疡、局部或全身浅表淋巴结肿大等。

（三）疥螨

疥螨（scab mites）是一种永久性寄生螨类，寄生于人和哺乳动物的皮肤表皮角质层内，引起疥疮。寄生于人体的疥螨称人疥螨。

1. 形态 成虫体圆形或椭圆形，乳白或浅黄色，体长为 0.2～0.5mm，背面隆起，有横形的波状横纹和成列的鳞片状皮棘，躯体后半部有几对杆状刚毛和长鬃，腹面光滑，仅有少数刚毛，足4对，足短粗，分5节，足的末端有吸垫或长刚毛。

2. 生活史 疥螨的生活史分卵、幼虫、前若虫、后若虫和成虫五期。一般在夜间，雄虫和雌后若虫在人体皮肤表面交配，而后雄虫死亡，雌后若虫则钻入宿主皮下，蜕皮成雌虫。雌虫以人体表皮角质组织和淋巴液为食，在角质层间挖隧道产卵。雌虫一生可产40～50个卵，幼虫孵化后经两期若虫发育为成虫。完成一代生活史需8～16天，雌螨的寿命为5～6周。

3. 生态习性 疥螨常寄生于人体皮肤较柔软嫩薄之处，常见于指间、腕屈侧、肘窝、腋窝前后、腹股沟、外生殖器、乳房下等处，在儿童则全身皮肤均可被侵犯。

4. 与疾病的关系 主要引起疥疮。被疥螨寄生部位的皮损为小丘疹、小疱及隧道，多为对称分布。疥疮丘疹呈淡红色、针头大小、可稀疏分布，中间皮肤正常，亦可密集成群，但不融合。隧道的盲端常有虫体隐藏，呈针尖大小的灰白小点。剧烈瘙痒是疥疮最突出的症状，引起发痒的原因是雌螨挖掘隧道时的机械性刺激及生活中产生的排泄物、分泌物引起过敏反应所致。白天瘙痒较轻，夜晚加剧，睡后更甚。可能是由于疥螨夜间在温暖的被褥内活动较强或由于晚上啮食所致，故常影响睡眠。由于剧痒、搔抓，可引起继发性感染，发生脓疮、毛囊炎或疖肿。

（四）蠕形螨

蠕形螨（demodicid mites）俗称毛囊虫，是一类永久性寄生螨。已知有140余种和亚种，其中毛囊蠕形螨和皮脂蠕形螨可寄生于人和哺乳动物的毛囊和皮脂腺内。

1. 形态 螨体细长，呈蠕虫状，乳白色，半透明，成虫体长为0.1～0.4mm，雌虫略大于雄虫。颚体宽短，呈梯形，躯体分足体和末体两部分。在足体腹面有足 4 对，末体细长，表面有环状横纹，末端钝圆。

2. 生活史 蠕形螨的生活史可分为卵、幼虫、前若虫、若虫和成虫五个时期。雌雄交配后，雄虫死亡，雌虫产卵于毛囊或皮脂腺内，卵经 60 小时孵出幼虫，幼虫约经 36 小时蜕皮为前若虫，再经 72 小时发育蜕皮为若虫，经 2～3 天发育为成虫。完成一代生活史需 15 天，雌螨寿命为 4 个月以上。

3. 生态习性 蠕形螨主要寄生于人体的额、鼻、鼻沟、头皮、颏部、颧部和外耳道，还可寄生于颈、肩背、胸部、乳头、大阴唇、阴茎和肛门等任何有毛囊和皮脂腺的部位，主要刺吸宿主细胞和取食皮脂腺分泌物，也以皮脂、角质蛋白和细胞代谢物为食。毛囊蠕形螨多为群居，而皮脂蠕形螨则单个寄生。

4. 与疾病的关系 感染有蠕形螨的人绝大多数为无症状的带虫者，故一般认为蠕形螨为条件致病菌。其致病作用表现为寄生在皮脂腺的螨可引起皮脂腺分泌阻塞，虫体的代谢产物可引起超敏反应，虫体的进出活动可携带病原微生物，引起毛囊周围细胞浸润，以及纤维组织增生。因而临床上可表现为鼻尖、鼻翼两侧、颊、须眉间等处血管扩张，患处轻度潮红，继而皮肤出现弥漫性潮红、充血，继发红斑湿疹或散在针尖大小至粟粒大小的红色痤疮状丘疹、脓疱、结痂及脱屑、皮肤有痒感及烧灼感。根据广泛的调查证明，酒齄鼻、毛囊炎、痤疮、脂溢性皮炎和睑缘炎等皮肤病的发生与蠕形螨相关。

（五）尘螨

尘螨（dust mites）普遍存在于人类居住场所的尘埃中，是一种强烈的过敏原，可引起超敏反应性疾病。与人类过敏性疾病关系最密切的主要有屋尘螨和粉尘螨等。

1. 形态 成虫椭圆形，乳白色，体长为 0.2～0.5mm。颚体位于躯体前端，螯肢钳状，躯体表面有指纹状的细密或粗皱的皮纹，躯体背面前端有狭长盾板。雄虫体背后部还有后盾板，肩部有 1 对长鬃，后端有 2 对长鬃，生殖孔在腹面中央，肛门靠近后端，雄螨肛侧有肛吸盘，有足 4 对，跗节末端具钟形吸盘。

2. 生活史 尘螨的生活史分为卵、幼虫、第一期若虫、第二期若虫和成虫五个时期。卵椭圆形，乳白色，经 8 天孵出幼虫，幼虫、第一期若虫、第二期若虫在发育过程中，各经 5～12 天的静息期和 2～3 天的蜕皮期。在适宜条件下完成一代生活史需 20～30 天。雄螨存活 60～80 天，雌螨可长达 100～150 天。

3. 生态习性 尘螨分布广泛，大多营自生生活。屋尘螨主要孳生于卧室内的枕头、褥被、软垫、沙发凳家具中。粉尘螨还可在面粉厂、棉纺厂、食品仓库、中药仓库等处的地面大量滋生。尘螨是一种啮食性的自生螨，以粉末性物质为食，如动物皮屑、面粉、棉籽饼和真菌等。尘螨的分泌物、排泄物、蜕下皮壳和死亡虫体，尤其是这些代谢产物在细菌与真菌作用下分解的微小颗粒，能在空气中飘浮，易被吸入，都是强烈的过敏原。

4. 与疾病的关系 尘螨性过敏属于外源性超敏反应，病人往往有家族过敏史或个人过敏史，主要表现为尘螨性哮喘、过敏性鼻炎、过敏性皮炎等。

复习思考题

1. 医学节肢动物的种类、全变态与半变态。
2. 医学节肢动物对人体的危害及防制原则。
3. 蚊、蝇、蜱、尘螨的形态、生活史和生态习性。

第四篇　微生物在药学中的应用

第二十三章　微生物与药物制剂

导学要点

1. 微生物在药物生产中的应用。
2. 抗生素的概念、分类与制备。
3. 抗药性产生的机制与预防。
4. 抗生素效价的微生物检定法。
5. 药物的抗菌试验。

微生物可以产生某些具有生理或药理活性的初级、次级代谢产物，利用微生物发酵的方法可以制备多种药物，包括抗微生物感染和抗肿瘤作用的传统抗生素，还有氨基酸、维生素、核酸类、特异性酶制剂及酶抑制剂、菌体制剂与活菌制剂等。

第一节　抗生素的分类、作用与发酵生产

一、抗生素的定义

抗生素（antibiotics）是由微生物（包括细菌、真菌、放线菌属）或高等动植物在生命活动中所产生的具有抗病原体或其他活性的一类次级代谢产物，能干扰其他生活细胞发育功能的化学物质。抗生素一般主要是利用微生物发酵法进行工业化生产，如青霉

素、头孢菌素、链霉素、红霉素等。极少数抗生素如氯霉素、磷霉素等可用化学法生产。此外，还可用天然抗生素进行化学分子结构改造，制成各种衍生物，即半合成抗生素，如氨苄西林、羧苄西林、头孢利啶等。

抗生素能选择性地抑制病原菌。某种抗生素所能抑制或杀灭的病原菌的范围称之为该种抗生素的抗菌谱。一些只对革兰阳性细菌或革兰阴性细菌具有抗菌活性的抗生素为窄谱抗生素；另一些对革兰阳性细菌和革兰阴性细菌都具有抗菌活性，既能抑制细菌生长，也能抑制霉菌生长的抗生素为广谱抗生素。随着抗生素研究和应用的深入，抗生素的作用已超出了抗菌的范围。

二、抗生素的应用

自 1941 年青霉素正式作为药物应用于临床以来，现在常用的医用抗生素种类已达几百种。抗生素除了能够治疗细菌感染外，对真菌感染也有一定的疗效，如灰黄霉素、制霉菌素等；大环内酯类抗生素等可以对抗病毒；临床上亦有对抗肿瘤的抗生素，如丝裂霉素、博来霉素、放线菌素等，分别对肺癌、胃癌、恶性葡萄胎等有一定的疗效，由于它们的毒副反应较大，现在国内外仍在努力寻找新的高效抗肿瘤抗生素。

抗生素也可以用在非临床方面，应用于植物保护，控制农作物疾病。如用链霉素防治柑橘溃疡病；有些抗生素可以刺激植物生长，如赤霉素；有些具有选择性除草作用，如茴香霉素等。绝大部分医用抗生素都能有效地用于治疗禽畜的感染性疾病，已有 10 多种抗生素用于兽用临床，在国外有专门供兽用或作饲料添加剂的抗生素，如越霉素、黄霉素等可加入动物饲料中作为生长促进剂。

在发酵工业中使用抗生素，能够提高特定发酵产品的产量。如谷氨酸发酵时加入青霉素，可提高细菌细胞膜的渗透性，有利于胞内谷氨酸的渗出，提高谷氨酸发酵的产酸水平。制霉菌素等可以防止纺织品、塑料、油漆、图书等工业制品的发霉。

有些抗生素可作为生物化学和分子生物学研究的工具，如用于干扰或切断蛋白质、RNA 等在特定阶段的合成，抑制特定的酶系反应等。链脲佐菌素可建立糖尿病动物试验模型。此外，抗生素还可用于防止细胞培养、组织培养的污染。

三、抗生素的分类

抗生素的分类方法有多种，可以从生物来源、作用、化学结构、作用机制、合成途径等方面进行阐述，具体如下（表 23 - 1）。

表 23 - 1 抗生素的分类

分类方法	抗生素的产生来源	抗生素
根据抗生素的生物来源分类	放线菌	链霉素、四环素等
	真菌	青霉素、头孢霉素 D 等
	细菌	多黏菌素
	植物或动物	蒜素、鱼素等

分类方法	抗生素的产生来源	抗生素
根据抗生素的作用分类	广谱	氨苄西林等
	作用于革兰阴性细菌	链霉素、多黏菌素、磷霉素、卷霉素、环丝氨酸、利福平等
	作用于革兰阳性细菌	青霉素、林可霉素、克林霉素、杆菌肽等
	抗真菌	分为棘白菌素类、多烯类、嘧啶类、作用于真菌细胞膜上麦角甾醇的抗真菌药物、烯丙胺类、氮唑类
	抗肿瘤	丝裂霉素、放线菌素 D、博莱霉素、阿霉素等
	抗结核菌类	利福平、异烟肼、吡嗪酰胺等
	抗病毒	四环类抗生素等
	免疫抑制作用	环孢霉素
根据抗生素的化学结构分类	β - 内酰胺类	青霉素类和头孢霉素类等
	氨基糖苷类	链霉素、庆大霉素等
	四环素类	四环素、土霉素、金霉素等
	大环内酯类	红霉素、麦迪霉素、阿奇霉素等
	多肽类	多黏菌素、杆菌肽等
根据抗生素的作用机制分类	抑制细胞壁合成	青霉素类和头孢霉素类等
	影响细胞膜功能	多烯类抗生素等
	抑制病原菌蛋白质合成	四环素等
	抑制核糖合成	丝裂霉素 C 等
	抑制生物能作用	抗霉素等
根据抗生素的合成途径分类	氨基酸、肽类衍生物	青霉素类、头孢霉素类等
	糖类衍生物	链霉素等
	乙酸、丙酸衍生物	红霉素等丙酸衍生物

四、抗生素的发酵生产

微生物发酵法生产抗生素主要包括发酵阶段和抗生素生产提取阶段，即菌种的制备、种子的扩大培养、发酵、发酵液的预处理、代谢产物的分离纯化、干燥，最后制得成品。

(一) 菌种

产生抗生素的微生物来源于自然界土壤等，经过菌种自然分离、人工纯化和选育、鉴定步骤，筛选出的菌种用冷冻干燥法制备后，在 -196℃ ~ -190℃ 环境保存。如用沙土管法，在 0℃ 冰箱内保存，但不宜长期保存。为了防止菌株经多次移植发生变异而退化，经常采用诱变、原生质体融合、重组 DNA 技术等多种手段进行菌种选育和纯化，提高生产能力。

（二）孢子制备

将沙土管保存的处于休眠状态的孢子，经严格的无菌操作将其接种到已灭菌的固定斜面培养基上，在一定温度下培养 5 ~ 7 天或 7 天以上，以制备大量孢子供种子制备用。如培养出来的孢子数量有限，可进一步用扁瓶在固体培养基（如小米、大米、玉米粒或麸皮）上扩大培养。经纯化及生产能力检验符合要求后，才能用来制备种子。

（三）种子制备

种子制备的目的是使孢子发芽、繁殖，以获得足够量的菌丝接种到发酵罐中进行发酵。一般经摇瓶培养后再接入种子罐进行逐级扩大培养，或直接将孢子接入种子罐后逐级扩大培养。种子扩大培养的级数决定于菌种的性质、生产规模和生产工艺的特点，通常为二级。

摇瓶培养是在锥形瓶内装入一定量的液体培养基，灭菌后，无菌操作接入孢子，于摇床上恒温培养。在此过程中应注意：种子罐培养时，在接种前，有关设备和培养基都必须严格灭菌。接种材料为孢子悬浮液或来自摇瓶的菌丝，以微孔差压法或火焰保护下通过接种口进行接种。接种量视情况而定，菌丝接种量一般相当于种子罐内培养基的 0.1% ~ 0.2%，从一级种子罐向二级种子罐接种时，接种量一般为 5% ~ 20%，培养温度为 25℃ ~ 30℃；细菌的培养温度为 32℃ ~ 37℃。罐内培养过程中，需要搅拌和通入无菌空气，控制罐温、罐压，并定时取样做无菌试验，观察菌丝形态，测定种子液中发酵单位和进行生化分析等，并观察有无杂菌情况，种子质量如合格方可移种到发酵罐中。

（四）培养基配制

在抗生素发酵生产中，由于各菌种的生理生化特性不同，采用的工艺各异，所需的培养基组成也不一样；同一菌种在种子培养阶段和不同发酵时期，其营养要求也不完全相同。因此，需根据其不同要求来选用培养基的成分与配比，其主要成分一般包括碳源、氮源、无机盐类、微量元素和前体等方面。此外，有时还需要加入某种促进剂或抑制剂来控制生产。

常用的碳源有淀粉、葡萄糖和油脂类。对有的品种，也可用玉米粉代替淀粉作为碳源。个别抗生素在发酵中也用麦芽糖、乳精或有机酸等作为碳源。有机氮源有黄豆饼粉、花生饼粉、棉籽饼粉、玉米浆、蛋白胨、尿素、酵母粉、鱼粉、蚕蛹粉和菌丝体等。无机氮源包括氨水、硫酸铵、硝酸盐和磷酸氢二铵等。微量元素如硫、磷、镁、铁、钾、钠、锌、铜、钴、锰等的浓度与菌种的生理活性有一定影响。

在抗生素生物合成中，能被菌体利用以构成抗生素分子中的一部分而其本身又无显著改变的物质，称为前体。前体除直接参与抗生素生物合成外，在一定条件下还控制菌体合成抗生素的方向，增加抗生素的产量，例如，苯乙酸或苯乙酰胺可作为青霉素发酵的前体。前体的加入量应适当，过量则前体浓度过高而具有毒性，增加了生产成本；不足则抗生素发酵单位降低。

培养基的质量会影响发酵水平。需要通过化学分析，必要时做摇瓶实验以控制质量。此外，培养基的贮存条件、灭菌过程中温度过高、受热时间过长、培养基 pH 值的调节等均会影响培养基的质量，应予以注意。

（五）发酵

发酵前先进行有关设备和培养基的灭菌。然后接入种子，接种量一般不低于10%。在整个发酵过程中，需要不断通入无菌空气并搅拌，维持一定的罐压和溶氧，同时通过罐外夹套或罐内的蛇管中通入冷却水来调节罐温。发酵过程中要加入消泡剂，必要时加入酸、碱以调节发酵液的 pH 值，对有的品种还需要加入葡萄糖、铵盐或前体，以促进抗生素的产生。发酵期间，每隔一定时间取样进行生化分析、镜检和无菌试验，对菌丝浓度、残糖量、氨基氮、pH 值、抗生素含量、溶解氧、通风量、搅拌转速及液面控制等参数进行分析和控制。发酵周期视抗生素品种和发酵工艺而定。

（六）发酵液预处理

发酵液中非目标成分很多，其中含有菌体蛋白质等固体成分，培养基的残余成分及无机盐，除产物外，还含有微量的副产物和色素类杂质等，需要从中进行有效成分的提取。在抗生素提取之前，发酵液先进行预处理和过滤，分离菌丝，除去高价无机离子 Ca^{2+}、Mg^{2+}、Fe^{2+} 和一些蛋白质等杂质。用草酸或磷酸预处理可去除高价无机离子；对于蛋白质，可利用其在等电点凝聚的特点而将其去除。某些对热稳定的抗生素发酵液还可用加热法，加热会使蛋白质变性而降低其溶解度，此外，加热还能使发酵液黏度降低，加快滤速。发酵液过滤的难易与发酵培养基和工艺条件，以及是否染菌等因素有关。常用的过滤设备有板框压滤机、鼓式真空过滤机、自动除渣离心机、倾析器等，必要时可在设备上预涂助滤剂硅藻土来提高产率。

（七）抗生素提取

经过预处理的发酵滤液中，抗生素的浓度仍很低，而杂质浓度相对还很高，还有一些杂质的性质与抗生素很相似。从发酵液中制取高纯度的、符合药典规定的抗生素成品有一定的难度，常用的抗生素提取方法有溶剂萃取法、离子交换法和沉淀法等。

（八）抗生素精制

抗生素的精制一般包括脱色、去热原、结晶和重结晶等工序。生产中，常用活性炭脱色、去除热原，还可用脱色树脂去除色素，如122树脂。对某些产品可用超威过滤办法去除热原，通过结晶和重结晶可制得高纯度的抗生素成品。常用的结晶方法有改变温度结晶、利用等电点结晶、加成盐剂结晶、加入不同溶剂结晶。重结晶是进一步精制以获得高纯度抗生素的有效方法。

第二节　抗生素的作用机制与微生物的抗药性

抗生素常常通过作用于微生物的某一代谢环节来抑制微生物的生长、繁殖，不同的抗生素对微生物的作用位点不同，因而，不同的抗生素具有不同的抗菌谱及作用机制（图23-1）。

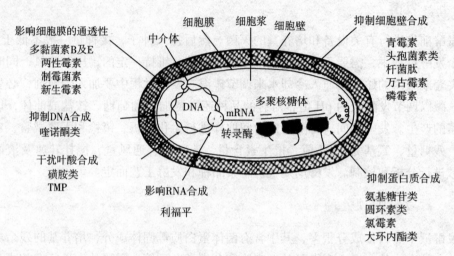

图23-1　细菌的基本结构及药物作用原理示意图

一、杀菌机制的作用过程

1. 抑制细胞壁合成　细菌的细胞壁主要是肽聚糖，敏感细菌细胞壁肽聚糖合成受抑制后，细胞壁缺损，菌体内部高渗，水分不断进入，引起菌体膨胀、破裂而死亡。以这种方式作用的抗菌药物包括青霉素类、头孢菌素类、万古霉素、杆菌肽等。哺乳动物的细胞没有细胞壁，不受这些药物的影响。

细菌细胞壁上有一种称为青霉素结合蛋白（PBPs）的膜蛋白，β-内酰胺类抗生素能与之在活性位点上通过共价键结合，使其失去转肽作用，阻碍肽聚糖的合成从而抑制细胞壁的合成，所以PBPs也是这类药物的主要作用靶点。

2. 影响细胞膜功能　通过抑制细胞膜功能发挥抗菌作用的抗生素，主要包括两性霉素B、多黏菌素和制霉菌素等。多黏菌素阳离子极性基团能与菌体胞浆膜的磷脂结合；制霉菌素和两性霉素B等能与真菌胞浆膜上的麦角固醇类物质结合。这些均可以使胞浆膜通透性增加，导致菌体的氨基酸、蛋白质及离子等物质外泄而发挥杀灭真菌的作用。

3. 抑制蛋白质合成　细菌蛋白质合成包括起始、肽链延长和终止三个阶段，在胞浆内通过核糖体循环完成，抑制蛋白质合成的药物分别作用于蛋白质合成的不同阶段，发挥抗菌作用。

（1）起始阶段　氨基糖苷类阻止30s亚基和70s始动复合物的形成。

（2）肽链延长阶段　四环素类与 30s 亚基结合，阻止氨基酰 tRNA 与其 A 位结合，肽链形成受阻从而产生抑菌作用；氯霉素、克林霉素抑制肽酰基转移酶；大环内酯类抑制移位酶，从而阻止肽链的延长。

（3）终止阶段　氨基糖苷类阻止了终止因子与 A 位结合，使肽链不能从核糖体释放出来，使核糖体循环受阻，而发挥杀菌作用。

4. 干扰核酸代谢　抑制核酸合成的药物有喹诺酮类、乙胺嘧啶和利福平、磺胺类及其增效剂等。喹诺酮类药物是有效的核酸合成抑制剂，其抑制 DNA 回旋酶和拓扑异构酶Ⅳ，抑制敏感细菌的 DNA 复制，从而导致细菌死亡；磺胺类药物为对氨基苯甲酸的类似物，可与其竞争二氢蝶酸合酶，阻碍二氢叶酸的合成；甲氧苄啶抑制细菌的二氢叶酸还原酶，阻止四氢叶酸的合成；利福平能抑制细菌 DNA 依赖的 RNA 聚合酶，阻碍 mRNA 的合成；核酸类似物如齐多夫定、阿昔洛韦、阿糖胞苷等抑制病毒 DNA 合成的必须酶，从而终止病毒核酸复制。

二、细菌的抗药性

抗药性是指微生物或肿瘤细胞多次与药物接触发生敏感性降低的现象，是微生物对药物所具有的相对抗性。抗药性的程度一般以该药物对某种微生物的最小抑菌浓度来衡量。随着抗生素的不断发现和在临床上的广泛应用，细菌以及其他微生物的抗药性问题日趋严重，已对临床的抗感染治疗造成了很大威胁。

一些微生物由于其独特的结构或代谢，如链球菌对氨基糖苷类抗生素天然抗药；肠道阴性杆菌对青霉素 G 天然耐药，为天然不敏感性。另外，有些微生物个体对原来敏感的抗生素通过遗传性的改变而获得了抗药性，为获得性抗药性。一般出现在长期用药之后，如金黄色葡萄球菌产生 β - 内酰胺酶而对 β - 内酰胺类抗生素抗药。多重抗药性又称多剂抗药性，是指某一微生物可同时对两种以上作用机制不同的药物产生的抗药性。有时微生物对结构类似或作用机制类似的抗生素均有抗药现象，称为交叉抗药性。

细菌的抗药性主要有以下五种机制：

1. 产生使抗生素分解或失去活性的酶　细菌产生 1 种或多种水解酶或钝化酶来水解或修饰进入细菌内的抗生素，使之失去生物活性。如细菌产生的 β - 内酰胺酶，能使含 β - 内酰胺环的抗生素分解；细菌产生的钝化酶（磷酸转移酶、核酸转移酶、乙酰转移酶）能使氨基糖苷类抗生素失去抗菌活性。

2. 改变靶部位　抗菌药物对细菌的原始作用靶点称为靶部位。若此部位发生结构或位置改变，则药物不能与靶部位结合，使抗菌药物无法发挥作用，细菌即可产生抗药性。革兰阳性菌抗药多为 PBPs 与药物结合亲和性下降，PBPs 数量减少或出现新的低亲和性 PBPs 等，可单独出现或二者同时发生。基因突变菌株的核蛋白靶位蛋白改变，影响药物与核蛋白体的结合，从而对氨基糖苷类抗生素抗药。分枝杆菌对链霉素抗药，是由于链霉素的作用靶位 16s 核糖体的某些碱基发生了突变的结果。

3. 增加代谢拮抗物　磺胺药与金黄色葡萄球菌接触后，后者可使对氨基苯甲酸的产量增加 20 ~ 100 倍，高浓度的 PABA 与磺胺药竞争二氢蝶酸合酶时占优势，从而使金黄色葡萄球菌产生抗药性。

4. 改变细胞膜通透性 细菌通过各种途径使药物不易透过细胞外膜进入菌体，而对抗菌药物有天然屏障作用。一些革兰阴性杆菌，如铜绿假单胞菌，胞壁外膜小孔很少，药物不易进入，其 β-内酰胺酶均聚集于膜壁间隙，即使进入胞壁间隙少量药物，其在与 PBPs 结合前，已被酶水解，故此类细菌对大部分青霉素和头孢菌素抗药。其他革兰阴性杆菌细胞壁小孔或外膜非特异性通道功能改变，引起细菌对一些广谱青霉素类和头孢菌素类抗药。亚胺培南进入铜绿假单胞菌体内，需要通过一种特异的膜通道 OprD porin 蛋白通道，若发生特异性的膜通道突变，或这一孔蛋白通道消失，则铜绿假单胞菌对亚胺培南就会产生抗药。

5. 加强主动外排系统 细菌产生的一种主动运输方式，将进入细胞内的药物泵出至胞外。大肠埃希菌、金黄色葡萄球菌、铜绿假单胞菌、空肠弯曲杆菌等均有主动外排系统，经其外排引起抗药的抗菌药物有四环素、氟喹诺酮类、大环内酯类、氯霉素和 β-内酰胺类等。细菌对四环素的抗药原因之一是其外膜的电荷改变的结果，使药物在菌体外膜聚集减少，胞内药物排除增多。

6. 生物被膜的形成 生物被膜是细菌为适应生存环境形成的由细菌和胞外多聚物组成的膜。胞外多聚物为细菌分泌的胞外多糖蛋白复合物，可将细菌包裹其中形成膜状物。生物被膜内的细菌抗药性极强并有抵抗机体免疫系统的能力，是许多慢性感染性疾病反复发作和难以控制的主要原因，给临床治疗带来困难，对人类危害极大。

三、避免细菌抗药性产生的措施

细菌对任何抗生素都可能产生抗药，其抗药可迅速出现，也可经长期或反复用药后出现。获得性抗药可通过突变或通过转导、转化、接合等方式将抗药性从供体细胞转给其他细菌。细菌抗药性的产生，对临床合理应用抗菌药提出了更高的要求。药学家通过改变抗菌药物结构使其具有耐酶特性或易于透入菌体，陆续研制出一些对抗抗药菌株的新型药物。

临床使用抗生素要有原则，限制或禁止抗生素对缺乏用药指征者的应用，防止滥用。能用窄谱，不用广谱；能用一种，不用多种；能用低档，不用高档；能用口服，不用肌注；能用肌注，不用静注。合理用药，轮换用药，足量、足疗程用药，严格控制局部用药，防止和杜绝抗药性传播和发展。

第三节 抗生素效价的微生物检定法

现临床常用的抗生素有微生物培养液中的提取物，以及用化学方法合成或半合成的化合物，因为抗生素的结构繁杂，具有不稳定性，而且生产过程中不可避免的混杂一些发酵产生的杂质，随着工艺路线的改进、生产菌种的变异、培养基原料和培养条件的改变而发生相应的变化，所以需要对抗生素的有效成分加以检定。

一、抗生素的效价

生物合成的抗生素含量以效价表示，并同时注明与效价相对应的重量。效价是以抗菌效能（活性部分）作为衡量的标准，即每毫升或每毫克中含有某种抗生素的有效成分。用单位 U 或微克 μg 表示。有的是以抗生素的生物活性部分的质量作为单位，$1 \mu g$ 为 1 个单位（$1 \mu g = 1U$，$1 mg = 1000U$）。如硫酸链霉素、硫酸庆大霉素、硫酸卡那霉素等大部分抗生素均用质量单位表示。同一抗生素的各种盐类，只要单位一样或有效部分的质量一样，即使称重不同，其实际有效含量都是相同的。有的是以特定的纯粹抗生素盐的质量为单位加以折算，如青霉素的单位，以国际标准品青霉素 G 钠盐 $0.5988 \mu g$ 为 1 单位，则 $1 mg = 1670U$。例如：1mg 青霉素钾的单位（U）$= 1670 \times 356.4/372.5 = 1598U/mg$。

二、抗生素微生物检定用标准品

凡《中国药典》（2010 版）规定用生物检定的品种都有它的生物检定标准品，抗生素标准品是与供试品同质的纯度较高的抗生素，用作效价测定的标准，每毫克含有一定的单位。我国的标准品以国际标准品的效价单位为基准，与国际标准品比较后而定出效价。由中国药品生物制品检定所统一向全国各使用单位分发。

三、抗生素微生物检定法

抗生素微生物检定法是利用抗生素抑制或杀死细菌或真菌的程度作为客观指标来衡量抗生素中有效成分的效力的一种方法。测定原理与临床应用的要求一致，直接反映抗生素的医疗价值，试验灵敏度较高，供试品需量较小，对产品纯度限度要求较宽。各国药典普遍收载此法测定抗生素效价。目前大多数全生物合成的抗生素类药物沿用此法检测效价，该法亦为新发现的抗生素类药物效价测定的首选方法。《中国药典》中收载采用抗生素微生物检定法测定含量的抗生素品种有 86 个，占抗生素总数的 25%。

抗生素微生物检定法，系在适宜条件下，根据量反应平行线原理设计，通过检测抗生素对微生物的抑制作用，计算抗生素活性（效价）的方法。《中国药典》收载的抗生素微生物检定法包括两种，即管碟法和浊度法。

（一）管碟法

1. 管碟法的测定原理与计算　管碟法系利用抗生素在琼脂培养基内的扩散作用，比较标准品与供试品对接种的试验菌产生抑菌圈的大小，以测定供试品效价的一种方法。

在固体培养基尚未凝固前接种试验菌，待冷凝后，将待检品用不同的设计方法加在接种有试验菌的培养基上，经一定时间和温度的培养后，由于抗生素向培养基中扩散，在抑菌浓度达到范围内，细菌不能生长而呈现出透明的圆形的抑菌范围，称作抑菌圈。可将供试品的抑菌圈与标准品进行比较，计算出供试品的效价。该法是国际上抗生素药品检定的经典方法。因已知效价的标准品和未知效价的供试品为同种抗生素（主要抗菌成分是属同质的物质），在相同试验条件下，标准品溶液和供试品溶液对试验菌所得的剂量反应曲线，在一定剂量范围内互相平行。

（1）抑菌圈形成的原理　将不锈钢小管（俗称牛津杯）安置在摊布试验菌的琼脂培养基平板上，小管中加入抗生素溶液后，抗生素分子随溶液向培养基内呈放射状扩散，同时，琼脂培养基上的试验菌开始生长。抗生素分子在琼脂培养基中的浓度随离开小管的距离增大而降低，琼脂培养基中抗生素的浓度高于该抗生素对试验菌的最低抑菌浓度时，试验菌的生长被抑制，可形成透明的抑菌圈（图23-2）。

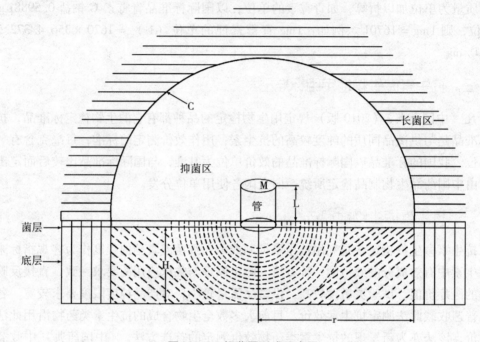

图23-2　抑菌圈形成示意图

（2）管碟法量反应直线公式　抗生素溶液在琼脂培养基内球面扩散，利用分子扩散定律，推导出动力学公式：

$$r^2 = 4DT\left[\ln M - \ln C - \ln(4\pi DTH)\right] \qquad （公式23-1）$$
$$或 \log M = (1/9.21DT) \ r^2 + \log(C \cdot 4\pi DTH) \qquad （公式23-2）$$

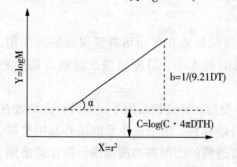

图23-3　抗生素量-反应直线

式中：D 为扩散系数，mm^2/h；T 为抗生素扩散时间（近视细菌生长到肉眼可见的时间）h；M 为管中抗生素总量U；r 为管中心到抑菌圈边缘距离 mm；H 为培养基厚度 mm；C 为抗生素最低抑菌浓度U/mm^3；L 为管的高度 mm。

由公式可知，抗生素总量的对数值与抑菌圈半径的平方值成直线关系（图23-3），因此抗生素的量可通过抑菌圈大小来计算。

（3）影响管碟法测定结果的因素及其控制　管碟法的原理以扩散原理和以抗生素浓度与抑菌圈直径呈直线关系的平行线原理而设计，所以影响扩散的因素和影响直线的斜率、截距及直线平行性的诸因素必须加以控制，方可保证检验结果的准确可靠。

2. 抗生素微生物检定二剂量法　依据试验设计原理的不同，检定方法可设计为一剂量法（标准曲线法）、二剂量法、三剂量法等，后两者常用。二剂量法是将抗生素的标准品（S）及供试品（T）各稀释成高、低两种剂量（4∶1 或 2∶1），在同一含试验菌的琼脂培养基平板上进行对比，根据两种剂量四种溶液所产生的抑菌圈大小，计算出供试品效价。计算公式为：

$$P = \log^{-1}[(T_2 - S_2 + T_1 - S_1)/(T_2 + S_2 - T_1 - S_1) \times I] \times 100\% \quad （公式 23 - 3）$$

$$P_T = P \times A_T \quad （公式 23 - 4）$$

式中：

P：供试品效价（相当于标示量或估计效价的百分数）

T_2：供试品高浓度溶液所致的各抑菌圈直径的总和

T_1：供试品低浓度溶液所致的各抑菌圈直径的总和

S_2：标准品高浓度溶液所致的各抑菌圈直径的总和

S_1：标准品低浓度溶液所致的各抑菌圈直径的总和

I：高、低浓度剂量之比的对数，即 $\log 2 = 0.3010$ 或 $\log 4 = 0.6021$

A_T：估计效价（供试品的标示量）

P_T：供试品的测得效价

举例　乳糖酸红霉素效价测定结果计算（表 23 - 2）：

表 23 - 2　抑菌圈面积测量结果

碟数	抑菌圈面积			
	S_2	S_1	T_2	T_1
1	1571	1276	1581	1268
2	1481	1199	1523	1173
3	1523	1302	1497	1263
4	1518	1214	1533	1226
5	1573	1237	1543	1268
6	1546	1219	1580	1224
7	1495	1260	1526	1240
8	1530	1237	1548	1263
9	1605	1256	1593	1293
10	1649	1272	1608	1320
Σ	15491	12472	15532	12528

估计效价（A_T）＝603U/mg

剂距（I）＝0.3010

$P = \log^{-1}[(15532 - 15491 + 12528 - 12472)/(15532 + 15491 - 12528 - 12472) \times$
$0.3010] \times 100\% = 101.1\%$

效价 $P_T = P \times A_T = 101.1\% \times 603\text{U/mg} = 609.8\text{U/mg}$

二剂量法具体操作如下：

（1）试验用菌液制备（表23-3）　管碟法的试验菌有枯草芽胞杆菌［CMCC（B）63501］、短小芽胞杆菌［CMCC（B）63202］、金黄色葡萄球菌［CMCC（B）26003］、藤黄微球菌［CMCC（B）28001］、大肠杆菌［CMCC（B）44103］、啤酒酵母菌［ATCC 9763］、肺炎克雷伯菌［CMCC（B）46117］、支气管炎博德特菌［CMCC（B）58403］。不同类别的抗生素需按照《中国药典》附录中的"抗生素微生物检定试验设计表"选择相应的试验菌。标准菌种由中国药品生物制品检定所提供，均为冷冻干燥菌种，经复苏、接种后制备菌悬液备用。

表23-3　菌悬液的制备

供试品抗生素	菌液制备
链霉素、卡那霉素、阿米卡星、巴龙霉素、核糖霉素、磺苄西林、卷曲霉素、去甲万古霉素、乙酰螺旋霉素、妥布霉素、罗红霉素、吉他霉素、麦白霉素、小诺霉素、交沙霉素、丙酸交沙霉素、替考拉宁、万古霉素	取枯草芽胞杆菌［CMCC（B）63 501］的营养琼脂斜面培养物，接种于盛有营养琼脂培养基的培养瓶中，在35℃～37℃培养7天，革兰染色法涂片镜检，应有芽胞85%以上。用灭菌水将芽胞洗下，在65℃加热30分钟，备用
庆大霉素、红霉素、奈替米星、西索米星、阿奇霉素、克拉霉	取短小芽胞杆菌［CMCC（B）63202］的营养琼脂斜面培养物，照上述方法制备
新霉素	取金黄色葡萄球菌［CMCC（B）26003］的营养琼脂斜面培养物，接种于营养琼脂斜面上，在35℃～37℃培养20～22小时。临用时，用灭菌水或0.9%灭菌氯化钠将菌苔洗下，备用
四环素、土霉素、金霉素、氯霉素、杆菌肽、磷霉素	取藤黄微球菌［CMCC（B）28001］的营养琼脂斜面培养物，接种于盛有营养琼脂培养基的培养瓶中，在26℃～27℃培养24小时，临用时，用培养基Ⅲ或0.9%灭菌氯化钠将菌苔洗下，备用
黏菌素、多黏菌素B	取大肠埃希菌［CMCC（B）44103］的营养琼脂斜面培养物，接种于营养琼脂斜面上，在35℃～37℃培养20～22小时。临用时，用灭菌水将菌苔洗下，备用
两性霉素B	取啤酒酵母菌［ATCC9763］的营养琼脂斜面培养物，接种于营养琼脂斜面上，在35℃～37℃培养20～22小时。临用时，用灭菌水或0.9%灭菌氯化钠将菌苔洗下，备用
大观霉素	取肺炎克雷伯菌［CMCC（B）46117］的营养琼脂斜面培养物，接种于营养琼脂斜面上，在35℃～37℃培养20～22小时。临用时，用无菌水将菌苔洗下，备用

（2）标准品溶液、供试品溶液制备 标准品的使用与保存，应遵循标准品使用说明书的规定。将标准品从冰箱中取出，待其温度与室温平衡后进行称量，标准品的称取量不得少于 20mg，取样后立即将盛有样品的称量瓶或适宜的容器用盖盖好，以免吸水。标准品溶液和供试品溶液制备时所需样品的称样量根据 $W = V \cdot C/P$ 来计算，式中 W 为需称标准品或供试品的重量（mg），V 为溶解标准品或供试品制成浓溶液时用容量瓶的体积量（mL），C 为标准品或供试品浓溶液的浓度（U/mL 或 μg/mL），P 为标准品的纯度或供试品的估计效价（U/mg 或 μg/mg）。

临用时按照表 23 - 4 的规定进行稀释：

表 23 - 4 抗生素微生物检定试验设计表

抗生素类别	试验菌	培养基		灭菌缓冲液	抗生素浓度范围	培养条件	
		编号	pH 值	pH 值	单位/mL	温度/℃	时间/小时
链霉素	枯草芽胞杆菌 [CMCCB（B）63501]	I	7.8~8.0	7.8	0.6~1.6	35~37	14~16
卡那霉素	枯草芽胞杆菌 [CMCCB（B）63501]	I	7.8~8.0	7.8	0.9~4.5	35~37	14~16
阿米卡星	枯草芽胞杆菌 [CMCCB（B）63501]	I	7.8~8.0	7.8	0.9~4.5	35~37	14~16
妥布霉素	枯草芽胞杆菌 [CMCCB（B）63501]	I	7.8~8.0	7.8	1.0~4.0	35~37	14~16
罗红霉素	枯草芽胞杆菌 [CMCCB（B）63501]	II	7.8~8.0	7.8	5.0~10.0	35~37	16~18
克拉霉素	短小芽胞杆菌 [CMCC（B）63202]	I	7.8~8.0	7.8	2.0~8.0	35~37	14~16
红霉素	短小芽胞杆菌 [CMCC（B）63202]	I	7.8~8.0	7.8	5.0~20.0	35~37	14~16
庆大霉素	短小芽胞杆菌 [CMCC（B）63202]	I	7.8~8.0	7.8	2.0~12.0	35~37	14~16
两性霉素 B①	啤酒酵母菌 [ATCC9763]	IV	6.0~6.2	10.5	0.5~2.0	35~37	24~36
乙酰螺旋霉素②	枯草芽胞杆菌 [CMCC（B）63501]	II	8.0~8.2	7.8	5~403	35~37	14~16
四环素	藤黄微球菌 [CMCC（B）28001]	II	6.5~6.6	6.0	10.0~40.0	35~37	14~16
土霉素	藤黄微球菌 [CMCC（B）28001]	II	6.5~6.6	6.0	10.0~40.0	35~37	16~18
金霉素	藤黄微球菌 [CMCC（B）28001]	II	6.5~6.6	6.0	4.0~25.0	35~37	16~18

续表

抗生素类别	试验菌	培养基		灭菌缓冲液	抗生素浓度范围	培养条件	
		编号	pH 值	pH 值	单位/mL	温度/℃	时间/小时
新霉素	金黄色葡萄球菌 [CMCC (B) 26003]	II	7.8 ~ 8.0	7.8③	4.0 ~ 25.0	35 ~ 37	14 ~ 16
杆菌肽	藤黄微球菌 [CMCC (B) 28001]	II	6.5 ~ 6.6	6.0	2.0 ~ 12.0	35 ~ 37	16 ~ 18
奈替米星	短小芽胞杆菌 [CMCC (B) 63202]	I	7.8 ~ 8.0	7.8	5 ~ 20	35 ~ 37	14 ~ 16
西索米星	短小芽胞杆菌 [CMCC (B) 63202]	I	7.8 ~ 8.0	7.8	5 ~ 20	35 ~ 37	14 ~ 16
阿奇霉素	短小芽胞杆菌 [CMCC (B) 63202]	I	7.8 ~ 8.0	7.8	0.5 ~ 20	35 ~ 37	16 ~ 18
磷霉素	藤黄八叠球菌 [CMCC (B) 28001]	II	7.8 ~ 8.0	7.8	5 ~ 20	35 ~ 37	18 ~ 24
大观霉素	肺炎克雷伯菌 [CMCC (B) 46117]	II	7.8 ~ 8.0	7.0	50 ~ 200	35 ~ 37	16 ~ 18
吉他霉素	枯草芽胞杆菌 [CMCCB (B) 63501]	II④	8.0 ~ 8.2	7.8	20.0 ~ 40.0	35 ~ 37	16 ~ 18
巴龙霉素	枯草芽胞杆菌 [CMCC (B) 63501]	I	7.8 ~ 8.0	7.8	2.0 ~ 12.0	35 ~ 37	14 ~ 16
核糖霉素	枯草芽胞杆菌 [CMCC (B) 63501]	I	7.8 ~ 8.0	7.8	0.9 ~ 4.5	35 ~ 37	14 ~ 16
卷曲霉素	枯草芽胞杆菌 [CMCC (B) 63501]	I	7.8 ~ 8.0	7.8	10.0 ~ 40.0	35 ~ 37	14 ~ 16
碘苄西林	枯草芽胞杆菌 [CMCC (B) 63501]	I	6.5 ~ 6.6	6.0	5.0 ~ 10.0	35 ~ 37	14 ~ 16
去甲万古霉素	枯草芽胞杆菌 [CMCC (B) 63501]	VIII	6.0	6.0	9.0 ~ 43.7	35 ~ 37	14 ~ 16
氯霉素	藤黄八叠球菌 [CMCC (B) 28001]	II	6.5 ~ 6.6	6.0	30.0 ~ 80.03	35 ~ 37	16 ~ 18
黏菌素	大肠埃希菌 [CMCC (B) 44103]	VI	7.2 ~ 7.4	6.0	614 ~ 2344	35 ~ 37	16 ~ 18
麦白霉素	枯草芽胞杆菌 [CMCC (B) 63501]	营养琼脂培养基	8.0 ~ 8.2	7.8	5 ~ 40	35 ~ 37	16 ~ 18

抗生素类别	试验菌	培养基		灭菌缓冲液	抗生素浓度范围	培养条件	
		编号	pH 值	pH 值	单位/mL	温度/℃	时间/小时
小诺霉素	枯草芽胞杆菌 [CMCC(B)63501]	Ⅰ	7.8~8.0	7.8	0.5~2.0	35~37	14~16
多黏菌素 B	大肠埃希菌 [CMCC(B)44103]	营养琼脂培养基	6.5~6.6	6.0	1000~4000	35~37	16~18
交沙霉素	枯草芽胞杆菌 [CMCC(B)63501]	Ⅱ	7.8~8.0	7.8	7.5~30	35~37	14~16
丙酸交沙霉素	枯草芽胞杆菌 [CMCC(B)63501]	Ⅱ	7.8~8.0	7.8	20~80	36~37	14~16
替考拉宁	枯草芽胞杆菌 [CMCC(B)63501]	Ⅱ	6.5~6.6	6.0	20~40	36~37	14~16
万古霉素	枯草芽胞杆菌 [CMCC(B)63501]	Ⅷ	6.0	6.0	2.5~12.5	35~37	14~16

注：①两性霉素 B 双碟的制备，用菌层 15mL 代替两层。

②乙酰螺旋霉素，抗Ⅱ检定培养基制备时，调节 pH 值使灭菌后为 8.0~8.2。

③含 3% 氯化钠。

④加 0.3% 葡萄糖。

供试品取适量，用各品种项下规定的溶剂溶解后，再按估计效价或标示量稀释至与标准品相当的浓度。每步稀释，量取量不得少于 2mL，稀释步骤一般不超过三步。量取供试品溶液尽量使用刻度移液管，正式量取前要用供试液流洗 2~3 次，吸取供试溶液后，用滤纸将外壁多余液体拭去，从起始刻度开始放溶液。标准品溶液和供试品溶液应使用同一缓冲液（溶剂）稀释，以避免因 pH 值或浓度不同而影响测定结果。稀释时，每次加液至接近量瓶刻度前，稍放置片刻，待瓶壁的液体完全流下，再准确补加至刻度。

（3）双碟的制备　制备过程包括底层及菌层的制备，应在半无菌室或洁净室内进行，避免微生物污染。培养基应在水浴中或微波炉内融化，避免直火加热。

不同类别的抗生素亦需按照"抗生素微生物检定试验设计表"选择试验培养基及培养条件。①底层的制备：将高压灭菌的直径约 90mm、高 16~17mm 的平底双碟（即平皿）平铺在水平台上，用灭菌大口吸管吸取已融化、温度为 50℃~53℃的培养基 20mL，分别注入双碟中，使其在碟底内均匀摊布，放置水平台面上 30 分钟，使其凝固。②菌层的制备：取培养基适量加热融化后，放冷至 48℃~50℃（芽胞可至 60℃），用灭菌吸管加入规定的试验菌悬液（在检验前预试验，以能得清晰的抑菌圈为度，二剂量法标准品溶液的高浓度所致的抑菌圈直径在 18~22mm），摇匀成均匀的菌层培养基。在每一凝固的底层培养基上中分别加入 5mL 菌层培养基，迅速摇匀，使其在底层上均匀摊布。用陶瓦圆盖覆盖，放置 20~30 分钟，待凝固，备用。

（4）放置小钢管　双碟放置水平台上冷却后，在每一双碟中以等距离均匀安置不锈钢小管4个。钢管放妥后，应使双碟静置5~10分钟，钢管在琼脂上沉稳后，再开始滴加抗生素溶液。

（5）滴加抗生素溶液　取双碟不得少于4个，在每一双碟中对角的2个不锈钢小管中分别滴装高浓度（H）及低浓度（L）的标准品（S）溶液，其余2个小管中分别滴装相应的高低两种浓度的供试品（T）溶液，滴加顺序为SH→TH→SL→TL，高、低浓度的剂距为2∶1或4∶1。滴加溶液至钢管口平满，滴加完毕，用陶瓦圆盖覆盖备用。

（6）培养　双碟叠放不可超过3个，以水平位置平稳移入培养箱，在35℃~37℃条件下培养至所需时间。

（7）测量抑菌圈及结果计算　抑菌圈测量仪测量各个抑菌圈的直径（或面积），测量仪系统软件程序进行统计学处理，完成可靠性测验，可信限率及效价计算。对不符合规定的样品应至少有2次不符合规定的结果，才能发报告。

3. 管碟法的注意事项　管碟法的优点是样品用量少、灵敏度高，能直接显示抗生素的抗菌效价。同时具有操作烦琐，实验过程长，要求技术熟练、细微，影响因素多的缺点。需注意如下事项：

（1）试验环境　注意防止抗生素及微生物的污染。实验室由两部分组成：用于样品处理的试验间和用于制备双碟的半无菌间。半无菌间要求紫外灯、温控设备、稳固水平的操作台、隔水式恒温培养箱。配制抗生素溶液应单独使用一套工作服。

（2）仪器用具　玻璃仪器和其他器具需用专用洗液或其他清洗液浸泡过夜，冲洗，沥干，置150℃~160℃干热灭菌2小时或121℃高压蒸汽灭菌30分钟，备用。用于容量分析的玻璃容器应标定，校正后方可使用。钢管规格为内径6.0±0.1mm，高10.0±0.1mm，外径7.8±0.1mm，内外壁及两端面光洁平坦，管壁厚薄一致，清洗、灭菌后备用。

（3）培养基　目前一般采用市售干燥培养基，临用时按照说明书进行配制，注意调测培养基的pH值，灭菌备用。

（4）试验菌　需与同品种国际通用药典所用的试验菌一致，应易于培养、保存，无致病性，对抗生素主要成分敏感，对杂质、降压物质及毒性物质无作用或产生的抑菌圈应边缘清晰、测定误差小。冻干菌种复苏后接种至斜面培养后置入冰箱4℃冷藏保存，一般菌种1~3个月转种1次。

（5）操作技术　合理安排操作时间和次序。标准品与供试品的称量应在相近的时间内称，稀释后的溶液尽量在相同的条件下放置相似的时间，以减少误差。滴加平板小钢管时要求迅速并注意滴加各药液的顺序。操作很多检品，应进行分批操作，以减少由标准品和供试品溶液的扩散时间和细菌生长时间的差异造成的误差。滴加抗生素溶液所用的毛细滴管（或定量加样器），在滴加前须用滴加液洗2~3次。滴加时距管口的距离不要太高，如果毛细管中出现气泡或者残留，应重新吸取抗生素溶液进行滴加。滴加溶液至钢管口平满，因溶液的扩散时间不同影响测定结果，注意滴加溶液间隔不可过长。

（6）检查　测量抑菌圈前应检查抑菌圈是否圆整，如有破圈或圆不圆整应将该平板弃之，切忌主观挑选抑菌圈及平板，使结果造成偏倚。

（7）效价 所得效价低于估计效价的90%或高于估计效价的110%，则检验结果仅作为初试，应调整供试品估计效价，予以重试。

（二）浊度法

浊度法系利用抗生素在液体培养基中对试验菌生长的抑制作用，通过测定培养后细菌浊度值的大小，比较标准品与供试品对试验菌生长抑制的程度，以测定供试品效价的一种方法。

细菌生长过程中，液体培养基中的细菌浊度，与细菌数、细菌群体及细菌细胞容积的增加间存在着相关性，在一定范围内符合比尔定律。抗生素对试验菌生长的抑制作用，可直接影响液体培养基中细菌浊度值的大小。通过测量加入不同浓度的标准品溶液与供试品溶液的含试验菌液体培养基的浊度值（吸光度），可计算供试品效价。此法准确、快速、不受扩散影响且自动化程度高。各国药典相继收载。

1. 含试验菌液体培养基的制备 浊度法的试验菌有金黄色葡萄球菌［CMCC（B）26003］、大肠杆菌［CMCC（B）44103］、白色念珠菌［CMCC（F）98001］。取规定的试验菌悬液适量（35℃~37℃培养3~4小时后测定的吸光度在0.3~0.7之间，且剂距为2的相邻剂最近的吸光度差值不小于0.1），加入到规定的各液体培养基中混合，使在试验条件下能得到满意的剂量-反应关系和适宜的测定浊度。已接种试验菌的液体培养基应立即使用。

2. 检定法

（1）标准曲线法 取适宜的大小厚度均匀的已灭菌试管，在各品种项下规定的剂量-反应线性范围内，以线性浓度范围的中间值作为中间浓度，标准品溶液选择5个剂量，剂量间的比例应适宜（通常为1:1.25或更小），供试品根据估计效价或标示量溶液选择中间剂量，每一剂量不少于3个试管。在各试管内精密加入含试验菌的液体培养基9.0mL，再分别精密加入各浓度的标准品或供试品溶液1.0mL，混匀后在规定条件下培养至适宜测量的浊度值（通常约为4小时），在线测定或取出立即加入甲醛溶液（1→3）0.5mL以终止微生物生长，在530nm或580nm波长处测定各管的吸光度。同时，另取2支试管各加入药品稀释剂1.0mL，再分别加入含试验菌的液体培养基9.0mL，其中一支试管与上述各管同法操作作为细菌生长情况的阳性对照，另一支试管立即加入甲醛溶液0.5mL，混匀，作为吸光度测定的空白液。照标准曲线法进行可靠性测验和效价计算。

（2）二剂量法或三剂量法 取适宜的已灭菌试管，标准品和供试品溶液需在各品种项下规定的剂量反应线性范围内，选择适宜的高（中）、低浓度，分别精密加入各浓度的标准品和供试品溶液各1.0mL，二剂量的剂距为2:1或4:1，三剂量的剂距为1:0.8。同标准曲线法操作，每一组浓度不少于4个试管。照生物统计法进行可靠性测验及效价计算。

案例 《中国药典》（2010 年版）红霉素含量测定方法：精密称取本品适量，加乙醇（10mg 加乙醇 1mL）溶解后，用灭菌水定量制成每 1mL 中约含 1000U 的溶液，按照抗生素微生物检定法测定，可信限率不得大于 7%。1000 红霉素单位相当于 1mg 的 $C_{37}H_{67}NO_{13}$。

解析 按照"抗生素微生物检定试验设计表"规定，红霉素的试验菌为短小芽胞杆菌 ［CMCC（B）63202］，培养条件为 pH 值 7.8 ~ 8.0 的抗生素检定培养基 I 号、35℃ ~ 37℃、14 ~ 16 小时，选择红霉素标准品（$C_{37}H_{67}NO_{13}$，理论计算值 1000U/mg），抗生素浓度范围 5.0 ~ 20.0U/mL。

第四节 药物的抗菌试验

进行药物的抗菌试验的目的在于检查抗菌药物的抗菌效能，现已广泛地应用于科研、生产和临床，包括抗菌药物的筛选、抗菌谱的测定、药物血浆浓度测定、指导临床用药的药敏试验等。抗菌试验包括体外抗菌试验和体内抗菌试验，一般先进行体外抗菌试验，发现有抗菌作用后再进行体内抗菌试验。药物浓度的高低会对细菌产生两种不同的结果，即抑制细菌和杀死细菌。如果药物可抑制微生物生长繁殖，但不杀死它，在药物除去后，微生物又可恢复生长，为抑菌；如果药物能杀死微生物，当药物去除后，微生物不再继续生长，为杀菌。所以，依此又可分为抑菌试验和杀菌试验。

一、药物的体外抑菌试验

体外抗菌试验又称为药敏试验，主要用于筛选抗菌药物或测定细菌对药物的敏感性。该法的优点是方法简便、需时短、用药量少，不需要试验动物，但是和体内的抗菌试验又不完全一致，所以不能根据体外试验结果肯定或否定一个药物的抗菌作用。常用的体外抑菌试验有琼脂扩散法、连续稀释法。

（一）琼脂扩散法

琼脂扩散法是指利用药物可以在琼脂培养基中扩散的原理，将试验菌加入琼脂培养基，混合倾注平板或用 L 棒使试验菌均匀分布，然后加药于含菌平板，培养 18 ~ 24 小时后，根据抑菌圈或抑菌范围大小初步判断抑菌作用的强弱。此法只用于细菌和酵母菌的药敏试验。根据药物加入的不同方式，主要分为以下几种。

1. 滤纸片法 将含药物的滤纸片置于含菌平板上，37℃培养后会由于试验菌生长被抑制的不同程度而出现直径大小不等的透明的抑菌圈。适用于新药的初步筛选和临床的药敏试验。

WHO 推荐 Kirby – Bauer（K – B 法）为标准化的药敏试验。K – B 法的基本原理是滤纸片法，但需用统一的培养基、菌液浓度、纸片质量、纸片含药量以及其他试验条件。结果判断以卡尺精确量取，根据抑菌圈的直径大小判断该菌对该药物是抗药、中等敏感或敏感。

2. 打孔法　在含菌平板上打孔，孔内注入药液，经培养后观察抑菌圈。适于药物血浓度的监测。优点是血清用量少，敏感性高，操作简便。

3. 管碟法　将小钢管放于含菌平板上，小管内加入药液，根据抑菌圈的直径判断抗菌效力。此法可用于定量测定，如抗生素效价测定。

4. 挖沟法　先制备琼脂平板，在平板上挖沟，取出琼脂条，沟内加入药液，然后在沟两旁垂直画线接种各种试验菌。培养后，根据沟两边所生长的试验菌离沟的抑菌距离来判断药物对这些菌的抗菌效力。此法适用于一种药物对多种试验菌的抗菌试验。

琼脂扩散法简单、快速，可同时进行多样品或多菌株的研究。但缺点是方法粗糙、重复性差、干扰因素较多，只用于抗菌药物的初筛。

（二）连续稀释法

连续稀释法用于测定药物的最低抑菌浓度（MIC）和最低杀菌浓度（MBC）。最低抑菌浓度是指药物完全抑制某种微生物生长的最低浓度。最低杀菌浓度是指该药物能杀死细菌的最低浓度。方法有液体法和固体法两种。

1. 液体培养基稀释法　液体培养基稀释药物成系列递减的浓度，每管中加入一定量试验菌，24 ~ 48 小时后肉眼观察试管的浑浊情况，记录能抑制细菌生长的 MIC。此法的优点是细菌能与药物充分接触，结果更具有精确性和可重复性。缺点是药液和培养基的混合物若不澄清，无法直接观察结果，需进一步试验才能确定 MIC 值。

2. 固体培养基稀释法

（1）**平板法**　将系列浓度的药物混入琼脂平板，用微量加样器或多点接种仪接种含一定细菌数的试验菌液（试验菌通常为 10^4 左右），同时设无药的空白平板对照，以已上市的药物作为阳性对照。培养后观察结果。用于各种药物的抗菌活性测定及新抗菌药物的筛选。特别适合于非酵母样的真菌药敏试验及颜色深、澄明度差的样品的抗菌作用测定。此法的优点是在一组平板中测定多种试验菌的 MIC，不受药物颜色及浑浊度的影响，容易发现污染菌。但不易进行再培养而确定 MBC。

（2）**斜面法**　将不同浓度的药物混入培养基中制成斜面，于斜面上接种一定量的试验菌，观察其 MIC 值。用于需长时间培养的试验菌（如 TB）或避免孢子飞扬污染环境的霉菌。此法不受药物颜色及浑浊度的影响，容易发现污染菌。但是不易进行再培养而确定 MBC。

二、杀菌试验

杀菌试验是指将上述 MIC 终点以上将未见细菌生长的各试管内的培养液（各吸取 0.1mL）移种到新鲜的琼脂培养基上，重新长出细菌的只具有抑菌作用，培养后无菌生长（菌落数 < 5 个，或存活的菌数不多于原始接种数的 0.1%）即具有杀菌作用的药物最低

浓度记录 MBC。对微生物广义而言，也可称之为最低致死浓度（MLC）。换种说法，即在一定条件下，使绝大多数微生物被杀死，但允许有最少量微生物存活的药物最低浓度。

选择适当的药物浓度，取适量于无菌试管中，加入定量试验菌液（$10^5 \sim 10^6$ 个/mL）培养，一定间隔时间内将试验管充分混合后取样并稀释，涂布于平板上进行活菌计数，计算长出的菌落数或菌落形成单位（CFU），绘制活菌数的对数 – 时间曲线，即为杀菌曲线。杀菌曲线从存活的微生物数计算出药物对微生物的致死率。如果药物作用后，存活菌数很少，则可采用微孔滤膜过滤法测定。

苯酚系数又称酚系数法，是以苯酚为标准，在规定的实验条件下，作用一定时间，将待测的化学消毒剂与苯酚对伤寒沙门菌或金黄色葡萄球菌的杀菌效力相比较，所得杀菌效力的比值。苯酚系数是了解消毒剂杀菌效力的一种方法。

苯酚系数 = 消毒剂的杀菌稀释度/苯酚的杀菌稀释度，苯酚系数 ≥2 为合格。

举例说明：将苯酚准确稀释为 1：90、1：100、1：110……待测消毒剂准确稀释为 1：150、1：170、1：200……分别取上述稀释液各 5mL（10mL）加入一系列无菌试管中，置于 20℃恒温水浴，使反应保持在 20℃以下进行。各管内再加入伤寒沙门菌培养液各 0.5mL，立即开始准确计时，在加菌后 5 分钟、10 分钟、15 分钟，分别从管中取一接种环的混合液接种于一支 5mL（或 10mL）的肉汤培养基中，培养一定时间后，观察并记录结果，（＋）为有菌生长，（－）为无菌生长（表 23 –5）。

表 23 –5　苯酚系数测定

| 浓度 | 作用时间（分钟） | | |
	5	10	15
1：90	－	－	－
1：100	＋	－	－
1：110	＋	＋	－
苯酚 消毒剂　　1：150	－	－	－
1：170	－	－	－
1：200	－	－	－
1：225	－	－	－
1：250	＋	－	－
1：275	＋	＋	－

根据 5 分钟不能杀菌，10 分钟能杀菌的最大稀释度为标准来计算，苯酚系数 = 250/100 =2.5。或根据 3 个相同杀菌结果的稀释度比值的平均值来计算，苯酚系数 = （225/90 + 250/100 + 275/110）/3 =2.5。

苯酚系数愈大，则被测消毒剂的效力愈高。但苯酚系数的应用有一定局限性，因为某一消毒剂对伤寒沙门菌的苯酚系数的大小并不能完全代表它对其他细菌作用的强弱。此外，还有以下缺点：①有机物存在时，消毒剂失去活性；②消毒剂可能对组织有毒性；③随温度变化而影响测定结果；④只适用于同类消毒剂的杀菌效力测定，对非酚类、季铵盐及不稳定的次氯酸盐等均不能给予正确评价。

三、联合抗菌试验

在制药工业中，为了得到抗菌增效的配方，常进行 2 种或 2 种以上的抗菌药物制剂的筛选。中成药配方中常有多种抗菌药材，复方联合应用的效果有四种：①协同作用：加强药物抗菌作用；②拮抗作用：减弱药物抗菌作用；③累加作用：作用两者之和；④无关作用：相互无影响。

联合抗菌试验有多种方法，常用的方法有琼脂扩散纸片法、棋盘稀释法等。

（一）纸条试验

纸条试验（paper strip test）即在已接种实验菌的平板表面垂直放置两条浸有一种药液的滤纸条，培养后根据抑菌区的加强、减弱或有无影响来判断它们在联合应用时的效应。

（二）琼脂扩散纸片法

琼脂扩散纸片法是指将含不同的两张圆形滤纸片，放于平板表面，间距 3～5mm。培养后，按各自抑菌圈形状，来判断两种抗菌药物联合时对受试菌株的作用情况的方法。

协同作用见于以下情况：甲乙两药抑菌环交界角平直；细菌对甲药不敏感，乙药抑菌环向甲药扩大；甲乙无抑菌作用的两药之间出现抑菌环。

累加作用见于以下情况：甲乙两药抑菌环交界角钝圆。

无关作用见于以下情况：细菌对甲乙两药均耐药；细菌对甲药耐药，对乙药敏感，抑菌环交界角尖锐；细菌对甲乙两药均敏感，抑菌环交界角尖锐。

拮抗作用见于以下情况：细菌对甲药耐药，对乙药敏感，甲药对乙药发生切割状拮抗现象；细菌对甲乙两药均敏感，乙药使甲药的抑菌环呈扁圆形。

（三）梯度平板纸条试验

含药的梯度平板的制备：先将琼脂培养基倒入平皿，平皿斜置待凝，再将平板放置水平，加入含抗菌药物的琼脂培养基。在重叠的双层平板中含有梯度浓度的抗菌药物，自高浓度（+）至低浓度（-）依次递减。将实验菌悬液涂布于平板表面，取滤纸条浸透另一待检药液，按梯度平板中药物浓度递减的方向置于平板表面。培养后，如待检药液对平板的药物有加强作用，则可见纸条两端的抑菌区被扩大。

（四）棋盘稀释法

棋盘稀释法是目前常用的联合抗菌试验的定量方法。由于含两种不同浓度药物的试管或平板排列呈棋盘状而得名。首先分别测定联合药物各自对被检菌的 MIC，以确定药物联合测定的药物稀释度。一般选择 6～8 个稀释度，每种药物的最高浓度为其 MIC 的 2 倍，然后分别依次倍比稀释到其 MIC 的 1/8～1/32。A 药各稀释度按横排定量加入各管，B 药各稀释度按竖排定量加入各管，两药同时做单独抗菌试验对照。然后加入定量菌液，经培养后观察结果。

部分抑菌浓度（FIC）也称联合抑菌分数，指某一药在联合前后所测得的 MIC 比值，如二待测药为 A、B，则：

FIC（A）= A 药与 B 药联合试验时 A 药的 MIC/A 药单独试验时的 MIC

FIC（B）= B 药与 A 药联合试验时 B 药的 MIC/B 药单独试验时的 MIC

也可根据 FIC 指数来评价两抗菌药物联合作用时所产生的效果。FIC 指数指二药各自的 FIC 之和，即 FIC 指数 = FIC（A）+ FIC（B）。FIC 指数 < 0.5 时，联合抗菌效应为协同作用；FIC 指数在 0.5～1 之间时，联合抗菌效应为累加作用；FIC 指数在 1～2 之间时，联合抗菌效应为无关作用；FIC 指数 > 2 时，联合抗菌效应为拮抗作用。FIC 指数越小，则联合抗菌作用越强。

四、体外抗菌试验的影响因素

1. 试验菌 所用标准菌株来自专门的供应机构，由中国药品生物制品检定所菌种保藏中心供应。在特定条件下，有时需用临床新分离菌株，须经形态、生化及血清学等方面鉴定。

2. 抗菌药物 药物的浓度和总量直接影响抗菌试验的结果，需要精确配制；固体药物应配制成溶液使用，有些不溶于水的药物需用少量有机溶剂或碱先行溶解，再稀释成合适浓度，如氯霉素及红霉素需用少量乙醇溶解；药液的 pH 值应尽量接近中性，使其能保持药物的稳定性而又不致影响试验菌的生长；中药制剂中含有鞣酸，且具有特殊色泽，会影响结果判断。

3. 对照实验

（1）试验菌对照 在无药情况下，应能在培养基内正常生长。

（2）已知药物对照 已知的抗菌药物对标准的敏感菌株应出现预期的抗菌效应，对已知的抗药菌应不出现抗菌效应。

（3）溶剂及稀释液对照 抗菌药物配制时所用的溶剂及稀释液应无抗菌作用。

五、药物的体内抗菌试验

在体外测定药物抗菌作用的同时，需进一步了解药物对试验感染动物是否有效，以确定体内抗菌效果。方法是以动物如小鼠、豚鼠作为感染动物的实验模型。将中国药品生物制品检定所提供的标准菌株和临床分离的致病力较强的菌株，注入动物体内或感染外伤部位，使动物感染发病或死亡，选用能引起动物全部死亡的最小菌悬液浓度即最小致死量（MLD）作为感染量；感染后再用欲测药物以不同剂量或不同给药途径进行治疗，同时试验对照组以等体积的生理盐水代替药物进行给药。细菌感染和给药后注意观察动物反应，连续观察 7 天，记录动物死亡数，计算各感染菌的药物半数有效量（50% median effective dose，ED_{50}）及 95% 可信限。药物的 ED_{50} 越小，则体内药效越高。

第五节　微生物在其他药物生产中的应用

一、维生素

维生素主要以酶类的辅酶或辅基形式参与生物体内的各种生化代谢反应，维生素不仅可以有效地预防治疗维生素缺乏症，还可以与许多药物合用，增强药物作用以及防止、减轻药物的副作用。维生素类药物可经化学合成、动植物提取或微生物发酵等方法制成，其中维生素 C、维生素 B_2 和维生素 B_{12} 多采用微生物发酵法制成。

目前，国内生产维生素 C 推广使用的是我国发明的两步发酵法。即采用两种不同的微生物进行两步生物转化，先采用弱氧化醋杆菌将 D - 山梨醇转化为 L - 山梨糖，再采用假单胞菌将 L - 山梨糖转化为 2 - 酮基 - L - 古龙酸，然后再酸化生成维生素 C。该法具有所需设备较少、成本低、"三废"减少等优点。

重组菌一步发酵法是将棒状杆菌的 2,5 - 二酮 - D - 葡萄糖酸还原酶基因克隆到欧文氏菌体内，构建基因工程菌，直接将葡萄糖发酵生成 2 - 酮基 - L - 古龙酸，使维生素 C 的生产工艺路线大大改进和简化。

二、氨基酸

氨基酸是含有氨基和羧基的一类有机化合物的通称，为生物功能大分子蛋白质的基本单位，也是人体及动物生长代谢所需的重要营养物质，具有重要的生理作用。在医药方面，氨基酸输液用于手术后或烧伤患者补充大量蛋白质营养。氨基酸的生产方法有提取法、合成法、发酵法和酶法，其中发酵法又分为直接发酵法和添加前体的发酵法，构成蛋白质的大部分氨基酸均可采用微生物发酵法生产，其中产量最大的是谷氨酸和赖氨酸。用氨基酸生产菌种发酵生产氨基酸的关键，是控制发酵条件和保持生产菌种在大规模发酵过程中的稳定。为了大量生产氨基酸，必须采取有效措施以打破微生物对氨基酸生物合成代谢的调节控制。

谷氨酸是一种酸性氨基酸，大量存在于谷类蛋白质中，在动物脑中的含量也较多，是动物体内中枢神经系统的一种重要的兴奋性神经递质。在医学上，主要用于治疗肝性昏迷，还用于改善儿童智力发育；食品工业上，谷氨酸钠盐是常用的增鲜剂味精的主要成分。谷氨酸发酵是典型的代谢控制发酵。谷氨酸产生菌主要是棒状类细菌，谷氨酸的大量积累不是由于生物合成途径的特异，而是菌体代谢调节控制和细胞膜通透性的特异调节以及发酵条件的适合。

三、核酸类药物

核酸类药物主要包括嘌呤核苷酸、嘧啶核苷酸及其衍生物。有如下合成方法：①酶解法：利用糖质物质、亚硫酸纸浆废液或其他原料发酵生产酵母，再从酵母中提取 RNA，以青霉菌属或链球菌属产生的核酸酶酶解，制成各种核苷酸。②合成法：发酵法和化学合成法并用。③直接发酵法：根据产生菌的特点，采用营养缺陷型突变株，通过控制适当的发酵条件，打破菌体对核酸类物质的代谢调控，直接发酵生产核苷或核苷酸。

四、酶制剂和酶抑制剂

酶是具有生物催化作用的活性蛋白质。微生物酶的发酵方法与其他发酵工业相类似，首先选择合适的产酶菌种，然后采用适当的培养基和培养条件进行发酵，使微生物生长繁殖并合成、积累大量的酶，最后将酶分离纯化，制成一定形式的制剂（表23 – 6）。

表23 – 6　常见的酶制剂及其应用

酶制剂	来源	酶反应	治疗效果
链激酶	乙型溶血链球菌	胞质素原活化剂胞质素原→胞质素	治疗血栓病
透明质酸酶	化脓性链球菌、产气荚膜杆菌	水解透明质酸	治疗心肌梗死及一些辅助治疗
天冬酰胺酶	大肠杆菌	L – 天冬酰胺 + H_2O→L – 天冬氨酸 + NH_3	抗白血病
青霉素酶	枯草杆菌、蜡状芽胞杆菌、大肠杆菌等	水解青霉素的 β – 内酰胺环的酰胺键，使青霉素失活	清除青霉素过敏
α – 淀粉酶	黑曲霉	淀粉液化	助消化
蛋白酶	枯草杆菌、灰色链霉菌	蛋白质水解	助消化
脂肪酶	黑曲霉、根酶	脂肪水解	助消化
尿酸氧化酶	产朊假丝酵母、短杆菌	尿酸 + O_2 + $2H_2O$→尿囊素 CO_2 + H_2O	治疗风痛、尿道结石
溶菌酶	卵白	溶菌作用	眼药用灭菌剂

来源于微生物的酶抑制剂的筛选方法是采用和抗生素筛选类似的方法，筛选模型因各种酶反应的特殊性而呈多样化。目前发现由微生物产生的酶抑制剂已达数十种，如由链霉菌产生的蛋白酶抑制剂抑肽素，临床上可用于治疗胃溃疡；泛诞菌素是淀粉酶的特异性抑制剂，可用来防止肥胖症、糖尿病等；β – 内酰胺酶抑制剂克拉维酸，由棒状链霉菌产生，与阿莫西林制成复合制剂，治疗青霉素耐药菌引起的感染。

五、甾体化合物

甾体化合物是一类含有环戊烷多氢菲核的化合物。广泛存在于动植物和微生物中，重要的甾体化合物有胆甾醇、胆酸、肾上腺皮质激素、孕激素等，医疗应用非常广泛。以前的甾体化合物都是从天然物质中提取原料，再经过化学方法改造而得，现采用微生物转化技术，该法具有专一性强、产量高和反应条件温和等优点。微生物转化甾体化合物生产中，常用的反应类型包括：①羟化反应；②脱氢反应；③环氧化反应；④侧链降解反应；⑤甾体化合物微生物转化反应。

六、微生态制剂

微生态制剂也称活菌制剂，是根据现代微生态学的基本原理，利用对人体无害甚至有益的正常微生物菌群中的活菌，经过人工培养等方法制成的制剂。目前应用较多的活菌制剂主要是乳酸杆菌、双歧杆菌、肠球菌、*E. coli*、蜡样芽胞杆菌等，用在保健、调整肠道菌群失调症，治疗肠功能紊乱、慢性腹泻、抗癌、防衰老等方面。

此外，微生物产生的多糖工业已成为一个新型发酵工业领域，在医药领域应用的微生物多糖有右旋糖酐、环状糊精、真菌多糖等；螺旋藻多糖具有增强机体免疫功能和抗肿瘤作用，在医疗保健方面也有很大价值。总之，来自微生物的用于医药领域的产物种类极其繁多，随着现代分子生物学的发展和基因工程技术的深入研究，将会使应用微生物生产药物的领域更加扩大。

复习思考题

1. 利用微生物生产的药物有哪些？
2. 抗生素发酵生产的一般流程是什么？
3. 如何有效控制细菌抗药性的产生？
4. 二剂量管碟法抗生素效价测定的原理是什么？
5. 体外抑菌试验有哪些方法？
6. 最低杀菌浓度、最低致死浓度的含义及测定的方法。
7. 协同、拮抗、累加、无关的概念。

第二十四章 药品的微生物污染与控制

导学要点

1. 药品微生物污染的来源。
2. 药品生产过程中微生物的控制措施。

第一节 药品微生物污染的来源

微生物在现代医药工业生产药品方面发挥了很大作用，但同时无处不在的微生物也给药品生产、销售和使用带来了麻烦，对药品原料、生产环境和成品的污染，造成生产失败、成品不合格，直接或间接对人类造成危害，越来越引起人们的重视。

一、药品微生物污染的来源

药品生产中微生物污染的各种可能因素和环节见图 24 - 1。

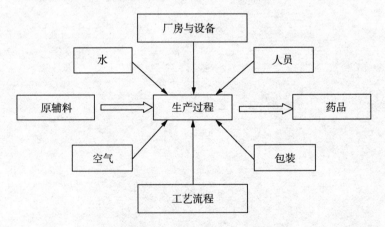

图 24 - 1 制药过程中的微生物污染环节

1. 空气 空气中含有很多的微生物，是微生物污染药物的主要途径之一。微生物往往附着在尘埃粒子上，尤其是附着于 $5\mu m$ 以上的尘粒上。因此，制药车间应当根据药品品种、生产操作要求及外部环境状况等配置空调净化系统，使生产区有效通风，并有湿度、温度控制和空气净化过滤，保证药品的生产环境符合要求。

应用空气净化技术可将生产场所的空气洁净度分为不同的等级，空气洁净度是指洁净空气中空气含尘（微粒）多少的程度。生产不同的药品品种及生产的不同环节应在药典规定的洁净级别的环境下完成。如口服固体制剂和最终灭菌的口服液体制剂的暴露工序分别在 100000 级、300000 级区域进行。粉针、冻干制剂的罐装、封口一般是在10000 级的作业室里 100 级层流洁净设施下完成。

2. 工艺用水 水是药品生产中用量最大、使用最广泛的一种辅料，制药用水的质量是药品生产企业卫生控制的重要指标。为了防止产品受到污染，药厂不仅必须仔细控制用于生产过程的水，而且还要控制好用于清洗设备的水，以防污染通过水传播。

根据药物的剂型不同、工序不同和使用范围不同将制药用水划分为饮用水、纯化水、注射用水和灭菌注射用水。在实际工作中应严格按照要求，使用相应级别的工艺用水。水的消毒灭菌方法常用的有热力灭菌法、过滤法和化学消毒法。热力灭菌法主要用于注射用水系统（包括贮罐、泵、过滤器、使用回路等）进行灭菌。过滤法包括超滤和反渗透，可以除去细菌和芽胞。

3. 人员卫生 人体会给微生物的生长繁殖创造一个良好的环境，在污染源中人是最大的污染源。在制药生产的各个阶段中，随时都可能发生由人造成的药品污染，常因操作不注意或个人卫生状况欠佳引起。

为了保证药品的质量，操作人员除要求健康无传染病及不携带致病菌外，还需保持良好的个人卫生习惯。在制药过程中要求戴掩住口鼻、头发的帽子、口罩，清洗和消毒双手，戴无菌手套，穿上专用工作服或无菌服才能进行操作，以减少微生物污染。

4. 生产物料 生产物料包括原料、辅料和包装材料。原材料可能将大量微生物带入药物制剂中，加工过程中也可能造成原有的微生物增殖或污染新的微生物，如植物药材常带有土壤微生物，可用晾、晒、烘烤的方法使其充分干燥以减少微生物的繁殖。

包装材料包括包装用的容器、包装纸、运输纸箱等，应按不同要求，考虑是否需要消毒和如何合理封装及传递，原则是尽量减少微生物污染。

5. 厂房与设备 生产部门的所有房屋，包括厂房、车间、库房、实验室，都必须清洁和整齐。建筑物的结构和表面应不透水，表面平坦均匀，便于清洗，要使微生物生长处于最低限度。设备、管道均应易于拆卸、便于清洁和消毒。

二、微生物引起的药物变质

药品中污染的微生物通过微生物及其分泌代谢产物，导致机体过敏、中毒、感染等，严重的可以直接导致败血症危及生命。此外，某些药品中污染微生物通过代谢活动改变药物组成、破坏有效成分而造成疗效改变或丧失。一些药品发生理化性质的改变，如阿司匹林可被降解为有刺激性的水杨酸，失去疗效；青霉素可被产生钝化酶的抗药菌降解为无活性的产物。一些药品产生有毒的代谢产物可产生严重后果，如大量输液中由于存在热原质可引起急性发热性休克。变质的药品还可以引起人体的感染，如铜绿假单胞菌污染的滴眼剂可引起严重的眼部感染；被污染的软膏和乳剂能引起皮肤病和烧伤患者的感染等。

存在于药品中的微生物如遇到适宜它生长的条件就会生长繁殖，使药物发生变质失效。外在表现有几种现象：药物产生使人讨厌的味道；产生色素，黏稠剂和悬浮剂的解聚使黏度下降，悬浮物沉淀；乳剂有团块或砂粒感；累积的代谢物改变药物的 pH 值；代谢产生的气体泡沫在黏稠的成品中积累，引起塑料包装鼓胀。除了上述可以觉察到的物理或化学变化表明药物已变质外，还有其他方面的判断：如无菌制剂中发现有微生物的存在；口服及外用药物的微生物总数超过规定的数量；病原微生物的存在；微生物死亡或已被排除，但其毒性代谢产物仍然存在，这些皆能参与药物的变质。

第二节　药品生产过程中微生物的控制措施

为了避免和防止药品的微生物污染，要注重以下几方面。

1. 加强药品生产质量管理　药品生产质量管理规范（GMP）制度在国外和我国均已实施。制药企业要严格执行 GMP 管理规范，要求药品生产过程严格执行实施全程控制。一是起点控制，对原辅物料、设备设施、生产文件、生产人员等，在进入生产现场前按 GMP 的相关要求进行控制；二是过程控制，严格控制药品制造过程中差错和污染的发生和传播，按生产文件规定生产、清场、清洗、消毒和灭菌；三是标准控制，对各控制对象需要控制的内容、方法、指标有书面标准并严格按标准执行；四是系统控制，对提供原辅物料、设备设施、工程建设等供应商及其产品服务，按 GMP 要求进行控制。

2. 药品生产的 GMP 验证　GMP 验证的目的是保证药品的生产过程和质量管理以正确的方式进行，并证明这一生产过程是准确和可靠的，且具有重现性，能保证最后得到符合质量标准的药品。新药开发、药品生产和产品检验过程都需要进行验证。

灭菌工艺的验证是 GMP 验证的主要内容，在采用任何一种《中国药典》中收载的灭菌方法之前，都必须对待灭菌物的适用性及药品效果进行验证，特别是对无菌药品，灭菌程序的验证是无菌保证的必要条件。验证的内容包括灭菌物的性能、灭菌物包装材料的热穿透性、灭菌器的安装确认、运行确认、性能确认，以及产品验证，验证必须定期重复。

3. 进行微生物检验　在药品的生产和产品检测中，对原料、辅料、包装材料、生产场所、生产过程的微生物控制是保证药品质量的基础，成品的微生物检测是药品质量的有效保障。药厂的质量检验人员应对药品进行各项微生物学卫生检查。如对无菌制剂进行无菌检查，对非灭菌制剂进行细菌和真菌的活菌数测定和病原菌的限制性检查，对注射剂进行热源检查或细菌内毒素检查等。合格的药品不是检验和验证出来的，而是正确规范的操作生产出来的，所以，在生产的全过程及各个环节都严格按照正确的标准规范去执行，就能做到有效地控制药品微生物，为人们的健康服务。

复习思考题

1. 药品生产中微生物污染都有哪些可能因素？
2. 微生物引起的药物变质表现在哪些方面？
3. 如何避免和防止药品的微生物污染？

第二十五章　药物制剂的微生物检测

■ 导学要点

1. 无菌制剂的无菌检查原则与操作方法。
2. 非灭菌制剂的细菌、霉菌、酵母菌总数计数方法。
3. 各种非灭菌制剂需要进行检查的控制菌种类及其检查方法。
4. 中药中活螨的检查方法。

第一节　无菌药品的无菌检查

在药品制备或加工过程中，受药物性质的限制，只能采取间歇灭菌、除菌过滤以及无菌操作法等技术，因此，法定无菌制剂必须进行严格的无菌检查后才能用于临床。各种注射剂、输液、手术及眼科制剂都必须保证无菌，符合药典的相关规定。无菌检查法系用于检查药典要求无菌的药品、医疗器具、原料、辅料及其他品种是否无菌的一种方法，可用于判断供试品是否被微生物污染。常用的无菌检查方法是将药品或材料，在严格的无菌操作条件下，接种于适合各种微生物生长的不同培养基中，置于不同的适宜温度下培养一定的时间，逐日观察微生物的生长情况，并结合阳性和阴性对照试验的结果，判断供试品是否染菌。

一、检查环境

1. 应在环境洁净度 10000 级以下的局部洁净度 100 级单向流空气区域内或隔离系统中进行检查。
2. 全过程应严格遵守无菌操作，防止微生物污染。
3. 检查环境应定期按《医药工业洁净室（区）悬浮粒子、浮游菌和沉降菌的测试方法》的现行国家标准进行洁净度验证。

二、培养基

无菌检查需按照药典规定选择适合需氧菌、厌氧菌或真菌生长的培养基，硫乙醇酸盐流体培养基用于需氧菌、厌氧菌培养，改良马丁培养基用于真菌培养，选择性培养基如对氨基苯甲酸培养基用于磺胺类供试品，聚山梨酯 80 培养基用于非水溶性供试品。配制灭菌后避光保存于 2℃ ~25℃ 环境中，试验前需做适用性检查，即培养基无菌性检查及灵敏度检查，检查合格后方可进行无菌检查方法验证试验和供试品的无菌检查。

1. 无菌性检查 每批培养基随机取不少于 5 支（瓶），培养 14 天，应无菌生长。

2. 灵敏度检查 用以证明在做药物的无菌检查时，所加的菌种能够在培养基中生长良好。适用性检查的菌种有金黄色葡萄球菌、铜绿假单胞菌、枯草芽胞杆菌、生孢梭菌、白色念珠菌和黑曲霉，均应是从菌种保藏中心获得的标准菌株，传代次数不超过 5 代。细菌和白色念珠菌用 0.9% 的无菌氯化钠溶液制成含菌数为 50 ~100cfu/mL 的菌悬液，室温下 2 小时内使用，保存在 2℃ ~8℃ 24 小时内使用。黑曲霉用含 0.05% 聚山梨酯 80 的 0.9% 无菌氯化钠溶液制成含菌数为 50 ~100cfu/mL 的孢子悬液，保存在 2℃ ~8℃ 环境中。

方法：取每管装量为 12mL 的硫乙醇酸盐流体培养基 9 支，分别接种金黄色葡萄球菌、铜绿假单胞菌、枯草芽胞杆菌、生孢梭菌各 2 支，另 1 支不接种作为空白对照，培养 3 天；取每管装量为 9mL 的改良马丁培养基 5 支，分别接种白色念珠菌、黑曲霉各 2 支，另 1 支不接种作为空白对照，培养 5 天。逐日观察。

在规定的培养条件下，空白对照管不长菌，加菌培养基生长良好，判定培养基对细菌的灵敏度检查符合规定。

三、方法验证试验

在进行药物的无菌检查前，需要先进行方法验证，以证明该方法是否适合供试品的无菌检查，即需要先测定供试品是否具有抑细菌和抑真菌作用，避免假阴性结果。方法验证试验的菌种及操作同培养基灵敏度测定法。对于具有抑菌作用的供试品，可采用增加冲洗量，或增加培养基的用量，或使用中和剂或灭活剂如 β - 内酰胺酶、对氨基苯甲酸，或更换滤膜品种等方法，消除供试品的抑菌作用，并重新进行方法验证。方法验证试验也可与供试品的无菌检查同时进行，进行过无菌检查法方法验证的供试品，方可进行无菌检查。

四、无菌检查法

（一）检验数量及检验量

检验数量是指一次试验所用供试品最小包装容器的数量。检验量是指一次试验所用供试品总量（g 或 mL）。《中国药典》（2010 年版）在附录列出"批出厂产品最小检验数量表""上市抽验样品（液体制剂）的最小检验量表""上市抽验样品（固体制剂）的最小检验量表"，可按表中的规定取量检验。

（二）对照试验

供试品在做无菌检查的同时还需做对照试验，包括阳性对照和阴性对照。

1. 阳性对照　应根据供试品特性选择阳性对照菌。无抑菌作用和抗革兰阳性菌为主的供试品，以金黄色葡萄球菌为对照菌；抗革兰阴性菌为主的供试品，以大肠埃希菌为对照菌；抗厌氧菌的供试品，以生孢梭菌为对照菌；抗真菌的供试品，以白色念珠菌为对照菌。对照菌在规定的培养条件下培养48~72小时。要求阳性对照必须长菌，且对照菌应生长良好。阳性对照试验用以证明微生物确实可在应用的试验条件下生长。

2. 阴性对照　取试验所用的相应溶剂和稀释液，同法操作，作为阴性对照。用以检查试验过程中使用的溶剂、表面活性剂、灭活剂、中和剂、稀释液等对微生物生长及存活无影响。要求阴性对照必须不长菌。

（三）检查方法

无菌检查法包括薄膜过滤法和直接接种法。只要供试品性状允许，应采用薄膜过滤法。检验方法和检验条件应与验证试验的方法相同。

1. 薄膜过滤法　适用性广，准确性强，尤其适用于具有抑菌作用的供试品。该法通过滤膜过滤，将供试品中可能存在的微生物富集于滤膜上，再用总量不超过1000mL的冲洗液分多次冲洗掉滤膜上的抑菌成分后，再在薄膜过滤器滤筒内加入培养基，在所需温度下培养，观察是否有菌生长。

优先采用封闭式薄膜过滤器，也可使用开放式的薄膜过滤器。滤膜孔径应不大于0.45μm，直径约50mm。不同类型的供试品，过滤操作的方法有所不同。水溶液供试液过滤前先将少量的冲洗液过滤以湿润滤膜。油类供试品，其滤膜、过滤器在使用前应充分干燥。

2. 直接接种法　操作简便，适宜无抑菌作用的供试品的无菌检查。接种的供试品体积一般不得大于培养基体积的10%，硫乙醇酸盐培养基每管装量不少于15mL，改良马丁培养基每管装量不少于10mL。若供试品具有抑菌作用，可加入适量的无菌中和剂或灭活剂，或加大每个容器的培养基用量。

3. 培养及观察　将含培养基的容器在规定的温度培养14天，逐日观察并记录是否有菌生长。如在加入供试品后或在培养过程中，培养基出现浑浊，培养14天后，不能从外观上判断有无微生物生长，可取该培养液适量转种至同种新鲜培养基中或画线接种于斜面培养基上，细菌培养2日，真菌培养3日，观察是否再出现浑浊或斜面是否有菌生长；或取培养液涂片，染色，镜检是否有菌。

五、无菌检查结果判断

1. 供试品管显澄清，或虽显浑浊但经确证无菌生长，判供试品符合规定。

2. 供试品管中任何一管显浑浊并确证有菌生长，判供试品不符合规定，除非能充分证明试验结果无效，即生长的微生物非供试品所含。

3. 试验若经确认无效，需依法重试。

案例分析

"欣弗事件"

　　2006 年青海省药品不良反应监测中心通过监测和报告系统发现，某生物药业有限公司生产的克林霉素磷酸酯葡萄糖注射液（商品名欣弗）在青海、广西、浙江、黑龙江和山东等地的使用过程中，患者陆续出现胸闷、心悸、心慌、寒战、肾区疼痛、腹痛、腹泻、恶心、呕吐、过敏性休克、肝肾功能损害等临床症状，共导致 11 人死亡，数十人产生不良反应。经查明原因为：该公司 2006 年 6 月至 7 月违反规定生产，未按批准的工艺参数灭菌，中国药品生物制品检定所对相关药品样品检验结果表明，该药品无菌检查和热源检查不符合规定。

第二节　药品的微生物限度检查

　　微生物限度检查法系检查非规定灭菌制剂及其原料、辅料受到微生物污染程度的方法。检查项目包括细菌数、霉菌数、酵母菌数及控制菌的检查。《中国药典》（2010 年版）二部附录制剂通则中规定需做微生物限度检查的制剂类型有片剂、酊剂、栓剂、软膏剂、眼用制剂、气雾剂、粉雾剂、喷雾剂、膜剂、口服溶液剂、口服混悬剂、口服乳剂、散剂、耳用制剂、鼻用制剂、洗剂、冲洗剂、灌肠剂、搽剂、涂剂、涂膜剂、凝胶剂、贴剂。

一、检查原则

　　1. 检查应在环境洁净度 10000 级下的局部洁净度 100 级的单向流空气区域内进行。检验全过程必须严格遵守无菌操作，防止再污染。

　　2. 单向流空气区域、工作台面及环境应定期按《医药工业洁净室（区）悬浮粒子、浮游菌和沉降菌的测试方法》的现行国家标准进行洁净度验证。

　　3. 供试品检查时，如果使用了表面活性剂、中和剂或灭活剂，应证明其有效性及对微生物的生长和存活无影响。

　　4. 细菌的培养温度为 30℃～35℃；霉菌、酵母菌的培养温度为 23℃～28℃；控制菌的培养温度为 35℃～37℃。

　　5. 检验结果以 1g、1mL、10g、10mL 或 10cm^2 为单位报告。

二、检验量

　　检验量即一次试验所用的供试品量（g、mL 或 cm^2）。除另有规定外，一般供试品的检验量为 10g 或 10mL；化学膜剂为 100cm^2；中药膜剂为 50cm^2；贵重药品、微量包装药品的检验量可以酌减。要求检查沙门菌的供试品，其检验量应增加 10g 或 10mL。

检验时，应从 2 个以上最小包装单位中抽取供试品，大蜜丸不得少于 4 丸，膜剂不得少于 4 片。一般应随机抽取不少于检验用量（2 个以上最小包装单位）的 3 倍量供试品。

三、样品供试液的制备

需要根据供试品的理化特性和生物学特性，采用适宜的方法制备供试液。《中国药典》（2010 年版）附录中提供了液体供试品、固体、半固体或黏稠液供试品，以及需用特殊供试液制备方法的供试品、供试液的制备方法，其中需用特殊供试液制备方法的供试品有非水溶性供试品（软膏、乳膏剂、眼膏剂、油剂、栓剂）、膜剂供试品、肠溶及结肠溶制剂供试品、气雾剂、喷雾剂供试品及具抑菌活性的供试品。

抗菌药物不可能杀灭和抑制所有种类的微生物，也会被微生物所污染，亦需进行微生物限度检查。但其抑菌作用，会干扰制剂的微生物限度检查结果，必须在消除其自身抑菌活性的基础上才能检查致病菌是否超过限度。此类药物的供试液制备需采用特殊供试液制备方法中具抑菌活性的供试品的方法，消除供试品抑菌活性的常用方法有培养基稀释法、离心沉淀集菌法、薄膜过滤法和中和法。

四、菌种及培养基

1. 菌种　细菌、霉菌、酵母菌计数检查的对照试验菌种为大肠埃希菌、金黄色葡萄球菌、枯草芽胞杆菌、白色念珠菌、黑曲霉；控制菌检查的对照菌种为大肠埃希菌、金黄色葡萄球菌、乙型副伤寒沙门菌、铜绿假单胞菌、生孢梭菌。上述菌种适用于方法验证试验，所用的菌株传代次数不得超过 5 代，并采用适宜的菌种保藏技术，以保证试验菌株的生物学特性。

2. 培养基　微生物限度检查常用的培养基有营养琼脂培养基、营养肉汤培养基、硫乙醇酸盐流体培养基、改良马丁培养基及改良马丁琼脂培养基、玫瑰红钠琼脂培养基、酵母浸出粉胨葡萄糖琼脂培养基（YPD）、胆盐乳糖培养基（BL）、胆盐乳糖发酵培养基等 20 种，试验时需根据药典规定的方法及要求进行选择。如大肠埃希菌，做细菌计数时使用营养肉汤培养基或营养琼脂培养基；而作为控制菌检查时，需使用胆盐乳糖培养基和 4 - 甲基伞形酮葡糖苷酸（MUG）培养基。

五、细菌、霉菌及酵母菌计数

细菌、霉菌及酵母菌计数，检测的是药物在单位质量或体积内所存在的活菌数量，可评价生产过程中原辅料、设备、器具、工艺、环境及操作者的卫生状况。法定检查方法包括平皿法和薄膜过滤法，常用平皿法。

1. 方法的验证　细菌、霉菌及酵母菌计数方法的验证试验，用以保证方法中供试液没有抗菌活性、培养条件适宜细菌、霉菌及酵母菌生长、制备过程中稀释剂未受微生物干扰、供试液稀释级选择适宜。验证试验包括试验组、菌液组、供试品对照组及稀释剂对照组，各需进行3次独立的平行试验，通过各试验菌每次试验的菌回收率来判断该试验方法是否适宜。

$$试验组的菌回收率（\%）= \frac{试验组平均菌落数-供试品对照组的平均菌落数}{菌液组的平均菌落数}\times 100\%$$

$$稀释剂对照组的菌回收率（\%）= \frac{稀释剂对照组的平均菌落数}{菌液组的平均菌落数}\times 100\%$$

3次试验中，当稀释剂对照组的菌回收率均不低于70%、试验组的菌回收率均不低于70%时，该供试液制备方法及计数法适合于测定其细菌、霉菌及酵母菌数。

2. 检查方法

（1）平皿法 取适宜的连续2~3个稀释级的供试液各1mL，置直径90mm的无菌平皿中，分别注入15~20mL温度不超过45℃的溶化的营养琼脂培养基（细菌）、玫瑰红钠琼脂培养基（霉菌）、酵母浸出粉胨葡萄糖琼脂培养基（酵母菌）中，混匀，凝固，在培养箱中倒置培养，细菌30℃~35℃48小时，霉菌、酵母菌20℃~25℃72小时。每稀释级每种培养基至少制备2个平板。平皿法以培养后细菌、霉菌或酵母菌在琼脂平板上形成的独立可见的菌落为计数依据，按照菌数报告规则进行报告。

同时取试验用的稀释液1mL，同法操作，作为阴性对照试验。每种计数用的培养基各制备2个平板，均不得有菌生长。

《中国药典》（2010年版）对不同类型的非灭菌制剂规定了相应的微生物限度标准（表25-1），如计数超过规定限量即可认定不合格。

表25-1 《中国药典》（2010年版）附录微生物限度标准

制剂类型	微生物限度检查项目	标准
无菌制剂及标示无菌的制剂		符合无菌检查法规定
口服给药制剂	细菌数	每1g不得过1000个 每1mL不得过100个
	霉菌和酵母菌数	每1g或1mL不得过100个
	大肠埃希菌	每1g或1mL不得检出
	沙门菌*	每10g或10mL不得检出
用于手术、烧伤及严重创伤的局部给药制剂		符合无菌检查法规定
眼部给药制剂	细菌数	每1g或1mL不得过10个
	霉菌数和酵母菌数	每1g或1mL不得检出。
	金黄色葡萄球菌、铜绿假单胞菌、大肠埃希菌	每1g或1mL不得检出
耳、鼻及呼吸道吸入给药制剂	细菌数	每1g、1mL或10cm²不得过100个
	霉菌和酵母菌数	每1g、1mL或10cm²不得过10个
	金黄色葡萄球菌、铜绿假单胞菌	每1g、1mL或10cm²不得检出
	大肠埃希菌	鼻及呼吸道给药的制剂，每1g、1mL或10cm²不得检出

续表

制剂类型	微生物限度检查项目	标　准
阴道、尿道给药制剂	细菌数	每1g或1mL不得过100个
	霉菌数和酵母菌数	每1g或1mL应小于10个
	金黄色葡萄球菌、铜绿假单胞菌	每1g或1mL不得检出
直肠给药制剂	细菌数	每1g不得过1000个 每1mL不得过100个
	霉菌和酵母菌数	每1g或1mL不得过100个
	金黄色葡萄球菌、铜绿假单胞菌、大肠埃希菌	每1g或1mL不得检出
其他局部给药制剂	细菌数	每1g、1mL或10cm²不得过100个
	霉菌和酵母菌数	每1g、1mL或10cm²不得过100个
	金黄色葡萄球菌、铜绿假单胞菌	每1g、1mL或10cm²不得检出
原料及辅料	参照相应制剂的微生物限度标准执行	

＊含动物组织（包括提取物）的口服给药制剂增设沙门菌检查。

（2）薄膜过滤法　所用滤膜孔径0.45μm，直径50mm。取相当于每张滤膜含1g或1mL供试品的供试液（或适宜稀释级的供试液），加至适量的稀释剂中，混匀，过滤。用pH值7.0的无菌冲洗液冲洗滤膜后，取出滤膜，菌面朝上分别贴于营养琼脂培养基、玫瑰红钠琼脂培养基或酵母浸出粉胨葡萄糖琼脂培养基平板上培养，培养条件和计数方法同平皿法。每种培养基至少制备1张滤膜。根据菌数报告规定计数，如超过规定限量即可认定为不合格。

同时取试验用的稀释液1mL同法操作，作为阴性对照，阴性对照不得有菌生长。

六、控制菌检查

控制菌检查旨在检查非规定灭菌制剂中是否存在可疑的致病菌。《中国药典》（2010年版）控制菌检查项目包括大肠埃希菌、大肠菌群、沙门菌、金黄色葡萄球菌、铜绿假单胞菌及梭菌。

1. 方法验证试验　控制菌检查方法的验证试验，用以保证方法中供试液没有抗菌活性、培养条件适宜控制菌生长、方法具有专属性。验证试验包括试验组和阴性菌对照组。要求试验组应检出试验菌，阴性菌对照组不得检出阴性对照菌。验证大肠埃希菌、大肠菌群、沙门菌检查法的阴性对照菌为金黄色葡萄球菌；验证铜绿假单胞菌、金黄色葡萄球菌、梭菌检查法的阴性对照菌为大肠埃希菌。

2. 控制菌检查法

（1）大肠埃希菌　大肠埃希菌属于肠杆菌科埃希菌属，是人和温血动物肠道内的栖居菌，可随粪便排出体外，是粪便污染的指示菌。致病性大肠埃希菌，可引起婴幼儿、成人爆发性腹泻、化脓或败血症，药典规定口服药品必须检查大肠埃希菌。

检查法：取供试液在胆盐乳糖培养基的培养物0.2mL，接种至含5mL4-甲基伞形酮葡糖苷酸（MUG）培养基的试管内培养，分别于5小时、24小时在366nm紫外线下观察，同时用未接种的MUG培养基作本底对照。若管内培养物呈现荧光，为MUG阳性；不呈现荧光，为MUG阴性。观察后，沿培养管的管壁加入数滴靛基质试液，液面呈玫瑰红色，为靛基质阳性；呈试剂本色，为靛基质阴性。本底对照应为MUG阴性和靛基质阴性。

如MUG阳性、靛基质阳性，判供试品检出大肠埃希菌；如MUG阴性、靛基质阴性，判供试品未检出大肠埃希菌；如MUG阳性、靛基质阴性，或MUG阴性、靛基质阳性，则应取胆盐乳糖培养基的培养物画线接种于曙红亚甲蓝琼脂培养基或麦康凯琼脂培养基的平板上，根据培养后平板上是否生长菌落、菌落形态特征，做进一步判断（表25-2）。

表25-2 大肠埃希菌的菌落形态特征

培养基	菌落形态
曙红亚甲蓝（EMB）平板	呈紫黑色、浅紫色、蓝紫色或粉红色，菌落中心成深紫色或无明显暗色中心，圆形，稍凸起，边缘整齐，表面光滑，湿润，带有金属光泽
麦康凯（MacC）平板	鲜桃红色或微红色，菌落中心呈深桃红色，圆形，扁平，边缘整齐，表面光滑，湿润

检查原理：大肠埃希菌所含的 β - 葡糖苷酸酶可分解MUG，产生荧光；大多数大肠埃希菌有脱氢酶系统，能发酵培养基中乳糖产生靛基质，与靛基质试液反应显玫瑰红色。大肠埃希菌还可分解曙红亚甲蓝琼脂（伊红美蓝）培养基或麦康凯琼脂培养基中的乳酸产酸，使pH值下降，培养基中的指示剂变色。

（2）大肠菌群 大肠菌群是药品、食品、饮水等的卫生指示菌，属革兰阴性无芽胞杆菌，在37℃下生长时能发酵乳糖，产酸产气。包括大肠埃希菌属、肠杆菌属、枸橼酸菌属、克雷伯菌属等。

检查法：在胆盐乳糖发酵培养基管中，分别加入1：10、1：100、1：1000的供试液1mL，用稀释剂1mL作为阴性对照，均培养18~24小时，观察结果。

胆盐乳糖发酵管若无菌生长或有菌生长但不产酸产气，判该管未检出大肠菌群；若培养管产酸产气，将发酵管中的培养物分别画线接种于曙红亚甲蓝琼脂培养基或麦康凯琼脂培养基平板上，根据培养后平板上是否生长菌落或菌落的形态特征，做进一步判断。

（3）沙门菌 沙门菌属于肠杆菌科沙门菌属，是人畜共患的肠道病原菌，可引起伤寒、肠炎、肠热病和食物中毒。《中国药典》（2010年版）规定：含动物组织（包括提取物）及动物类原药材粉的口服给药制剂，每10g或10mL不得检出沙门菌。

检查法：取供试液在营养肉汤培养基中的培养物1mL，接种于10mL四硫黄酸钠亮绿培养基中，培养18~24小时后，画线接种于胆盐硫乳琼脂（或沙门、志贺菌属琼脂）培养基和麦康凯琼脂（或曙红亚甲蓝琼脂）培养基平板上，培养18~24小时，根据平板上有无菌落生长或生长的菌落形态特征，判断是否检出沙门菌。

（4）铜绿假单胞菌 铜绿假单胞菌是常见的化脓性感染菌，在烧伤、烫伤、眼科及其他外科疾患中常引起继发感染，且对许多抗菌药物具有天然的耐药性。《中国药典》（2010年版）规定：眼部给药制剂，耳、鼻及呼吸道吸入给药制剂，阴道、尿道给药制剂，直肠给药制剂及其他局部给药制剂，均不得检出铜绿假单胞菌。

检查法：取供试液在胆盐乳糖培养基的培养物，画线接种于溴化十六烷基三甲铵琼脂培养基平板上，培养18～24小时。根据平板上有无菌落生长或生长的菌落形态特征，判断是否检出铜绿假单胞菌。

（5）金黄色葡萄球菌　金黄色葡萄球菌是化脓性感染中重要的病原菌，分布广泛，可产生多种毒素及酶，引起局部及全身化脓性炎症，严重时可导致败血症和脓毒血症。《中国药典》（2010年版）规定：眼部给药制剂，耳、鼻及呼吸道吸入给药制剂，阴道、尿道给药制剂，直肠给药制剂及其他局部给药制剂，均不得检出金黄色葡萄球菌。

检查法：取供试液在亚硫酸钠（钾）肉汤（或营养肉汤）培养基的培养物，画线接种于卵黄氯化钠琼脂培养基或甘露醇氯化钠琼脂培养基平板上，培养24～72小时。根据平板上有无菌落生长或生长的菌落形态特征，判断是否检出金黄色葡萄球菌。

（6）梭菌　梭菌的主要病原菌有产气荚膜梭菌、破伤风梭菌、肉毒梭菌、艰难梭菌和气性坏疽病原菌群，可产生强烈的外毒素和侵袭性酶类使人和动物致病。对某些用于阴道、创伤、溃疡的药品，必须控制梭菌。

检查法：取供试液接种至0.1%新鲜庖肉培养基中，在厌氧条件下培养72～96小时。如试验管不出现浑浊、产气、消化碎肉、臭气等现象，判供试品未检出梭菌；否则，应进行分离培养和过氧化氢酶试验做进一步判断。

3. 阳性对照试验和阴性对照试验　进行供试品控制菌检查时，还需进行试验菌的阳性对照试验和稀释液的阴性对照试验，阳性对照应检出相应的控制菌，阴性对照应无菌生长。

第三节　药品中螨类的检查

螨（mite）为无脊椎节肢动物，个体微小，多在1mm以下，需用显微镜观察。螨为雌雄异体的动物，主要生殖方式为两性生殖，但也可进行单性生殖。单性生殖又称孤雌生殖，即由未受精的卵成长为成螨的生殖方式。螨的发育经过卵、幼虫、若虫和成虫四个时期。螨类对人体的危害来自于两个方面：一是直接危害，即在叮咬、吸血、毒害、寄生和（或）致变态反应后引发疾病；一是间接危害，即以螨类为载体传播病原体而引发疾病。

螨可蛀蚀损坏药品，使药品变质失效，并可直接危害人体健康或传播疾病。螨的生活史与其对疾病的传播、药物的污染有密切的关系。有关部门在对中成药的调查中发现，中成药的平均染螨率在10%左右；在中药材中，约70%被粉螨污染。

一、活螨的检测方法

1. 直检法　取供试品，先用肉眼观察，有无疑似活螨的白点，再用5～10倍放大镜或双筒实体显微镜检视。有螨者，用解剖针或粘在铜（或铁）丝上的头发丝或小毛笔挑取，活螨放在滴有一滴甘油水（甘油与水 1：4 混合而成，下同）的载玻片上，置显微镜下观察。

2. 漂浮法 将供试品放在盛有饱和食盐水的扁形称量瓶或适宜的容器内，加饱和食盐水至容器的 2/3 处，搅拌均匀，置双筒实体显微镜下检查，或继续加饱和食盐水至瓶口处（为防止盐水与样品溢出污染桌面，宜将上述容器放在装有适量甘油水的培养皿中），用载玻片沾取水面上的漂浮物，置显微镜下检查有无活螨。

3. 分离法 也称烤螨法。将供试品放在特制的分离器或者附有孔径大小适宜的筛网的普通玻璃漏斗里，利用活螨避光、怕热的习性，在漏斗的广口上面放一个 60～100W 的灯泡，距离药品约 6cm 处，照射 1～2 小时。活螨会沿着漏斗内的底部细颈内壁向下爬，可用小烧杯装半杯甘油水，放在漏斗的下口处，收集爬出来的活螨。

二、各剂型药品检验法

《中国药品检验标准操作规范》规定，在对药品中活螨进行检测时，供试品取样量的要求为：每批取 2 瓶或 2 盒以上的包装单位；贵重或微量包装的供试品，取样量可酌减。

1. 大蜜丸 将药丸外壳（蜡壳或纸蜡壳等）置酒精灯小火焰上转动，适当烧灼（杀灭壳外可能污染的活螨）后，小心打开。①表面完好的药丸：可用消毒的解剖针刺入药丸，手持解剖针，在放大镜或双筒实体显微镜下检查。同时注意检查丸壳的内壁或包丸的油纸有无活螨。②有虫粉现象的药丸：可用放大镜、双筒实体显微镜直接观察，或用漂浮法检查。

2. 小蜜丸、水丸和片剂 ①表面完好的丸、片：可将药品放在预先衬有洁净黑纸的培养皿或小搪瓷盘中，用直检法检查。如未检出螨时，可再用漂浮法或烤螨法检查。②有虫粉现象的丸、片：可用直检法或漂浮法检查。同时注意检查药瓶内壁与内盖有无活螨。

3. 散剂、冲服剂和胶囊等 先直接检查药瓶内盖及塑料薄膜袋的内侧有无活螨。后将药品放在衬有洁净黑纸的搪瓷盘里，使其成薄层，直接检查。检不出螨时，再用漂浮法。并注意检查药瓶内壁是否有螨。

4. 块状冲剂 直接检查供试品的包装蜡纸、玻璃纸或塑料薄膜及药块表面有无活螨。有虫粉现象者，也可用漂浮法检查。

5. 液体制剂及半流体浸膏 先用 75% 乙醇将药瓶的外盖螺口周围消毒后，小心旋开外盖，用直检法，检查药瓶外盖的内侧及瓶口内外的周围与内盖有无活螨。

三、注意事项

1. 螨在春夏和秋冬相交季节，易于检出，在寒冬时则活动微弱甚至不动。鉴别时，可在灯光下检查，光和热的刺激可促使其活动，利于检查。

2. 活螨多为略带白色、晶亮的囊状小体，故检查时一定要注意与背景的反差，常以黑色背景相衬。

3. 每次检查后的供试品、器皿和用具，特别是阳性供试品，应及时用焚烧、加热等方法处理，杀灭活螨，以免污染操作环境及人体。

复习思考题

1. 无菌检查结果如何判定？
2. 为什么要对无菌检查和微生物限度检查的方法进行验证？
3. 水溶性口服液需要做哪些方面的微生物检查？
4. 无菌检查的直接接种法与薄膜过滤法对供试品来说是否可以通用？
5. 中药螨类检查的方法有哪些？

参 考 文 献

1. 沈关心．微生物学与免疫学．第 7 版．北京：人民卫生出版社，2011.

2. 李榆梅．药品生物检定技术．第 2 版．北京：化学工业出版社，2010.

3. 张中社．药品微生物检测技术．第 2 版．西安：第四军医大学出版社，2012.

4. 国家药典委员会．中华人民共和国药典．北京：中国医药科技出版社，2010.